天津市教委科研计划项目

《伤寒论》名词术语的诠释学研究（项目编号：2019SK028）

国家中医药管理局第五批全国中医临床优秀人才研修项目

（国中医药人教函〔2022〕239号）

U0654414

中医诠释学导论

张涛 刘超武 主编

全国百佳图书出版单位

中国中医药出版社

·北 京·

图书在版编目（CIP）数据

中医诠释学导论 / 张涛，刘超武主编. -- 北京：

中国中医药出版社，2025.6

ISBN 978-7-5132-9463-8

Ⅰ. R2

中国国家版本馆 CIP 数据核字第 2025AC1560 号

中国中医药出版社出版

北京经济技术开发区科创十三街 31 号院二区 8 号楼

邮政编码　100176

传真　010-64405721

山东临沂新华印刷物流集团有限责任公司印刷

各地新华书店经销

开本 710×1000　1/16　印张 17.5　字数 269 千字

2025 年 6 月第 1 版　2025 年 6 月第 1 次印刷

书号　ISBN 978 - 7 - 5132 - 9463 - 8

定价　68.00 元

网址　www.cptcm.com

服 务 热 线　010-64405510

购 书 热 线　010-89535836

维 权 打 假　010-64405753

微信服务号　zgzyycbs

微商城网址　https://kdt.im/LIdUGr

官 方 微 博　http://e.weibo.com/cptcm

天猫旗舰店网址　https://zgzyycbs.tmall.com

如有印装质量问题请与本社出版部联系（010-64405510）

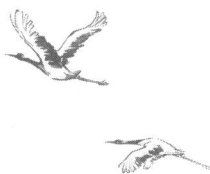

前 言

诠释学，顾名思义，是一门关于理解与解释的学问。因其具有不固定的特征，故从学术的角度，对诠释学进行定义比较困难，至今仍无法给出一个共识性的标准答案。诠释学在不同的时期，有不同的内涵。潘德荣教授指出："迄今为止，根本不存在一般意义上的'诠释学'定义。"他给出了暂行定义：诠释学是（广义上的）文本意义的理解和解释之方法论及其本体论基础的学说。因此，对中医学研究者而言，要想掌握诠释学的理论与方法，在概念界定层面，便面临困难和门槛。

中医学作为一门学科，其定义、定位及科学属性问题，随着19世纪西学东渐的开始，便与中国传统文化一同成为中西学者们争议的焦点。一些中医学者在近年开始探讨符合中医自身性质的人文客观思想及科技哲学研究方法，诠释学的引入及对中医诠释学的探讨就是在这样的背景下展开的。

中医学需要引入诠释学的理论与方法。中医的诠释学研究包含两方面：一是对中医理论与文本的诠释学解读，二是基于诠释学方法展开的中医理论创新研究。前者旨在梳理、总结源远流长的中医经典诠释传统，后者则致力于探索并建构能彰显中国传统文化与中医思想特质的现代诠释学理论。

中医理论体系的发展，本身也是在实践经验的基础上，通过对古典著作的不断阐释来实现的。从诠释学的角度而言，中医学术的发展史，也可以说就是对古典著作的诠释史，只不过不同的历史时期有着不尽相同的理论与方法。

王永炎院士指出:"诠释学的思想、理念、原则和方法对于中医学研究具有重要的借鉴、应用价值,移植和改造诠释学的相关内容并将其运用于中医学继承与创新过程,创建中医诠释学新学科,是中医学发展的新思路、新途径。诠释就是创新。"中医诠释学虽然尚在初步探索中,但诠释学"真理"就是发现的过程。作为中医诠释学学者,希望中医诠释学理解与解释的建构过程,就是我们探求真理的过程。

张 涛

2025 年 5 月

目 录

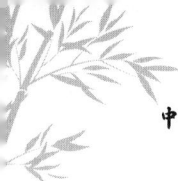

第一章

诠释学概述

第一节　诠释学是什么

诠释学，顾名思义，是一门关于理解与解释的学问。但如果从学术角度，进行定义，则较为困难，甚至至今仍无法给出一个标准的答案。

本节之所以题为"诠释学是什么"，而未直接使用"诠释学的定义"，是因为其内涵具有不固定的特征。换言之，诠释学在不同的时期，有不同的内涵。关于诠释学的定义，学界至今仍未达成共识。如潘德荣教授[①]指出："迄今为止，根本不存在一般意义上的'诠释学'定义。"他提出的暂行定义为：诠释学是（广义上的）文本意义的理解与解释之方法论及其本体论基础的学说。在此，我们暂不遵循学术论述中首先明确定义的惯例，而是通过引述多元观点，逐层递进地展开阐释。

一、关于诠释学的定义

美国著名诠释学学者帕尔默（Richard E.Palmer）[②]将诠释学归纳为六个现代定义，按照时间顺序排列如下：

---

① 潘德荣.西方诠释学史［M］.2 版.北京：北京大学出版社，2016：4.
② 帕尔默.诠释学［M］.潘德荣，译.北京：商务印书馆，2012：50.

1.《圣经》注释学理论:《圣经》诠释的原则。

2.一般语文学方法论：由《圣经》诠释扩展至其他非《圣经》文本的阐释。

3.所有的语言理解的科学：施莱尔马赫的一般诠释学理论。

4.精神科学（德文 Geisteswissenschaften）的方法论基础：作为理解人的艺术、行为和作品的科学的狄尔泰诠释学。

5.生存（英文 existence）与生存理解的现象学：海德格尔对此在（德文 Dasein）的生存论分析，伽达默尔在此基础上提出"能被理解的存在就是语言"，发展出语言诠释学。

6.一种诠释的体系，它既重新恢复又摧毁传统，人们借此深入隐藏在神话和符号背后的意义：利科尔关于诠释规则的理论，这些规则适用于梦境、神话等特殊原典的阐释。

帕尔默的归纳表明，不同的历史时期，诠释学有不同的定义。上述定义不仅对应特定历史阶段，还暗示了一个重要的诠释学问题。关于诠释学的历史流变，我们将在第三节详述。

需特别指出的是，诠释学作为一门学科或者学术的定义，不但在中国诠释学界尚无统一认识，即便在其发源地德国也尚未形成共识。当代哲学家所谓的"诠释学"，可以称为"现代（当代）诠释学"，或特指"西方诠释学"。这一理论形态既承袭德国哲学对"非确定性"的思辨传统，又展现出方法论与本体论的双重特质，它在本质上类似于"准神学的思考"，也就是帕尔默所归纳的第4和第5层面的定义。

二、诠释学概念的原初设定

既然不同历史时期，诠释学概念不同，我们可以先对这个概念进行溯源式的考证。当代诠释学概念溯源式的考证，存在三种不同的认识——神话传说、文献溯源和语义学探析。神话传说的观点将诠释学的名称由来追溯到古希腊神话中的赫尔墨斯神，通过神之信使的神话形象设定揭示诠释学概念的初始理论旨趣。文献考证的观点认为，现代诠释学概念的形成是以丹豪尔1654年在著作中首次使用诠释学概念为标志，而后开始诠释学概念包含的方法论内涵与普遍性诉求。语义学探析的目的是回溯到诠释学概念的希腊语起点，寻找诠释学概念词汇意义所包含的原始语义设定。[①] 这些溯源方式对中医研究者而言或显陌生，下文将进一步说明。

（一）神话传说

诠释学一词涉及多语种演变，分别为希腊文 ερμηνευειν（拉丁字母转写为 hermeneuein）、拉丁文 hermeneutica、德文 Hermeneutik 和英文 the hermeneutics。希腊文 hermeneuein 来源于词根赫尔墨斯（Hermes）——古希腊神话中司职信息传递的神祇。我国诠释学研究者多直接引用这种说法，但其实这是德国著名哲学家海德格尔和伽达默尔对诠释学一词的阐释。诠释学家伽达默尔负责的《哲学历史辞典》（1974 年德文版）第 3 卷中"诠释学"的定义为"诠释学（德文 Hermeneutik）是 ερμηνευειν，即宣告、口译、阐明和解释的技术"。[②] 赫尔墨斯是希腊神话中各国诸神的信使，他生有双足，足上有两个飞翼，主要负责在奥林匹亚山与人世间传递讯息与指令，被称为"快速之神"。其双翼飞足的形象特征与信息传递的职能特质共同构成诠释学的原型隐喻。值得注意的是，现代奢侈品牌爱马仕（Hermès）的命名即源于此神。德国公共场所，如火车站，亦常见其雕像。赫尔墨斯的双重职能恰似诠释活动的本质：既需将神谕从陌生语境转化为人类语言（翻译功能），又需阐明神谕的深层意义（解释功能）。因此，诠释学（德文 Hermeneutik）的核心意涵在于通过理解和解释，实现意义关系从陌生世界向熟悉世界的转换。[③]

（二）文献溯源

部分学者质疑神话传说式的词源考据具有"事后重建"倾向，认为现

---

① 姜峰 . 走近理解：西方诠释学演进逻辑研究［M］. 北京：中国社会科学出版社，2021：34.

② 伽达默尔 . 诠释学［M］// 洪汉鼎 . 理解与解释——诠释学经典文选 . 北京：东方出版社，2001：475.

③ 洪汉鼎 . 当代西方哲学两大思潮［M］. 北京：商务印书馆，2010：432.

代诠释学概念的起点，应追溯至德国路德宗神学家丹豪尔 1654 年所著的《圣经诠释学或圣书文献解释方法》。学界普遍认同这是第一部以"诠释学"命名的著作。这种考证方式具有双重学术价值，既关注现代诠释学概念与神学《圣经》诠释的诞生关系，又呈现了现代诠释学概念在自身普遍性的诉求中如何冲破神学束缚，成为一门具有普遍学科适用性的独立学科。①

这种以文献溯源的方式对诠释学所开展的研究，在不否定诠释学理论内涵逻辑演进的历史进路的前提下，将现代诠释学的起点落在 16—17 世纪诠释学方法论的萌芽时期。从历史的层面来看，在文艺复兴时期"人的发现"这一思潮的观照下，诠释学在神学领域的框架内探讨了其方法论的内涵，并努力冲破神学限制，发展成为具有普遍学科适用性的科学方法论。

（三）语义学探析

德国宗教理论家艾柏林（G.Ebeling），对古希腊语 ερμηνενειν（诠释学）进行词义考证，指出"诠释学"的希腊文至少有如下三种意义：①表达或陈述，即口头讲说；②解释或说明，即分析意义；③翻译或口译，即转换语言。美国诠释学研究者帕尔默曾以英语语境，将艾柏林的观点解释为表达（英文 to express）、解释（英文 to explain）、翻译（英文 to translate）。他认为三种意义都可以用英语动词 interpret 来表示，然而，每一种都构成诠释的一个独立而又重要的意义。②（下一节继续对向度进行介绍）

姜峰进一步将三重语义提炼为"表达""解释""翻译"。他认为"表达的诠释"彰显的是通过思想主体的主观表达所实现的诠释，代表着一种自内而外的向度；"解释的诠释"是一种基于理解而实现的诠释，代表着思想主体对于外在的把握，展现的是一种自外而内的向度；"翻译的诠释"彰显了一种打破语言对理解的阻碍而实现的诠释，这种诠释超越了语言的陌生化效果，展现了诠释的超越性，使外在的未知性具有了被内在思想把握和

---

① 姜峰.走近理解：西方诠释学演进逻辑研究［M］.北京：中国社会科学出版社，2021：38.

② 帕尔默.诠释学［M］.潘德荣，译.北京：商务印书馆，2012：26.

诠释的可能性，将诠释基于超越性而实现的连接内在思想与外在存在的可能性彰显了出来。①

姜峰关注现代诠释学理论的原初样态，从三个进路探讨了诠释学概念的溯源问题，认为三者之间存在极大的内在关联性，他指出："古希腊人在古典神话精神意义形而上的追溯与传承中，完成了诠释方法的原初构建；文艺复兴的'人的发现'激发了诠释方法所包含的主体性与方法论内涵，从而开启了诠释学作为科学方法论的建构之路，也为诠释学打下了近代知识论形而上学的烙印。20世纪由德国哲学家海德格尔发起的诠释学的本体论转向，在弥合近代知识论主客体二元分立的同时，揭示了'人的有限性'和'理解无限可能性'之间的内在关系，从而开启了当代诠释学的形而上学奠基和重建。"目前，中国的诠释学界更倾向于海德格尔与伽达默尔的希腊神话阐释方式。

三、诠释学的三个向度

前文已论及诠释学定义的模糊性特质，并对其词源内涵进行了考辨。诠释学作为关于理解与解释的理论，其所有的理解与解释都是指向"意义"的。既然探求意义，就存在三个方向，亦即三个向度。潘德荣教授在《西方诠释学史》中指出，诠释学研究有三个向度：①探求作者之原意；②分析文本的原义；③强调读者所悟（接受）之义。潘德荣教授最后得出一个结论：一切从理解中产生的意义，都不是纯粹的作者原意、文本原义或读者所悟之义，而是这三层意义的综合。②

在中医经典研究领域，我们可以以《伤寒论》为例，从这三个向度进行诠释。一是作者的原意，《伤寒论》序言云："勤求古训，博采众方。"那么《伤寒论》的内容有多少是作者张仲景的原意呢？二是文本的原义，但是由于《伤寒论》原书已亡佚，且文本为"张仲景述，王叔和撰"，加之现

---

① 姜峰.走近理解：西方诠释学演进逻辑研究［M］.北京：中国社会科学出版社，2021：40.

② 潘德荣.西方诠释学史［M］.2版.北京：北京大学出版社，2016：9.

在我们所见的善本经宋代校正医书局校订，后又被明代赵开美翻刻，因此，亦无法完全探求文本真实的原意。三是读者所悟，清代有黄元御的"四圣"理解，民国时期有结合西医的汇通，当代有结合现代科学的解读，皆从"理解"产生了《伤寒论》的意义。

这里的三个向度其实就是诠释学的三层含义，我们对此进一步介绍，有助于我们从内涵的角度了解诠释学。潘德荣教授在翻译帕尔默的《诠释学》①时，将英文"to express""to explain""to translate"译为"言说""说明""翻译"，在《西方诠释学史》中探讨此部分时，则译为"表达""解释""翻译"。

1. 表达（英文 to express）。前文已经谈到，从古希腊神话赫尔墨斯的角度，理解诠释学具有重要的意义。赫尔墨斯的"宣示"（英文 announcing）是一种大声宣告以及断言（英文 to assert），用以表达神的主张，是一种"言说"（英文 to say）。"表达"不仅指"言说"，而且它本身表明了一种言说方式，包括了演说的风格、音调等因素，这种表达就是诠释。我们可以这样理解，赫尔墨斯在传达神的旨意时，会加入自己的音调与动作，这就是一种具有表达的诠释。在帕尔默这里，朗读也是一种诠释。中医经典背诵时，所蕴含的音调，就是这一层面的意涵。

2. 解释（英文 to explain）。作为说明的诠释强调理解的是推理层面，它指向的是诠释的说明维度而非表达维度。语词说出某种东西，表现着某种东西，这种表现是一种诠释。然而，它本身还需要解释，通过解释，将其带入一种意义关联，这也是一种诠释。帕尔默指出，意义是一个语境关联问题，解释过程提供了理解的场所，一个事件唯在某种特殊的语境关联中才具有意义。

3. 翻译（英文 to translate）。帕尔默认为翻译是"产生理解"的基本诠释过程的一种特殊形式，人们将异质的、陌生的，或难以理解的东西融入自己语言的媒介中。翻译既不是一种单纯机械的事情，也不是选择合适的语词来对应，而是对于要翻译内容的理解，所以目前智能翻译或机器翻译，

---

① 帕尔默. 诠释学［M］. 潘德荣，译. 北京：商务印书馆，2012：25-47.

仍然可能出现可笑的错误。帕尔默认为："翻译就使我们意识到我们自己理解的世界与作品活动于其中的世界之间的冲突。"存在于文本的世界和读者的世界之间的世界观差异，构成了一个挑战，就如赫尔墨斯将神的世界语言翻译到人的世界一样。

四、诠释学的四个要素

著名的诠释学研究者、诠释学代表著作《真理与方法》的翻译者洪汉鼎教授，在《当代西方哲学两大思潮》中提出"作为四要素合一的诠释学"。他认为诠释学至少有四个方面的含义，即理解、解释、应用和实践能力。

诠释学主要指翻译，也可以直接说，它是翻译的另一名词，即把一种意义关系从陌生的语言世界翻译或转换成我们熟悉的语言世界。这里面洪汉鼎教授的观点与前面帕尔默的认识是一致的。"翻译说明两个语言世界的对立，当原文是用读者自己的语言所写时，原文世界与文本读者世界之间的冲突也许并不引人注目，但当原文是用某种外来的语言写成时，我们立即意识到我们自己的理解世界与被翻译作品的世界之间存在冲突，从而翻译执行一种语言和意义的中介功能。"[1]

翻译活动需要理解与解释两个前提条件。赫尔墨斯需要把神的旨意和指令传达到人间，他自己首先必须理解神的语言，而且必须翻译成人类能理解的语言，这就需要完成解释的工作。所以翻译活动实际上是理解与解释相统一的活动。

翻译还必须有应用要素，即需要人们服从神的旨意，并按神的指令去行动。应用不是理解之后的一种附加行动，而是理解本身的内在要素，理解可以说是应用性的理解或理解性的应用。

实践能力是一种技艺的层面，一种技巧与技术。作为语言转换和交往实践的技巧和能力，是一种本身不能由规则保证的判断力。洪汉鼎教授总结为，诠释学与其说是一种我们所创造的理论，不如说是一种需要特殊精神所造就的能力与实践，也可称为实践智慧。

---

[1]　洪汉鼎.当代西方哲学两大思潮［M］.北京：商务印书馆，2010：435.

结 语

《镜与灯》的作者M.H.艾布拉姆斯（Meyer Howard Abrams），在他多次再版的《文学术语词典》中，曾就"诠释学"的来龙去脉有过如下简要说明。"诠释学"这个术语最初是指专用于《圣经》的阐释原理的形成。这些原理既融合了指导《圣经》文本合法阅读的规则，也汇合了文本所表达意义的各种注释和诠释。但是从19世纪起，"诠释学"渐渐用来指普遍性的阐释理论，也就是说，涉及所有文本，包括法律、历史、文学，以及《圣经》文本意义生成的原理和方法建构。而伽达默尔在当代最重要的诠释学经典著作《真理与方法》中，将诠释学定义为"研讨对文本的理解技术的古典学科"。随着我们介绍的展开，诠释学在不同时期、不同语境中的多义性、模糊性将获得呈现与展开。

第二节　诠释学的译名

德文 Hermeneutik（英文 hermeneutics）的译名在国内学术界至今尚未统一（中国香港、中国台湾地区普遍采用诠释学译法），哲学界存在诠释学、解释学、释义学等译法，文学界大多将其译为阐释学。华东师范大学潘德荣教授认为"诠释"所指向的乃是真理之整体，因而以"诠释学"对译英文 hermeneutics[①]。洪汉鼎教授在《当代西方哲学两大思潮》中的"诠释学译名之我见"章节，通过比较诸译名的区别与对译，系统论述了他选用"诠释学"作为德文 Hermeneutik 译名的理由。

一、诠释学

"诠释学"目前仍是德文 Hermeneutik 使用最为广泛的译名，持此意见的代表学者包括洪汉鼎、潘德荣、傅伟勋等哲学领域的研究者。潘德荣教授认为"诠"字自古就有"真理"义蕴，且"诠"与"道"相关，《淮南子·诠言训》云："诠，就也。就万物之指以言其征。事之所谓，道之所依也。故曰诠言。"洪汉鼎教授指出，选择诠释学、解释学和阐释学这三种译名的关键，是了解 Hermeneutik 这一概念在其发展的历史上所经历的意义变迁[②]。

海德格尔对德文 Hermeneutik 进行希腊语与德语的词源学考证，指出 Hermeneutik 来源于词根 Hermes（赫尔墨斯）。Hermes 是古希腊神话中诸神的信使，他的任务就是通过翻译向人间传达诸神的信息和指令。他既要理解诸神的语言，又要熟悉人类的语言，在两种不同语言世界进行沟通，使

---

① 潘德荣.西方诠释学史［M］.2 版.北京：北京大学出版社，2016.
② 洪汉鼎.关于 Hermeneutik 的三个译名：诠释学、解释学与阐释学［J］.哲学研究，2020（4）：3–10，124.

一种意义从一个世界转换到另一个世界。这种在两个世界之间进行中介或沟通的工作正是拉丁文 interpretatio（解释）的内涵，interpretatio 源自拉丁文 interpres。正如希腊文 Hermes 一样，拉丁文 interpres 同样意指一种中间人、代理者或协商者。因此，从词源学角度来看，Interpretation（解释）可能是最接近德文 Hermeneutik 一词的翻译。典型例证就是亚里士多德的 *Peri Hermeneias*（《论诠释》）早已被译成拉丁文 *De Interpretatione*（《解释篇》）。所以，把德文 Hermeneutik 翻译成"解释学"，其实是有道理的。我们可以说，古典时代和中世纪都是这样以一种"解释的艺术"（拉丁文 ars interpretandi）来理解 Hermeneutik 的。然而，洪汉鼎教授进一步指出："近现代诠释学家之所以采用 hermeneutike 这个古老的希腊文词作为这一学科之名谓，主要应该是为了尽量能传达出古代之遗风……早在唐代，诠释就被使用为一种'详细解释、阐明事理'的学问。"①

另外，解释、说明、阐释应该分开对译。洪汉鼎教授认为，尽管按照上文的分析，德文 Hermeneutik 翻译为"解释学"有其合理性，因为它早期的翻译就是 Interpretation（解释）。然而，由于近代诠释学主要是用德文 Erklärung（说明）作为解释的意蕴，致使 Hermeneutik 仅具有还原性和描述性的外在解释特征，停留在认识论范畴。自施莱尔马赫，尤其是狄尔泰之后，不论是海德格尔，还是伽达默尔，他们都不想用德文 Erklärung（说明）的解释意蕴来表示 Hermeneutik 的本质，而是喜欢把 Hermeneutik 的本质表示为德文 Auslegung（阐释）。在这种情况下，把 Hermeneutik 的本质理论翻译为德文 Auslegungslehre，即"阐释学"，也无不可。

洪汉鼎教授认为德文 Auslegung（阐释）乃是当代哲学诠释学的核心概念，亦是海德格尔与伽达默尔对于 Hermeneutik（诠释学）所提出的关键概念。就此而言，把德文 Hermeneutik 翻译为"阐释学"，既凸显该语词的时代性，又表明了其当代特征，是一个很好的译名。基于"阐释学"提出的构建"中国阐释学""中国经典阐释学"，建立中国阐释学派，实为一个具有重要学术价值的理论建构路径。

---

① 洪汉鼎.当代西方哲学两大思潮［M］.北京：商务印书馆，2010：440.

对于这四个不同的德文概念，洪汉鼎教授主张赋予它们不同的译名，即 Hermeneutik——诠释学，Interpretation——解释，Erklärung——说明，Auslegung——阐释。[①]

二、阐释学

"阐释学"这一译法，早期主要是文学领域的专家学者在使用，采用"阐释学"译名的主要代表学者是钱钟书和张隆溪。钱钟书在《管锥编》中将德文"der hermeneutische Zirkel"译为"阐释之循环"，并指出此说"由阿士德首申此义，见所撰《语法学、阐释学、订勘学本纲》第七五节，其书于 1808 年问世"。这是明确将德文"Hermeneutik"译为"阐释学"。受钱锺书影响，张隆溪一直沿用此译名，其所著的《道与逻各斯》《阐释学与跨文化研究》等著作皆采用此译名。近 10 年，"阐释学"的译法被更多领域学者接受，并成为建立中国阐释学的主要译法。张江教授为此译法撰文《"阐""诠"辨——阐释的公共性讨论之一》[②]，其在文中指出："'阐'之公开性、公共性，其向外、向显、向明，坚持对话、协商之基本诉求，闪耀着当代阐释学前沿之光。'诠'之实、'诠'之细、'诠'之全与证，其面向事物本身，坚守由训而义与意，散发着民族求实精神之光。中国古代的阐释路线，一条重训诂之'诠'，一条重意旨之'阐'。两者各有其长，互容互合。以中国话语为主干，以古典阐释学为资源，以当代西方阐释学为借鉴，假以对照、选择、确义，由概念起，而范畴、而命题、而图式，以至体系，最终实现传统阐释学观点、学说之现代转义，可建立彰显中国概念、中国思维、中国理论的当代中国阐释学。"

张江教授另撰文《"解""释"辨》[③]，云："从古代文字发生学入手，以原始字形之追索为方法，厘清中国古代阐释学之构建路径，可为当代中国阐释学总体构建提供可靠的文字学根据。阐释是过程。此过程，由解起始，

---

① 洪汉鼎 . 论哲学诠释学的阐释概念 [J]. 中国社会科学，2021（7）：114–139.

② 张江 . "阐""诠"辨——阐释的公共性讨论之一 [J]. 哲学研究，2017（12）：12–25，123.

③ 张江 . "解""释"辨 [J]. 社会科学战线，2019（1）：173–184，282.

经由诠后而再阐，实现阐之最高目的。解，由外力拆解对象，停留于分，失整体之把握，此类释解，无论如何必要精准，非阐释也。诠，现象本体之诂训，言之凿凿，求全求是。现象之本，当以此为准。阐，乃义理之阐，由本而求大求广，衍义是也。阐之目的，阐之意义，聚合于此，功成于此。易言之，释起于解，依分而立；诠由解始，依诂而正；诠必生阐，尚意大开。解为分，诠为正，阐乃衍。由解而诠，由诠而阐，实现阐之完整过程，达及最高目的。阐，生于解与诠，实现解与诠。深入考查'解释'义，特别是作为单音字的'解'与'释'的本义，并与'阐'及'诠'的意义与使用相比较，可知选择并确定以'阐释学'——而非'诠释学'，更非'解释学'——为当代中国阐释学总称谓，是必要且充分的。"

张江教授从"阐"与"诠"的字义、目的等方面进行辨析，指出这不仅是一个翻译问题，更是构建中国阐释学理论体系的关键议题。

如李清良明确指出应从中国传统出发来理解英文 Chinese hermeneutics，他在《中国阐释学》中云："即使 hermeneutics 一词在西方学术中可以翻译成'解释学''诠释学''释义学'，那么，所谓 Chinese hermeneutics，则无论如何应该说成是'中国阐释学'。只有'阐释'二字，才能兼赅解释、诠释与阐发、阐扬二义；只有用'中国阐释学'这个术语，才能最贴切地反映中国阐释学理论的实质。"[1] 此外，他指出："我们在西方阐释学的激发之下，清理中国文化固有的阐释学理论，建立中国阐释学，不仅是为了对阐释学基本理论作出中国学者自己的独特思考，为世界学术作出中国学者应有的贡献……同时也更是为了继承自身的文化传统，建造自己的精神家园，创建适合自己的理论思想。"[2]

李清良教授[3]认为从学科建立方面，应该做如下处理："将'诠释学'理解为'诠释之道'，不仅可内在地阐明建立中国现代诠释学的合法性依据，还可从根本上讲清中国现代诠释学不必也不应局限于西方诠释学，同

---

① 李清良.中国阐释学［M］.长沙：湖南师范大学出版社，2001：4.

② 李清良.中国阐释学［M］.长沙：湖南师范大学出版社，2001：15.

③ 李清良，张丰赟.从"阐""诠"之辨到诠释之道——也论中国现代诠释学的正名问题［J］.社会科学战线，2019（2）：133-138.

时还说明，我们所要建立的应是'中国现代诠释学'，而不是'中国当代诠释学'，因为这项工作主要是在现代语境中对中国诠释传统加以创造性转化与创新性发展，除了要处理中西关系之外，更要处理古今关系或者说传统与现代的关系，而不是'当代'与'现代'的关系。"

著名哲学学者、海德格尔著作的翻译者陈嘉映教授与孙周兴教授，亦就译名问题参与讨论。陈嘉映教授[①]认为，按现有用法，诠释偏向于文本字句的考订、疏证，比较接近从前所说的小学；阐释更多涉及文本所表达的思想观念，偏向于从前所说的义理。诠释和阐释这两个词的区别在很大程度上继承了诠和阐这两个古字的区别。解释这个词用得尤为广泛，我们既解释一个文本，也解释一个行为、一个物理现象。依据伽达默尔对于赫尔墨斯的解读，把德文 Hermeneutik 译作诠释学偏窄，译作解释学则太宽，相比之下，译作阐释学较为适当。

孙周兴教授[②]指出，从汉字含义和语感上来讲，他基本同意张江教授关于阐、诠、解、释四字的汉语语文学角度分析，以及把德文 Hermeneutik 翻译为"阐释学"的译名建议。张江教授提供的理由包括以下三点：①"解释学"译名中的"解"与"释"差不多是同义反复的；②"诠释学"译名中的"诠"重于文本又偏于事理；③"阐释学"译名中的"阐"则更具语义的开放性和丰富性。

孙周兴教授认为可以分别以"阐释"对译德文 Auslegung，以"诠释"对译德文 Interpretation。相应地，如果是偏于"存在性"的 Auslegung（阐释），我们就可以把德文 Hermeneutik 译为"阐释学"；而如果是偏于"语言性"的 Interpretation，我们就应该把 Hermeneutik 译为"诠释学"。概而言之，我们似乎可以在哲学上把 Hermeneutik 译成"阐释学"，而在方法上把 Hermeneutik 译成"诠释学"。他认为这是译事之难，但是就"理解"与"阐释"的一体性及"阐释"一词更适合哲学阐释学而言，"阐释"的含义比"诠释"更阔大，故孙周兴教授倾向于把 Hermeneutik 译为"阐释学"。

---

① 陈嘉映.谈谈阐释学中的几个常用概念［J］.哲学研究，2020（4）：11–19，124.
② 孙周兴.试论一种总体阐释学的任务［J］.哲学研究，2020（4）：20–27，124.

这里面孙周兴教授显然无法避免阐释的重复，即阐释学包括了理解、阐释、诠释学。所以孙周兴教授总结道："仅就其历史意义来说，阐释学至少有三种含义。第一，狭义的阐释学方法，即文本诠释的方法论；第二，广义的阐释学方法，即人文科学的一般方法论；第三，哲学阐释学，即实存论存在学／本体论，海德格尔也将其称为'此在的现象学'。"

总之，张江教授[①]认为："'阐'的扩张性、创造性，为'阐'之根本，其阐义、尚意的实践及品格高于'诠'，更高于'解'。"而后张江教授[②]言："我坚持认为，在汉语言框架下，把伽达默尔的阐释理论译为诠释学，就是一种曲解。"

三、解释学

"解释学"译法主要见于 20 世纪 90 年代，系德文 Hermeneutik 的早期译法。如"二十世纪西方哲学译丛"中伽达默尔《哲学解释学》一书，也在使用"解释学"的译法。何卫平教授主张使用此译法，他认为与其说这是一个翻译问题，不如说是一个理解的问题。

何卫平教授[③]从词源角度分析，认为可以建立一个术语翻译的原则或共识，即对一个术语的翻译，我们要面对它的概念史或语词史，而不能仅仅局限于某个人物或某个阶段对它的理解或赋予它的意思，如果它的词形未变的话，应求得其意义转换的最大公约数，这里的最大公约数指的是它的最大的适应性和最大的涵盖性。以"Hermeneutik"为例，前面提到它在汉语中有四个译名，相比较而言，其中的"解释学"的公约数无疑最大。在汉语中，"解释"的"解"有分解、消解、消融、去除、分析、解释、开放、理解、晓悟、懂得、知道等意思；"解释"的"释"有开放、释放、消除、化解、解释、解说的意思；而"诠"主要是说明、解释的意思。"解释"比"诠释"更通俗，具有更丰富的意义，更广泛的适应性，能够涵盖

① 张江. "衍""生"辨［J］. 社会科学战线，2021（11）：148-156，282.
② 张江. 中国阐释学建构的若干难题［J］. 探索与争鸣，2022（1）：36-42，177.
③ 何卫平. 中国诠释学第 13 辑［M］. 济南：山东人民出版社，2016：111.

方法论、认识论和本体论、逻辑学等多个层面的意思，在语义场上更能对应"Hermeneutik"，更能体现解释学的普遍性的要求。

因此，相对"诠释学""释义学""阐释学"，将"Hermeneutik"译成"解释学"更好。这里所谓的"更好"是指它具有更大的弹性和适应性，具有更大的公约数，而其他几种翻译（包括"诠释学"）虽不能说错，也不能说不好，但弹性不够，宽度不够。

另外，哲学家都尤为重视词义的原始演变，他们认为解释学的全部内容包括解释学的全部历史。正如狄尔泰所说，人是什么，只有他的历史知道。我们也可以套用这句话说，解释学是什么，只有它的历史知道。伽达默尔早就指出过，哲学属于概念史的发展和分析范畴，其言"哲学应该是概念史""哲学的概念史构成哲学的本质"。如洪汉鼎教授所述，亚里士多德的"peri hermeneias"（解释篇），译成拉丁文就是"De interpretatione"，其中的"hermeneias"（解释）对应的拉丁文就是"interpretatione"。足证今之"Hermeneutik"与"interpretation"有着共同的词源。丹豪尔第一次使用"解释学"这个术语时，就是以拉丁文"hermeneutica"的形式出现的，转换成德文就是"Hermeneutik"。从此以后，"解释学"才逐步被确立为一门学科，一直发展到今天。金炳华《哲学大辞典》与余源培《哲学辞典》等哲学工具书也支持并使用此种译法。

结　语

关于德文 Hermeneutik 的翻译，一直没有统一，学界专家因研究领域和进路目标不同，观点各异。甚至如"释义学"的译法亦有使用。20 世纪 80 年代，国内诠释学早期的研究著作，张汝伦《意义的探究——当代西方释义学》①，主张"释义学"译名。他认为诠释活动是围绕意义展开的，释义学是对于意义的理解与解释的研究，把英文 hermeneutics 这个词译成"释义学"比译成"解释学""阐释学"或"诠释学"要好，因为它体现了 hermeneutics 这个词的特点。张汝伦在 2016 年出版的《现代西方哲学纲要》中，仍把 hermeneutics 翻译为释义学。

本书主要以 Hermeneutik 作为观察中医的角度与方法，多引用海德格尔、伽达默尔的著作，故采用了哲学领域专家普遍使用更多的诠释学译法，后文中如有特殊情况再做具体说明。

① 张汝伦.意义的探究——当代西方释义学［M］.沈阳：辽宁人民出版社，1986.

第三节 诠释学的历史

哲学研究，尤重历史溯源。从历史角度依照时间顺序梳理，可以大体了解诠释学的发展历程。潘德荣教授在《西方诠释学史》[①]中，系统探讨了自古代希腊到18世纪的诠释学思想，并将这一时期的诠释学界定为古典诠释学。潘德荣教授在该书中将自施莱尔马赫一般诠释学至伽达默尔语言诠释学时期的诠释学，界定为现代诠释学。在2000余年的时间中，诠释学发生了多次转向与演变。

一、诠释学的七种性质

洪汉鼎教授以诠释学七种性质的演变，概述了诠释学的历史[②]。本节将主要依照并引用此框架展开论述。

（一）作为《圣经》注释理论的诠释学

诠释学最早是用来诠释《圣经》的，其首次作为书名出现时，为"《圣经》诠释学"。宗教经典《圣经》，作为上帝福音的载体，具有超越文本、文字的真理需求，而诠释学便是这种诉求的产物。在马丁·路德宗教改革前，只有教会神学家对《圣经》拥有神赋的解释权。这种独断式的诠释，被马丁·路德的宗教改革所反抗。他冲破了独断式诠释学的框架，颠覆了神职人员的权威解经规则，提出了"圣经自解原则"，强调"以经解经"（经文自解）。随着"圣经诠释学"一起出现的，还有法学诠释学。因为上帝制定的规则就是人间的法律，两者发展的历史轨迹颇为类似。

《圣经》从希伯来文到希腊文，再到拉丁文的文字转变历史，为翻译与

---

① 潘德荣.西方诠释学史［M］.2版.北京：北京大学出版社，2016.

② 洪汉鼎.当代西方哲学两大思潮［M］.北京：商务印书馆，2010：444.

解释提供了需求。亚里士多德是首个使用诠释"Peri Hermeneias"这个语词的人，该词载于其《工具论》一书。但亚里士多德使用初期，主要将其用于语法学，用来讲解语词性质和语言逻辑的内容，因此，该词此时是一种理解语句的辅助工具，侧重于《圣经》和古罗马法典的解释。

把"诠释学"作为著作标题的，是丹豪尔 1654 年出版的著作《圣经诠释学或圣书文献解释方法》。按照当时的理解，《圣经》作为上帝的书，本身具有一个超出其具体内容的真理要求，而这种要求必须阐明出来，因此《圣经》诠释学在当时就是《圣经》学，即对上帝话语的解经学。

（二）作为语文学方法论的诠释学

18 世纪，西方产生了从语言学和文献学角度对古典文本进行分析的理论。过去教会垄断的《圣经》解读权，开始受到近代科学和启蒙运动的影响。诠释学从最初的《圣经》诠释学发展成为广义的语文学诠释学。语法解释和历史的解释，两种方法论构成该时期诠释学的主要特点。阿斯特（Georg Anton Friedrich Ast）在 1808 年出版的《语法学、诠释学和批判学的基本原理》中，提出理解可分为三种，即历史的理解、语法的理解和精神的理解。历史的理解是指对作品的内容的理解，也就是揭示什么内容构成作品的精神；语法的理解是指对作品的形式和语言的理解，也就是揭示作品的精神所表现的具体特殊形式，其中包括训诂、语法分析和考证；精神的理解是指对作者和古代整体精神的理解。[①]

（三）作为理解和解释科学或艺术的诠释学

19 世纪初，随着科学主义的发展，人们试图在诠释学的基础上发展一门关于理解和解释的普遍科学或艺术。施莱尔马赫的诠释学被称为一般诠释学或普遍诠释学。诠释学诠释的对象开始扩大到所有流传下来的文本和精神作品。文本被认为是作者的思想、生活和历史的表现，而理解和解释

---

① 洪汉鼎 . 诠释学：它的历史和当代发展［M］. 修订版 . 北京：中国人民大学出版社，2018：18.

只不过是重新体验和再次认识文本所产生的意识、生活和历史。诠释学成为应用于文本和精神作品之中的普遍技艺，其目的就是"首先要像作者一样好地理解文本，然后甚至要比作者更好地理解文本"。施莱尔马赫通过一种心理转换，把自己置身于作者的整个创作中的活动，创造性地重新认识或重新构造作者的思想来完成这个目的。所以施莱尔马赫的诠释学方法也被称为"心理移情"。

（四）作为人文科学普遍方法论的诠释学

19世纪中期，人文科学开始对笛卡尔客观二元论的挑战，进行科学性和有效性的辩护。面对这种情况，狄尔泰开始为人文科学的认识论寻找理论依据。狄尔泰指出，自然科学与人文科学同样都是真正的科学，只不过自然科学是从外说明世界的可实证的和可认识的所与，而人文科学则是从内理解世界的精神生命，因而说明与理解分别构成自然科学与人文科学各自独特的方法。他说："我们说明自然，我们理解精神。"这样，关于理解和解释的诠释学就被规定为人文科学的普遍方法论。狄尔泰提出了"体验"与"再体验"的概念。对施莱尔马赫来说，理解就是重新构造作者的思想和生活，那么对于狄尔泰来说，理解就是重新体验过去的精神和生命。

（五）作为此在和存在理解现象学的诠释学

20世纪20年代末，随着海德格尔的划时代著作——《存在与时间》的出版，诠释学开始了从认识论到本体论的哲学转变。理解不再是主体的行为方式，而是此在本身的存在方式。诠释学既不是对文本进行单纯理解和解释的学科，也不是人文科学的普遍方法论，而是对人存在本身的现象学阐释。海德格尔的老师胡塞尔（Edmund Husserl）创立的现象学既可避免当时自然科学中的经验论，又可避免当时德国"精神科学"中的历史相对主义，从而在哲学研究中奠定了具有普遍确定性的认识基础。由于诠释学的这种根本转向，诠释学重新产生了与真理概念的联系，而这种联系曾经被施莱尔马赫和狄尔泰所抛弃，解释者的理解占有成为我们借以理解我们自身的真理的占有。

伽达默尔把诠释学发展成为一门哲学诠释学。哲学诠释学就是一门关于人的历史性的学说，即人作为"在世存在"，总是已经处于某种理解境遇之中，而这种理解境遇，人必须在某种历史的理解过程中加以解释和修正。伽达默尔认为理解从来就不是一种对于某个所与对象的主观行为，而是属于效果历史，这就是说，理解属于被理解东西的存在。

（六）作为实践哲学的诠释学

当代的诠释学更加注重以"实践智慧"为核心的实践哲学特性，具有理论和实践双重任务。作为实践哲学的诠释学既不是纯粹的认识论，也不是单纯的方法论，而是一门综合理论与实践的学科。这种诠释学不仅提供关于科学应用程序的解释，而且还对预先规定一切科学之运用的问题作出说明。伽达默尔认为这是规定所有人的知识和活动的问题，是对于人之为人，以及对"善"的选择最为至关紧要的"最伟大的"问题。

（七）作为想象艺术的诠释学

20世纪90年代，伽达默尔在90多岁高龄之际，对于诠释学的主要性质，曾提出想象力（德文 Phantasie）这一概念。他编写的《解释学 美学 实践哲学：伽达默尔与杜特对谈录》于1992年出版，书中在论及诠释学也需要方法时指出："但不是方法统治，而是诠释学想象才是创造性精神科学家的标志。"2001年，洪汉鼎教授拜访101岁高龄的伽达默尔时，伽达默尔说："诠释学是一种幻象力或想象力。"①

对伽达默尔来说，想象力就是让过去与现在、陌生性与熟悉性、现实与理想的创造性沟通，因此，作为想象艺术的诠释学就形成一种把文本理解与我们当前现实世界融为一体的生命力。洪汉鼎教授指出，诠释学经验现在成为对世界当前最重要问题的敏感，哲学家以世界为己任的抱负又重

---

① 洪汉鼎. 作为想象艺术的诠释学（上）——伽达默尔思想晚年定论［J］. 河北学刊，2006（1）：17-23.

新得到承认。这是伽达默尔晚年的诠释学定论。①

加拿大学者格朗丹也将诠释学历史进行了系统的梳理与展现，尽管他本人认为他的这种描述存在不妥之处，但是他的梳理对于我们清晰地认识诠释学的发展历程具有重要的参考价值。格朗丹在《哲学解释学导论》中指出："从古代开始，经过宗教改革到浪漫主义时代，哲学的诠释学得以完成。实际上，这就是通常所描述的解释学史的历程，这种描述始于狄尔泰的开拓性论文《解释学的兴起》(*Die Eintstehung der Hermeneutik*)，后来为伽达默尔所强化，这种概念观受到他的影响，它总是遵循这样一种模式：在古代和教父时代最初只存在着不完整的解释规则，直到后来路德和宗教改革的神学家们才形成了一门系统的解释学，并在施莱尔马赫那里变成了一种普遍的理解理论，狄尔泰拓展了这种解释学，使之成了一门普遍的精神科学方法论，而海德格尔则将诠释学的研究置于更为本源的人的事实性基础之上，伽达默尔则最终重构了作为我们的经验不可回避的历史性和语言性的普遍解释学。普遍解释学最后被扩展到诸如意识形态批判、神学、文学理论、社会理论和实践哲学这样一些领域。"②

二、诠释学的三种形态

（一）帕尔默的历史形态分类

美国诠释学研究者帕尔默从历史发展层面，指出诠释学存在三种不同的范畴。①局部诠释学，指任何原文注释或翻译的规则和方法的诠释学。这种诠释学，诠释的对象是《圣经》、法律、文学等文本，其规则包括古代隐喻的解释体系和自文艺复兴以来的语言学与历史学的说明，以及文本翻译的规则体系。如《圣经》解释中，区别出字面的释义与隐喻的解释。这种诠释学主要体现了诠释学发展的早期形态。②一般诠释学，目的是建立连贯一致的以理解的哲学为基础的普遍的理解方法论。一般诠释学自施莱尔马赫发端，经意大利的贝蒂、美国的赫施等学者的发展，形成了完整的

① 洪汉鼎.当代西方哲学两大思潮［M］.北京：商务印书馆，2010：448-453.
② 格朗丹.哲学解释学导论［M］.何卫平，译.北京：商务印书馆，2009：10-11.

解释规则体系，侧重于关注诠释学的认识论与方法论层面。③哲学诠释学，是对方法论和理解中意识形态的作用及不同形式的解释范围和假定等的研究。当代哲学诠释学的主要领域有二。一是科学哲学和社会学哲学，如机器学习和用于日常语言分析的分析哲学。这种哲学诠释学虽然与方法论存在关联，但不以方法论为研究对象。二是人文学科的哲学诠释学，此流派哲学诠释学以海德格尔、伽达默尔、利科为代表，继承现象学传统，对文本的解释条件进行反思。[①]

（二）舒尔茨的语词形态分类

德国哲学家舒尔茨（G.Scholtz）从语词区分维度，将诠释学分为三类。①技术诠释学，指专事研究理解与解释的方法论，并不探究一般的理解问题，而是旨在为文本的理解和解释指出一个正确的方向，提供理解的规则。舒尔茨指出，在理解中，我们不仅要从上下文的联系中获得一般的语词意义，还要注意到作者的意图和什么是他所认为的重要的东西。他不同意自施莱尔马赫以后，技术诠释学开始走下坡路，且已经过时，他认为技术诠释学对于我们的理解和解释不可或缺，有朝一日可以重放光明。②诠释哲学，指通过经典诠释的方式进行哲学探索。技术诠释学的目的在于不断"接近"文本的"原意"，而诠释哲学则正好相反，它旨在从阐释过程中获得有别于"原意"的新的意义。该理论认为语词并非具有固定意义的符号，意义伴随着人们的生活及对生活的理解而流动、变化与深化。③哲学诠释学，其任务是探索语言、符号与象征的理解和解释的可能性与基础，以精神科学为出发点来研究理解与解释的可能性和基础的理论。伽达默尔也说，他的《真理与方法》本质上属于哲学诠释学。哲学诠释学真正超越了作为方法、规则的技术诠释学。因为技术诠释学承认在文本中存在着原意，理解与解释的过程就是不断接近文本的原意的过程；而且技术诠释学承认存在着诠释的一般规则与标准，但哲学诠释学动摇了这两种认识。[②]

---

① 潘德荣.西方诠释学史［M］.2版.北京：北京大学出版社，2016：9-10.
② 潘德荣.西方诠释学史［M］.2版.北京：北京大学出版社，2016：11-13.

技术诠释学提供理解文本的方法、规则，诠释哲学是生命世界的现象学，哲学诠释学是对理解与解释的特征及所有可能的必要条件进行哲学反思。

（三）潘德荣的学科形态分类

潘德荣教授比较帕尔默与舒尔茨的诠释学形态以后，以诠释学作为独立的学科构建其理论参照坐标，结合诠释学历史发展进程，以及各阶段诠释学的特征，提出了自己的分类方法。①前诠释学，指从古希腊起，直到浪漫主义运动之前的诠释学，此时期的诠释学尚属于萌芽状态，现代诠释学的诸多理念、特征已经出现，但尚未形成理论的系统化建构。②认知性诠释学，指从施莱尔马赫一般诠释学到狄尔泰的体验诠释学。总体来说，该时期的诠释学都具有认知的性质，通过制定诠释的方法规则或建构理解方法论来把握作者的原意与文本原意，追求类似于自然科学中的真理概念，是自然科学关于客观知识的信念在精神科学领域中的翻版。③本体论诠释学，海德格尔、伽达默尔将意义设为本体，将"理解"称为此在的存在方式，而非针对精神现象这种独特的理解对象的认知方式。诠释活动不再具有认知的作用，而是意义自身的呈现，所谓真理，也不是与对象符合一致的认识，而是在意识中真实地呈现出来的东西。[①]

---

① 潘德荣.西方诠释学史［M］.2 版.北京：北京大学出版社，2016：15.

结　语

随着20世纪诠释学的哲学转向，文本解释的问题反而越来越不重要，古典诠释学的技艺和规则退出了主要的舞台。狄尔泰之后，诠释学走向了哲学思辨的新路，各种哲学思辨与形而上学的探讨，使得诠释学内部阵势复杂，不易厘清。

利科在1965年出版的《弗洛伊德与哲学》中指出，不存在一般的诠释学，也不存在解释的普遍准则，只有一些根本不同和相互对立的有关解释原则的理论，诠释学领域和诠释学本身并非内在一致。布莱希尔认为当代诠释学大致包含了作为方法的诠释学、作为哲学的诠释学和作为批判的诠释学等三类。贝蒂继承了古典诠释学的理路，从施莱尔马赫到狄尔泰，以及狄尔泰之后的诠释学的整个唯心主义传统都被法学史家贝蒂所吸收。他仍坚持诠释学的方法论原则，重视诠释的有效性，肯定解释具有客观上正确的规则和一般公认的方法，与伽达默尔展开了争论。诠释学哲学以海德格尔、伽达默尔师徒，以及新教神学家布尔特曼为代表，其中伽达默尔《真理与方法》理论最为系统，影响也最大。作为批判的诠释学则是以阿佩尔和哈贝马斯等人为代表。阿佩尔综合了康德以来的先验哲学、诠释学、语言分析哲学和实用主义等流派的思想，称自己的学说为"先验诠释学"。哈贝马斯则强调诠释学的社会意识形态批判维度，并就此与伽达默尔展开过论战。法国哲学家利科则表现出了更为宏大的视野和更强的综合性，他的诠释学既有法国当代哲学的背景，又综合了现象学、结构主义、精神分析学等重要思潮。[①] 总之，通过对诠释学历史的梳理与介绍，我们已经能够从时间发展的脉络中，对诠释学有所了解和认知。

---

① 景海峰，赵东明.诠释学与儒家思想［M］.上海：东方出版中心，2015：5.

第二章
西方诠释学代表学者

诠释学在不同历史时期，呈现不同的理论面向，当我们说诠释学的时候，可能指向诸多具体的理论形态。本章标题使用"西方诠释学"，旨在重点介绍哲学领域的西方诠释学流派，以代表性学者为脉络进行分类，系统阐述其理论体系与方法论特征。对中医学者或从业者而言，这些名字相对陌生，然而对哲学领域的学者而言，这些名字如雷贯耳。编写本章，颇具挑战，希望可以择重从简地推介给读者，为读者建构跨学科的理解进路。

第一节　施莱尔马赫

弗里德里希·丹尼尔·恩斯特·施莱尔马赫（Friedrich Daniel Ernst Schleiermacher，1768—1834），系诠释学发展史上重要的代表人物。施莱尔马赫生于布雷斯劳（今属波兰），早年在德国哈勒大学学习，深受康德哲学思想的影响。1810 年，他担任柏林大学教授和神学院第一任院长，1811 年当选普鲁士科学院院士，1815—1816 年担任柏林大学校长。狄尔泰在其著作《施莱尔马赫传》中详尽地描述了施莱尔马赫的生活，并认为施莱尔马赫是诠释学史上最重要的代表。①

---

① 洪汉鼎.诠释学：它的历史和当代发展［M］.修订版.北京：中国人民大学出版社，2018：54.

作为神学家和牧师的施莱尔马赫在哲学史上的地位颇有争议。因为施莱尔马赫是从神学出发的，他认为神创造了整个世界，承认不以人的意志而转移的"神意"之存在，所以，他的学说被列为"客观唯心主义"。他的这一观点从本质上来看，与牛顿设定的给予世界以第一推动力的是上帝极为相似。施莱尔马赫生前，他的学说没有得到重视；辞世后不久，就有人指责他的哲学是"杂乱无章"的。

作为诠释学家的施莱尔马赫被重新认识，主要得益于当代诠释学家伽达默尔的研究。伽达默尔指出："只有到了施莱尔马赫才使诠释学作为一种普遍的理解和解释的理论而摆脱了一切独断论的和偶然的因素。①"即施莱尔马赫之前的诠释学，尚未形成系统的方法论反思与理论构建。

施莱尔马赫认为，诠释学（原书为解释学，下同）努力要达到的目的，是要解释作者的原意。这样，诠释学的目的就从理解文本转到理解本身。施莱尔马赫的这一思想，对诠释学的现代发展产生了决定意义的影响，因此他被誉为"诠释学的康德"。②

一、施莱尔马赫的诠释学

1654 年丹麦人丹豪尔首次在书名中使用诠释学这个语词，出版了《圣经诠释学或圣书文献解释方法》，之后的 200 年中，诠释学的理论、方法和技艺从"圣经诠释学"逐渐被应用于法律、文学等领域。尽管各领域诠释学在语文学规范方面有差异，但也存在共同的原则。确立统一的原则这项任务，就是由施莱尔马赫完成的。他的诠释学，被称为一般诠释学。一般性，体现在对属于不同区域文本的解读都遵循这样一种相同性，即它们都具有理解（德文 Verstehen）和解释（德文 Auslegung）的性质。施莱尔马赫在《诠释学箴言》中，将诠释学的任务规定为追求理解和解释的精确性。③

---

① 伽达默尔.诠释学Ⅱ：真理与方法［M］.洪汉鼎，译.北京：商务印书馆，2007：116.
② 章启群.意义的本体论：哲学解释学的缘起与要义［M］.北京：商务印书馆，2018：90.
③ 施莱尔马赫.诠释学箴言［M］//洪汉鼎.理解与解释——诠释学经典文选.北京：东方出版社，2001：22.

（一）一般诠释学的建立

在 18 世纪以前，诠释学是对《圣经》的解释与理解的方法的研究，主要用于协调《圣经》文本与教义在解释上的冲突。作为神学家的施莱尔马赫，开始探索将诠释学理论用于其他的文本之中。所以，施莱尔马赫创立的"一般诠释学"通常被视为诠释学形成的标志。

1819 年施莱尔马赫在《诠释学讲演》中言："作为理解艺术的诠释学，还不是普遍地（一般地）存在的，迄今存在的其实只是许多特殊的诠释学。[①]"他用一句话阐明了他的基本目标是建构一种作为理解艺术的一般诠释学。施莱尔马赫明确指出，这种理解艺术，无论诠释对象是何种文本，如法律文献、宗教经文或是文学作品等，其本质上都是相同的。毫无疑问，各种类型的文本存在差异，正因如此，各个学科发展出解决其特殊问题的理论工具，但在这些差异性底下还存在着更为基础的统一性。

文本是语言性的，因而，我们可以运用语法来发现句子的含义。无论是何种类型的文献，其意义都是在普遍观念与语法结构的相互作用中形成的。如果所有的语言理解之原则都得到了明确阐述，这些原则就将构成一种具有普遍性、通行性的诠释学。这样一种诠释学可作为所有"分门别类的"诠释学的基础和核心。

（二）消除"误解"

施莱尔马赫的名言"哪里有误解哪里就有诠释学"，一方面表明了消除误解，寻求客观理解，是诠释学的任务与目标；另一方面体现了诠释学的"普遍性"。

在施莱尔马赫看来，诠释学的出发点是误解，而且这种误解并非个别现象，而是普遍存在的。当读者与文本进行接触时，正常情况下不是直接理解，而是误解。如我们第一次阅读《伤寒论》时，对于原文的理解往往

---

① 施莱尔马赫. 诠释学讲演［M］// 洪汉鼎. 理解与解释——诠释学经典文选. 北京：东方出版社，2001：47.

是从误解开始的。这就与施莱尔马赫之前的语文学及诠释学家的观点不同了。在施莱尔马赫构建其理论体系之前,他认为阅读文本,直接理解是正常情况,误解是偶尔的异常情况。这一立论构成了现代诠释学理论起点的关键。

施莱尔马赫认为,"误解是正常情况"的根源是作者与解释者在时间、语言、历史背景和环境上存在差异,这种差异不仅限于遥远的文本或艺术品,当前的会话也会如此。所以,他主张,诠释学是避免误解的技艺学,解释不再是偶然的,而是理解的必要条件。①

施莱尔马赫的一般诠释学强调各种创造性的理解活动过程中的活生生的联系,从历史的、具体情境的关联中把握作者的思想,特别是个别天才人物的创造性精神,他甚至认为理解者能够比原作者更好地理解文本。施莱尔马赫的理论的核心要义在于,努力制定普遍适用的理解规则,运用这些规则最终是为了消除一切可能的误解。

二、理解与解释

(一)重构作者思想

在施莱尔马赫的诠释学框架中,理解与解释是等同的,解释不是一种在理解之后的附加行为,理解就是解释,解释就是理解的表现形式。只要解释的精确性超越理解的外在表达,那么解释本身就成为诠释学的对象,并归属于表现的技术。

在施莱尔马赫看来,一切理解都是指向他人和作品的,他人能被我理解,表明了我和他有着某种同一性,这就是人性,作品乃是作者之人性的敞开,我们的理解是基于我们自己敞开的人性,我们通过作品进入作者,理解作者,并且通过理解作者来理解自己,这就是理解的实质。这种观点用于分析宗教时,便构成了宗教浪漫主义的一个重要特点,施莱尔马赫的诠释学体系为宗教革新指明了革新的方向,即勾画出一种向时代的启示敞

---

① 洪汉鼎.诠释学:它的历史和当代发展 [M].修订版.北京:中国人民大学出版社,2018:57-58.

开的基督教，继启蒙运动的幻象破灭后，应该在新的基础上建立新一代人的精神性。

施莱尔马赫具有神学家与哲学家的双重属性，是著名的《圣经》注释学家，所以，关于理解的认识，是从诠释《圣经》中产生的。众所周知，《圣经》和中医的《黄帝内经》一样，非一人一时之作，由许多不同的文本篇章组成，如果仅仅从语义出发，会出现很多互相矛盾之处，不能构成系统的理论体系；如果从教义出发，又会与语言学、历史学相抵牾。简单来说，情况会这样发生：坚持信仰，就会与语义相抵触；坚持语义，信仰就会破坏。施莱尔马赫通过这样的认识，做了如下阐述：首先，他把理解过程与被理解的东西区分开来；其次，区分对作者个人意图或意见的理解和对作品真理内容的理解。理解的对象是独立于理解者的，因而理解过程是与理解对象相分离的，而我们要理解的东西不是作品的真理内容，而是作者个人的思想。如《伤寒论》作为理解对象，独立于张仲景的思想，我们要理解的关键是张仲景的思想，而非《伤寒论》文本。

施莱尔马赫进一步指出，文本的意义就是作者的思想，而理解就是重新表述或重构作者的思想。他将重构分为主观与客观两种。客观的重构是"我们对语言具有像作者所使用的那种知识，这种知识甚至比原来读者所具有的知识还更精确"，也就是说，客观的重构是一种语言的重构。主观的重构是对作者心理状态的重构。主观重构是一种心理领域的方法，我们会在下文再谈。

在施莱尔马赫看来，真正的理解活动就是让理解者与作者处于同一层次，文本就被理解为作者的思想。他指出，解释的首要任务不是要按照现代思想去理解古代文本，而是要重新认识作者和他的听众之间的原始关系。[①]

（二）理解作者

施莱尔马赫还有一句名言为："我们可能比作者理解他自己还更好地理

---

① 洪汉鼎.诠释学：它的历史和当代发展［M］.修订版.北京：中国人民大学出版社，2018：58-59.

解作者的思想。"按照康德美学与德国浪漫主义的指导原则，艺术的表达（包括文本）是天才精神的创造，也是无意识的创造，不依赖任何方法，也不具有目的意识，而再创造却是依赖于那种明显提供解释者了解原本创造的原则，所以再创造过程将比原来的创造有更多意识，并且在"更好"的意义上去理解作者的思想。施莱尔马赫在 1819 年演讲时说："要与讲话的作者一样好，甚至比他还更好地理解他的话语。因为我们对讲话者内心的东西没有任何直接的知识，所以我们必须力求对他能无意识保持的许多东西进行意识，除非他自己已自我反思地成为他自己的读者。对于客观的重构来说，他没有比我们所具有的更多的材料。"

伽达默尔也说："谁能知道更好地去深入考虑作者所讲的东西，谁就可能在对作者本人还隐蔽着的真理光芒之中理解作者所说的东西。①" 例如，我们可能会比张仲景更好地理解"什么是六经"。

洪汉鼎教授②指出，施莱尔马赫的一般诠释学强调两点：①理解是对原始创造活动的重构，是对原来生产品的再生产，是对已认识东西的再认识。②理解者和解释者更优于作者自己的理解，理解这一创造性活动不是简单的重复或复制，而是更高的再创造，是创造性的重新构造或重新认识。这意味着作者并不是自己作品的理想的解释者，作者并不比解释者具有更大的权威性，解释者的时空差距可能是更真实接近作者精神状态的条件。伽达默尔认为施莱尔马赫这一命题对诠释学有极高的理论价值。他说："解释的唯一标准就是他的作品的意蕴，即作品所意指的东西，所以天才创造学说在这里完成了一项重要的理论成就……因为应当被理解的东西并不是原作者反思性的自我解释，而是原作者的无意识的意见。这就是施莱尔马赫那句悖理的名言所想表示的意思。"

三、诠释学规则

施莱尔马赫的诠释学规则主要分为两个部分——语法学部分和心理学

---

① 伽达默尔.诠释学Ⅱ：真理与方法［M］.洪汉鼎，译.北京：商务印书馆，2007：269.
② 洪汉鼎.诠释学：它的历史和当代发展［M］.修订版.北京：中国人民大学出版社，2018：62–63.

部分。在理解过程中这两部分分别表现为比较的方法和预见的方法。前者侧重于语法学，通过语言知识找出大量可供比较的关系，以昭明"文本"语义的晦暗方面，这种方法表明了诠释理解的客观性原则。后者则侧重于心理学，它所指向的是创造性的联想，因为作者的"意图"往往不像"文本"那样直接呈现在我们面前，"文本"是作者的生命历程在语言上留下的痕迹，因此，所谓"重建"作者的心理过程实质上是一个再构建的过程，它所指向的不仅是"文本"，还是作者的整个生命历程及其历史文化背景，以及作者创作"文本"的那一"生命时刻"，这种方法代表了理解的主观性原则。这两种方法不是截然对立的，它们相互渗透，互为补充。在运用比较的方法时，预见的方法起着弥补"文本"信息的不足、开启新的意义和原有意义的转化作用。就此而言，比较的方法同时也是预见的方法。在运用预见的方法时，同样需要将作品置于历史的关联中进行比较研究，详细考究除"文本"之外的历史文献和作者生平传记，比较不同的个性和不同时代的差别性与共同性。就此而言，预见的方法同时又是比较的方法。在这里，施莱尔马赫对语法学和心理学，以及比较的方法和预见的方法之相互关系到达了一种辩证的理解，从根本上说，它所蕴含的乃是一种主观－客观的辩证法。[①]

（一）诠释学循环

基于上述辩证的理解，施莱尔马赫提出了他著名的整体－机体主义的诠释原则。"整体"表明了整体与部分、部分与部分的不可分割性，"机体"则体现了对立双方的内在活力。施莱尔马赫将其推广到一切知识领域。在施莱尔马赫看来，既然对立面在事物中是相互联结的，它们也就必须放在这样一种"相互联结"中加以思考。这样的理解方法本质上是诠释的，并由此构成了诠释理解的一个重要原则，即部分必须置于整体之中才能被理解，对部分的理解又加深对整体的理解，部分与整体在理解中互为前提，相互促进，形成了理解的循环运动。

---

① 潘德荣.西方诠释学史［M］.2 版.北京：北京大学出版社，2016：262-263.

在施莱尔马赫之前，神学家们已从《圣经》的解释实践中发展出了古典的诠释学。古典诠释学注意到了理解中的部分与整体的关系，要求把单个的语词置于文本的语言系统中来理解；古典诠释学承认不同的历史体验会对《圣经》产生不同的理解；这些不同的理解最终将在文本"绝对神圣"的意义上趋于一致。在这最后一点上，古典诠释学是与现代诠释学的主流背道而驰的。在理解中设定了一个"绝对神圣"的意义目标，表明古典诠释学已背离了自由、开放、宽容的诠释精神，换言之，作为诠释学，古典诠释学并不彻底。

施莱尔马赫在解释《圣经新约》时发现，古典诠释学忽略的问题，就是理解中的文本和教义之间的关系。古典诠释学注重的是语义学的规则，强调在文本的语言系统中理解单个的语词，进而理解文本。这种理解方法潜藏着一个深刻的危机。假如人们从"教义学"出发，即根据共同的基督教信仰把整部《圣经》看作一个整体，并追溯到形成此一信仰的初始源头，所理解的《圣经》每每与纯粹语义的分析不同。其结果竟是：如果坚持语义的分析，就摧毁了现有的共同信仰；如果坚持以教义学为基础，许多"文本"则显得不可信。对基督徒来说，这两种结论都是无法容忍的。

为了解决这一难题，施莱尔马赫首先在原有的语义学规则的基础上补充了几条新规则，其中最主要的是：所理解的文本必须置于它赖以形成的那个历史语境中。这一增补或多或少照顾到了宗教信仰的共同性，它对理解的约束表现在更大范围的历史语境对"文本"意义的限制。这条规则连同上面提到的规则，被施莱尔马赫称为语义分析的两条最重要规则。这两条规则在本质上是同一的，都体现了理解中的部分与整体的关系。

在前面我们已经看到，部分与整体互为前提的关系构成了理解的循环特征，在这里，我们将进一步指出，理解循环中部分与整体的地位在施莱尔马赫那里并不是同等的。从时间顺序上看，理解部分之前必定要对整体有所了解；从地位主次上看，部分的理解必须有助于整体的理解。正因如此，理解的循环首先是以整体主义为基础的。此一观点的本体论根据在于：被理解的对象是作为统一的整体而存在的，理解的整体性正是源于这种对象的整体性。如是，人们在理解任何单一的东西时，都必须注意到它所栖身其中的那个整体。

施莱尔马赫又说，对整体的理解同样依赖于对各个单一方面的理解，正如没有单一的东西就不可能构成整体一样。这样一来，不是又否定了他的整体主义原则了吗？一旦否定了整体主义原则，人们的理解活动又从何开始呢？施莱尔马赫没有解决这些难题，关于他"理解循环"的思想后来成为哲学界颇有争议的一个论题，有人干脆斥之为"恶性循环"。直至海德格尔，在他的"此在诠释学"中，才令人信服地证明了理解循环的合理性和进入这个循环的正确途径。[①]

（二）语法学与心理学

文本是语言性的，因而，我们可以运用语法来发现句子的含义。无论是什么类型的文献，其意义都是在普遍观念与语法结构相互作用中形成的。如果所有的语言理解之原则都得到了明确阐述，这些原则就将构成一种一般诠释学。这样一种诠释学可作为所有"分门别类的"诠释学的基础和核心。[②]

施莱尔马赫提出了意义这个名词，既涵盖了语法学也包括了心理学的规则。他认为意义（德文 Sinn）是言语的所指的不断趋近的近似值。这意味着，如果我们掌握了正确的诠释途径，我们有可能比作者本人更接近他们话语的意义。在另一方面，诠释者要达到客观的意义，一个必要的步骤是不能绕过的，这就是脱离自己的意识，而进入到作者的意识中。

对施莱尔马赫而言，理解包含了两个重要方面——语法的和心理学的。以下内容出自洪汉鼎教授主编的《理解与解释——诠释学经典文选》（2001年，东方出版社出版）中收录的施莱尔马赫的《诠释学讲演》[③]和潘德荣教授主编的《西方诠释学史》[④]。

---

① 潘德荣.西方诠释学史［M］.2 版.北京：北京大学出版社，2016：259.

② 帕尔默.诠释学［M］.潘德荣，译.北京：商务印书馆，2012：112.

③ 施莱尔马赫.诠释学讲演［M］//洪汉鼎.理解与解释——诠释学经典文选.北京：东方出版社，2001：51-52.

④ 潘德荣.西方诠释学史［M］.2 版.北京：北京大学出版社，2016：265-266.

理解只是这两个环节的相互作用（语法的和心理学的）。

1.话语如果不被理解为一种语言的关系，那么它就不被理解为精神的事实，因为语言的天赋性限制精神。

2.话语如果不被理解为一种精神事实，那么它就不被理解为语言的样态，因为所有个人对语言的影响的根据就在于讲话，而语言本身是由讲话所决定的。

这两种解释同样重要，如果我们说语法的解释是低级的解释，而心理学的解释是高级的解释，这是不正确的。

1.心理学解释是高级的解释，仅当我们认为语言只是个人传达其思想的工具；这样，语法的解释就只是清除暂时的困难。

2.语法的解释也可以是高级的解释，如果我们认为语言是决定个人思想的东西，个人只是语言的处所，以及认为个人的话语只是语言呈现自身的手段。这样，心理学的解释就成为完全从属的，有如个人的此在本身一样。

3.由于这种双重性，我们可以推知这两种解释完全是同等重要的。

施莱尔马赫曾对诠释的规则（德文 Kanon）作出了比较有条理的阐述，并在列举诠释规则时给出了例证。属于语法学部分的解释规则有：

1.在某个给定的话语（德文 Rede）中，一切需要进一步确定的东西，都须通过言说者以及当时民众共同的语言领域（德文 gemeinsamen Sprachgebiet）予以确定。这一规则消解了语言意义之统一性（德文 Einheit des Sprachwerts），为语言运用过程中的多义性张目。

2.单一语词的意义要通过其语境关联得以确定。

上述两者是相互补足的。第一条是将语句的所有因素之语言意义当代化，第二条是肯定语词在其话语关联中的局部性意义。

属于心理学部分的规则是：

1.作品之统一性及其主题，被视为激发作者的原则，创作之基础被视为作者在其每一动机里的独特本性。

2.心理学解释的终极目标与其发展了的开端并无不同，对整体的理解与对部分的理解相互促进，使人们对整体的直观臻于完善，清晰地把握作品的发生与发展的全部过程。

3. 全部的目标在于获得对作品风格（德文 Stil，英文 style）的完美理解，风格已表达出了对于所言及的对象（思想）之理解。

4. 解释永远不可能抵达其最终的目标，而只是不断地接近这一目标。

5. 在心理学的解释之前，必须厘清作品的类型（德文 Art，英文 type）、作者的题材和语言及其独特的方式与方法，要了解作者的先驱及其同时代人的风格等知识。

6. 在开始进行心理学解释时，首先要综合运用预言的方法和比较的方法。预言的方法所指向的是直接把握作为被理解对象的个体，比较的方法是通过比较来把握其独特性。

7. 唯有出自对素材与其作用领域一体化的理解，才能确定作品的理念、意愿。

在语法解释上，施莱尔马赫提出上述规则，其中前两个规则最为重要。一是在所与文本里需要完全规定的任何东西只有援引作者和他的最初与公众所分享的语言领域才能被规定，这是指原本语言的规定；二是在所与段落里每一语词的意义必须援引它与周围的其他语词的共在而被规定，这是指其他语词的规定。

心理学解释的规则主要是从作者生活整体内研讨作者思想的产生，这是一种对"促使作者去交往"的原始决定或基本动机的研究。按照施莱尔马赫的看法，语法的解释所关心的是某种文化共同具有的语言特性，而心理学的解释所关心的则是作者的个性和特殊性。语法的解释是外在的，心理学的解释是内在的，但两者同样重要，彼此相互结合。如果只强调语法的解释，那么我们就会因考虑共同的语言而忘记了作者；反之，如果只强调心理学的解释，那么我们就会因理解一位个别的作者而忘记了语言的共同性。唯有把这两种解释结合起来，我们才能获得深刻且具体的见解。例如，古代经典《论语》中的名句"克己复礼为仁"，我们可以从语法上解释它的字面意义，但要理解它的深刻含义，唯有从心理上掌握孔子当时的心态和生命历程，即他当时处于周礼崩溃时代的各种感受。

在一部作品中，语言所传达的是作者自己的生命体验，但是由于作者与对象的关系之直接性，这种体验以"经验"的形式表现出来；而在读者那里，与对象的那种直接关系已不复存在，读者是以语言为媒介把握作者的经验，并通过对作者经验的再体验达到理解的对象。理解是可能的，这无非是说，读者通过对作者的经验之体验，与作者一起感知最初的意义构成物，正是在这个构成意义的最初源头上，作者与读者到达了统一。现在的关键问题是，读者如何才能使自己在共同的意义构成物上达到与作者相同或相似的理解？施莱尔马赫认为，这只有通过读者对作者的"心理重建"，亦即再现作者创作"文本"时的心境，并以此进入作者，"设身处地"地站在作者的立场上考察对象才有可能。这种方法被施莱尔马赫称为"心理学的移情方法"。它要求读者不能仅限于"文本"来理解"文本"，为能达到"移情"，做到"设身处地"，就必须广泛地考虑到"文本"的起因和整个历史背景，作者的生平传记以及他独特的思维方式和风格，揭示作者最初的意图和构想。总之，在施莱尔马赫看来，对"文本"的理解必须从原来单纯的语言分析扩展到对作者整个人生的理解，才能把握"文本"的真谛。

"心理重建"所完成的，不是纯粹地回归到作者那里，而是作者与理解者、历史与现实的融合，也正是由于这种"融合"，使理解者不仅能理解"文本"的意义，而且能理解那些隐藏在"文本"背后的、连作者自己也未能意识到的作品的意义，就此而言，理解者对"文本"的理解甚至能超过作者自己。①

有了语法、语义的分析，为何还需要心理的分析？其最深的原因就是"语言"和"思想"的差别。语言传达着思想，但语言本身不是思想，它是思想的表达形式，这一形式克服了时空的界限，将作者的思想展现在我们面前，同时也表明作者的思想不仅属于过去，并在很大程度上连接着现在和未来，若非如此，它便不能被理解；但是另一方面，语言的这种固有形式同时又限制着所表达的思想，当语言以其共同性来传达特殊的思想时，却无法表现出这种思想的全部丰富的内涵，这种内涵是在特殊的历史情境

---

① 潘德荣.西方诠释学史［M］.2版.北京：北京大学出版社，2016：264.

中形成的，因此，在解释者进行语法分析时，文本的精神世界在单一的语句分析中被解体了，由于语词意义的多义性，若没有作者的总体精神世界作为参照系统，在语法分析中揭示的意义是很可疑的。所以，在理解过程中，不仅要把语词置于语句中、把语句置于文本整体中、把文本置于语言系统中，还必须结合其他的相关材料，比如历史背景、作者传记等，从整体上把握作者的精神世界，特别是要弄清楚作者的创作动机，以期进入与作者同样的心理角色，才能揭示文本中的语言所隐含的内在的丰富意义。

所谓"精确地进入讲话者和理解者"便是心理学中所说的"心理移情"，把心理学的"移情"概念引入诠释学，是施莱尔马赫一般诠释学的特点。

我们如何才能精确地进入作为另一个主体的讲话者（作者）呢？施莱尔马赫提出的解决办法是一种双重的重构，即"历史的和预见的、客观的和主观的重构"。客观的历史重构着眼于语言本身，考量某一话语在语言整体中如何起作用，在话语中所包含的知识如何被视为语言的产物。客观的预见式重构，是拷问话语本身如何成为语言发展的关键。主观的历史重构，是认识话语如何作为在情感中被给出的事实。主观的预见式重构，乃是对话语中所包含的思想如何进入言说者，并对他继续产生影响作出预见。通过客观的重构，理解者把握了作者所具有的语言知识，甚至比作者所具有的知识更为精确。通过主观的重构，理解者拥有有关作者的内心生活和外在生活的知识。此二者之结合，理解者便能置身于作者的情境关联（心理移情），设身处地地理解文本，精确地解读出文本的原意。

此外，施莱尔马赫对笛卡尔主义和启蒙运动理想表示尊敬。他认为，重构式的解释，不管是语法的解释还是心理学的解释，都应当摆脱理解–解释者自身的境遇、观点，因为这些个人的境遇和观点只具有消极的价值，它们作为成见和主观性只能阻碍正确的理解。正确的解释就是要消除解释者自身的成见和主观性，也就是要成功地使解释者从自身的历史性和偏见中摆脱出来。①

---

① 洪汉鼎.诠释学：它的历史和当代发展［M］.修订版.北京：中国人民大学出版社，2018：62—63.

结　语

　　潘德荣教授认为施莱尔马赫被狄尔泰称为诠释学领域的康德，并非过誉之词。他总结施莱尔马赫的一般诠释学所具有的特点如下：

　　第一，一般诠释学摆脱了宗教教义学、《圣经》注释学、语言学、逻辑学等学科的束缚，第一次使诠释学成为一种在大哲学体系结构中的独立学科，并明确把诠释学的运用范围扩展到宗教经典以外的各种语言性"文本"，虽然作为神学家的施莱尔马赫自己的研究领域主要是宗教经典。在这门学科中，包括历史学、心理学、哲学、考古学、语言学在内的各种人文科学学科的方法聚集在诠释学的旗帜下，作为统一的诠释学方法运用于历史的文本之重新构建。在此意义上，它不仅摆脱了对其他学科的依赖性，而且将诸多学科的方法融为一体。

　　第二，一般诠释学的基本思想中包含了深刻的辩证法。特别是在确定诠释学方法论原则时，施莱尔马赫借助辩证法达到了前所未有的高度。以往的诠释学家常常抓住诠释方法的某一个侧面，某一个原则，并且，这些在不同的诠释学家那里所阐发的诠释规则一般来说具有排他的性质，只有施莱尔马赫，从它们的对立中把握其统一，把它们当作在统一的理解过程中之不同侧面，理解是在它们的交互作用中完成的。

　　第三，一般诠释学辩证地深化了理解的整体性原则。施莱尔马赫认为，理解的整体性来源于对象的整体性。任何被理解的对象（包括思想体系）都是一个有机的整体，在其中，每个单一的部分都和其他的部分相互联系着，构成了一个统一的有机体，并且，每一个部分的原则都直接指向整体。因而，一方面，理解任何一个单一的原则或思想，都必须注意到它所栖身于其中的那个统一体的总体构想；另一方面，对思想整体的理解，则依赖于对各个单一思想的理解。这两个规则在本质上是同一的，它们都要求在由部分构成的整体中理解部分，并在理解部分的同时深化和具体化对整体的理解，形成了理解过程中的部分与整体之间的循环运动，体现了理解的循环特征。

第四，一般诠释学具有不同于以往的心理学特点。在施莱尔马赫看来，理解不仅仅是把握一种文字结构的意义，除了要有一种"设身处地"的精神，还要超越它。理解的本质在于，通过移情的心理学方法创造性地还原或重建作者所要表达的东西，所以也有人称施莱尔马赫为情感诠释学家或心理学诠释的辩护者。诠释的规则被施莱尔马赫划分为两个部分，一是立足于理解的语言共同性语法学，二是心理学部分，他注意到作者的个别性及独特的思维方式、结构和风格，并且在历史的关联中把握作者未意识到的作品的意义和个别性。心理学方法和语法学方法是一般诠释学的两把利刃，它们在不同的场合起作用，并相互补充，共同完成着对作品的理解和超越，实现"创造性"理解。

第五，一般诠释学内在地具有一种开放的精神。施莱尔马赫正是坚持了理解的开放性，才完成了前诠释学向一般诠释学的转化。这一转折的关键点就是把理解活动当作解释者以作品为中介与作者的"对话"过程。对话的基础是"开放"与"宽容"，承认对方和对立意见存在的合理性，并不把自己的理解当作绝对正确的东西而拒斥对方，尤其重要的是，理解事先并不存在一个界限，不强求在任何地方达到某种统一性，除非这种统一性是对话双方所赞同的。从这时起，诠释学才真正摆脱了一切教条的束缚，将思维的意识之生产和再生产置于中心地位。在施莱尔马赫看来，这种理解方法与辩证法已结下了不解之缘。他指出，诠释学在确定的意义上是辩证法的逆向运动，简而言之，诠释学解析了思维中的语言，辩证法解析了语言中的思维；诠释学创造性地再现了语言的意义，辩证法则揭示了意义在思维的统一性中实现语言"转换"的可能。由于这种"转换"在"对话"中处于无止尽的循环之中，也就规定了永远不会达到绝对真理，而只是和辩证法一样，作为通向真理的道路与方法。

第六，一般诠释学扩展了前诠释学的历史性原则。一般诠释学将理解的历史性化为一种普遍的原则，这一"普遍"含有两方面的意义。其一，被理解的"文本"从形式到内容都是或者将是历史的，它属于一定的语言系统，两者作为统一的整体被纳入一个更大范围的历史文化传统之中。因此，一定要把"文本"置于它所从属的文化传统之中，历史地考察文本，不忽视文本文字以外的社会历史因素，总之，理解者必须进入历史，在历史的视界中理解历史的产物，同时，通过这种被历史地理解了的文本深化人们对历史本身的理解。其二，理解的过程是历史的。理解的开放性和循环特征表明，理解是一个永远开放的历史过程。在这个过程中，不断有新的因素投入其中，参与着新的意义的形成。①

施莱尔马赫的学说，尤其是他的一般诠释学，受到了当代西方哲学界的普遍重视，虽然各自所持的立场不同，对其或贬或褒，意见不一，少有定论。施莱尔马赫的一般诠释学是一种具有普遍意义的诠释方法论学说，但是，由于他出发的基点是神学，因此他是在解经的实践中建立其方法论的，他的局限性也表现于此。正如伽达默尔所言："促使施莱尔马赫有这种方法论抽象的兴趣，并不是历史学家的兴趣，而是神学家的兴趣。施莱尔马赫之所以想教导我们如何理解讲话和文字流传物，是因为信仰学说依据于一种特殊的流传物，即《圣经》流传物。因此，施莱尔马赫的诠释学理论同那种可以作为精神科学方法论工具的历史学的距离还很远，这种诠释学理论的目标是精确地理解文本，而历史关系的普遍性应当服务于这种理解。这就是施莱尔马赫的局限性，而历史的世界观绝不能停留在这种局限性上。"②虽然中医学理论的研究和中医经典的诠释，不同于神学及宗教文本的诠释，然而施莱尔马赫所建立的诠释学理论与方法，对于我们现阶段的研究更有价值与意义。

---

① 潘德荣.西方诠释学史［M］.2版.北京：北京大学出版社，2016：266-268.
② 潘德荣.西方诠释学史［M］.2版.北京：北京大学出版社，2016：269.

第二节　狄尔泰

威廉·狄尔泰（Wilhelm Dilthey，1833—1911）。"狄尔泰是一个长期被人忽视的哲学巨人，是西方哲学史上承前启后，继往开来的大师级人物。"这是张汝伦教授对狄尔泰的评价。[①] 张汝伦教授称狄尔泰哲学与尼采哲学一样，是现代西方哲学的伟大起点。狄尔泰可能是最后一位真正的百科全书式的思想巨人、学术大师。[②]

狄尔泰出生于莱茵河边的一个小城，父亲和祖父都是为宫廷服务的加尔文教派的牧师。他曾回忆说，是他父亲藏书中康德的《逻辑学》一书使他真正开了窍。1852 年，他遵照父亲的愿望，进入海德堡大学学习神学。1856 年，他去了柏林，暂停了神学的学习，在柏林的中学教了 2 年书；1860 年，狄尔泰对施莱尔马赫诠释学的历史和批判的研究被施莱尔马赫学会授予双倍奖金。1886 年，狄尔泰成为普鲁士科学院院士。

狄尔泰生活的年代，属于西方哲学大转折的初期，他的思想通过对过去的阐释性总结，通过对当代思想与知识的广泛吸收和批判，为后来哲学的发展开启了新的方向。他的生命哲学第一次将生存问题作为存在论问题加以提出。他的诠释学思想，为海德格尔和伽达默尔的哲学诠释学奠定了基础。

张汝伦教授认为狄尔泰不是一个皓首穷经、不食人间烟火的哲学家，而是一个有着很强实践倾向和实践关怀的思想家，他思想的根本动力不是纯学术的追求，而是一种对于人类命运的关切和使命感。狄尔泰说："我们正在经历的科学与欧洲文化的巨大危机如此深刻和完全占据了我的精神，

---

① 张汝伦. 现代西方哲学纲要［M］. 上海：上海人民出版社，2016：104.
② 张汝伦. 现代西方哲学纲要［M］. 上海：上海人民出版社，2016：108.

渴望对此有所助益消灭了一切无关的个人野心。"①

狄尔泰作为德国哲学领域里承前启后的人物之一，主要著作有《施莱尔马赫传》《精神科学导论》《描述和分析心理学的观念》《精神科学中历史世界的建构》等。在诠释学领域，狄尔泰作为施莱尔马赫的后继者，不满足于诠释学仅限于对一般文本和话语进行客观理解之方法的探寻，而是要发展出一种更具野心的研究计划，即对包括文本、行为、社会事件等在内的精神客观化物及其符号结构的客观解读与精确理解的标准方法，并且对意义的理解如何能达到像自然科学领域里那样的方法统一性与明晰性。"狄尔泰毕生的努力就是力图为精神科学奠定认识论基础，这一努力的结晶就是把理解和解释确立为精神科学的普遍方法论，从而发展一门关于理解和解释的科学——诠释学。"②

狄尔泰认为，每一门人文科学，即每一种暗示出某种历史关系的人类知识形式，都以一种使某人进入他人精神生活的原始能力为前提。狄尔泰把诠释学融入历史哲学中，他的目的就是要把诠释学确立为人文科学普遍方法论的基础。

利科在《从文本到行动——诠释学文集Ⅱ》中曾这样讲到狄尔泰的工作："狄尔泰的工作甚至比施莱尔马赫的工作还更多地阐明了诠释学的根本任务，即把理解文本归入理解那个用文本表现自身的他者的规则。如果事业基本上仍是心理学的，这是因为它不是把文本说什么，而是把谁说它，规定为解释的最终目的。同时，诠释学的对象经常从文本，从它的意义和它的所指，转换到文本中所表现的活生生的经验。"③

一、从心理学到历史主义

狄尔泰所处的 19 世纪，是一个全面拒绝黑格尔主义，赞成实验知识的时代。工业的发展，自然科学的突飞猛进，在狄尔泰看来存在着深层的危

---

① 张汝伦.现代西方哲学纲要［M］.上海：上海人民出版社，2016：106.
② 洪汉鼎.当代西方哲学两大思潮［M］.北京：商务印书馆，2010：480.
③ 洪汉鼎.当代西方哲学两大思潮［M］.北京：商务印书馆，2010：492.

机。他认为危机的基本症状是知识和生命的根本脱节。基于上述对危机的认识，狄尔泰从一开始就对无思想、无生命、纯思辨的学院学术不感兴趣。他的理论著作虽然也是用学术语言写成的，但却有明显的实践意向。

狄尔泰从施莱尔马赫处，进行了一个转变。从心理学的理解向历史的理解的过渡，这样的过渡虽然没能完成，但仍有重要的意义。此时，诠释学的对象不断地从文本，从含义和所指，切换到其被表达出来的活生生的经验中。用一句话总结就是"生命包含着在意义中超越自身的力量"。

在狄尔泰看来，认识的主体，即进行理解的历史学家，不可能简单地面对他的对象，面对历史生活，相反，历史学家乃是被同一种历史生命的运动所推动。在这里，我们可以发现，狄尔泰努力在把诠释学问题还原为精神科学自我理解的同时，与历史主义一样，强调历史性和客观精神作为生命表现得以历史化的场所，以历史性的精神和理解来反对当时占主导地位的实证主义。

（一）心理学

施莱尔马赫把心理学方法引入到理解和解释的过程中，作为对语义学方法、历史学方法的补充，心理学方法也成为施莱尔马赫区别于以往诠释学家的标志性方法。

对狄尔泰来说，找到一个能为精神科学奠定基础的学科，来解决他所认为的哲学危机，是其研究的终极目标。早期狄尔泰认为这门学科是心理学。心理学是心灵的科学，它研究人类精神生活的整体结构和关系，能将各精神科学组织成一个有机的系统。狄尔泰指出："就像单个精神科学的发展是与心理学的建立联系在一起的，不理解精神生命的心理整体关系，这些科学联结成一个整体也是无法办到的。"也就是说，狄尔泰认为，心理学不是元科学，是要将精神生命的种种过程整合结果，组成一个整体结构和关系，以此给精神科学奠定基础。[①]

在狄尔泰的时代，心理学已经成为一门显学，不但作为自然科学备受

---

① 张汝伦.现代西方哲学纲要［M］.上海：上海人民出版社，2016：117.

瞩目,而且对哲学影响也非常大。但狄尔泰认为,这是"没有灵魂的心理学",他提出了描述和分析心理学。在狄尔泰看来,心理学不能像当时流行的心理学那样,只是偶然地,或者机械因果地把孤立的、原子式的表象和感觉连在一起。心理现象联系的基础是我们体验的内容和意义的结构整体,即心理结构。这种心理结构完全不同于任何自然的因果过程,不能用联想主义的因果解释方法和实验的方法,只能用描述的方法来对待。所谓描述的方法,就是没有任何关于心灵本质的假设,无论是形而上学的还是物理主义的。当然,描述的方法并不排斥解释的方法,但是必须和解释方法结合在一起。

狄尔泰的心理学出发点是人的生命关系的整体,它不是说明精神现象,即将这些现象追溯到基本的心理的甚至生理的因素,而是相反,理解的心理学(或叫描述心理学)试图通过精神生活诸方面的内在结构来描述精神现象,或者说它就是试图去"理解"。①

传统心理学无论从内容还是方法上说,都属自然科学。狄尔泰通过对他的描述心理学特殊的方法与内容的规定,实际上把心理学变成人文科学,或人文科学的基础。因为事实与规范是不可分地联结在一起的,二者的联结渗透到所有精神科学。只有描述心理学才能掌握人文世界中事实与价值的紧密结合,只有它才能将所有精神科学整合成一个关系整体,也只有它才能为精神科学奠定基础。

在狄尔泰时代的心理学,与现代心理学不同,它在方法论层面仍偏向个人的理解与认识,可以称为个人心理学,而不是社会和文化的心理学。然而,对狄尔泰来说,人的存在是社会文化和历史的存在,作为精神科学基础的心理学,必须考虑历史生命的内容。总之,心理学对于狄尔泰来讲,在早期是作为精神科学的基础,通过对心理学的研究来建设精神学科,心理学的整体结构,也是历史主义的起点。

---

① 格朗丹.哲学解释学导论[M].何卫平,译.北京:商务印书馆,2009:142.

（二）历史主义

德国哲学家特洛尔奇称狄尔泰是历史主义哲学家。狄尔泰认为社会文化世界只有在历史中才能得到理解，但这并不等于否定一般理论的作用。历史对于狄尔泰来说，并不是只有变易，没有保持。批判的历史意识恰恰是要超越相对主义和历史主义。

狄尔泰自认为是历史学派的方法主义者。狄尔泰的目的是要将精神科学作为独立的科学来进行理论研究，并捍卫它们不受自然科学及其方法论的侵犯。[①] 另外，诠释学就脱离了自然主义的说明，并不得不进入心理直观的领域。然而狄尔泰的目标不是心理学，而是历史主义。所以利科称狄尔泰为"诠释学与历史之间这一盟约的解释者"[②]。利科指出："如果说我能理解已然消失了的世界，这是因为每个社会在创造它于其中理解自身的社会的和文化世界时，也创造了它自己的理解工具，于是人类的普遍历史就成为诠释学的领域了。理解自我，就是进行最大的迂回，即通过保留对所有人来说有意义的东西的记忆的迂回。诠释学就是个人与普遍历史的知识的融合，也就是个人的普遍化。"[③] 在狄尔泰的历史主义观点指引下，诠释学捍卫理解的确定性，反对历史的怀疑论和主观任意性。

1. 历史理性批判

前面已经提到，狄尔泰与施莱尔马赫相似，他也同时受到来自康德的批判哲学和德国浪漫主义的深刻影响。此外，他还浸淫于19世纪后半叶的实证主义思潮之中，这一思潮以强调经验实证、拒斥形而上学而著称。所有这些影响使得狄尔泰一方面抱有为人文科学（狄尔泰称之为精神科学）奠定认识论基础的雄心，另一方面又希望竭力保持人类精神生命中历史性体验的活性，与此同时，他还时刻警惕思辨形而上学的诱惑，反对到形而

---

① 格朗丹.哲学解释学导论［M］.何卫平，译.北京：商务印书馆，2009：139.

② 利科.诠释学与人文科学［M］.孔明安，张剑，李西祥，译.北京：中国人民大学出版社．2011：8.

③ 利科.诠释学与人文科学［M］.孔明安，张剑，李西祥，译.北京：中国人民大学出版社．2011：12.

上学领域中去寻求客观有效性的标准。所有这些理论旨趣共同构成他的哲学规划——历史理性批判。

历史理性批判首先可以看作对康德理性批判的拓展。狄尔泰沿着康德的认识论途径，追问历史知识如何可能。这一追问方式无疑与康德的认识论问题，即"纯粹数学如何可能？""纯粹自然科学如何可能？"处于某种平行关系之中。而作为理性批判活动的出发点，狄尔泰则本着笛卡儿、康德的认识论理路，紧紧抓住意识事实。他始终坚持，一切知识，无论是自然科学知识还是精神科学知识，都必须以呈现在意识之中的东西为材料，更重要的是，一切知识的形式都是在意识中被给予的，意识是认识主体通达世界的必经中介，因而，以知识的客观有效性条件为课题的认识论必定要以意识为首要的关注点。①

因此，看来使历史知识获得合理性的唯一方法，就是赋予其科学的维度，使其具备自然科学界已具有的那种科学性。因此，正是在对实证主义的回应中，狄尔泰开始赋予人文科学某种堪与自然科学相比拟的方法论和认识论。狄尔泰说："文化无论如何不能心理学地解释，既不能以康德的方式，也不能以经验主义者的方式，而只能以真正历史的概念来解释。"②

2. 历史意识

狄尔泰认为，历史意识的内在领域中储存着历史信息，这些信息往往超越时空，把我们与当前现实以外的社会联系在一起，而这正是精神科学要研究的内容。这意味着，狄尔泰心目中作为起点的意识，并不是康德等人所说的纯粹的先验意识，而是历史生命意识。历史对于狄尔泰来说，并不是只有变易，没有保持。批判的历史意识恰恰是要超越现实主义和历史主义。

在狄尔泰看来，任何伟大的思想体系都成了时间的牺牲品。每一种世界观，每一种思想体系，都相对于历史而合理，但没有一个拥有绝对真理。世界观总是说自己是普遍的，可批判的历史意识却让我们无法相信这一点，

---

① 景海峰，赵东明.诠释学与儒家思想［M］.上海：东方出版中心，2015：38.
② 张汝伦.现代西方哲学纲要［M］.上海：上海人民出版社，2016：120.

时间似乎可以使一切真理褪色乃至消失……绝对真理的要求和历史意识之间的紧张构成了最基本的"历史的反讽"。①

但是狄尔泰并不认为历史意识只有消极的意义。虽然人的精神及其创造是有条件的和相对的，但这种有条件性也是这些东西可知和真理的源泉，因为真理正是由于这些条件，而不是没有这些条件。也就是说，真理是具体事物的关系，任何具体事物总是有条件的，没有条件，就没有规定；没有规定，就没有真理。知识和科学必须在历史中发展，肯定它们的过程性，不等于怀疑主义。狄尔泰认为，恰恰是历史意识本身可以使社会中人的能力超出时间和地点的局限。例如，在历史研究中，通过历史比较的方法，研究者可以超越他自己的世界观。思想的有条件性不等于真理的怀疑和取消。

对狄尔泰来说，历史没有终点，历史知识永远是临时的和相对的。狄尔泰的客观精神与其说是精神，不如说是关系整体。其实，狄尔泰早已自觉地超越了近代哲学主客二分、心物二分的传统，因此，是不能用传统意义的精神去理解他的客观精神概念的。

历史作为精神科学之一，可以作为所有理解的基础。也就是说，心理学和历史学都是为精神科学的整体研究来服务的。到头来，狄尔泰关心的重点还是在于自然科学与精神科学。

二、理解精神

狄尔泰的哲学，也常被称为"生命哲学"，他认为，生命是一个历史的存在，理解生命，就是理解它的种种表达式。生命既是一个人文关系的总体，又是一个自身展开的历史过程。在这个历史过程中，它必须表现为种种外在的形式，大到如语言、宗教、哲学、文学、音乐、艺术、社会政治制度、科学理论等；也包括手势、表情、文本、工具等。这样，诠释学就从单纯的文本解释理论变成了历史存在的解释理论，以理解生命为最终目标。

① 张汝伦. 现代西方哲学纲要［M］. 上海：上海人民出版社，2016：132.

狄尔泰的哲学主旨在于为精神科学奠定与自然科学一样的方法论与认识论基础。"我们解说自然，我们理解精神"是其代表性名言。

（一）精神科学

1. 什么是精神科学

在德语中，"精神科学"（德文 Geisteswissenschafen）一词是"自然科学"（德文 Naturwissenschaft）的对应词，类似于不可能取得普遍而必然的客观知识的"非精确科学"。在狄尔泰看来，它的基础无关概念，但关系到生命。狄尔泰精神科学包括我们现在讲的人文科学和社会科学。

狄尔泰对"精神科学"有过许多定义，如"社会－历史实在的科学""道德－政治科学""人、社会和国家的科学""实践世界的科学""行动的人的科学"。所有这些定义尽管表面不同，实际上却是一个意思，精神科学就是实践（亚里士多德意义上的）的科学。狄尔泰其实对"精神科学"这个术语是不满意的，因为他觉得它唯心主义味道太明显，并且没有将人的精神生命与心理－物理生命区分开来。但是，使用这个术语，至少可以指出一种与自然科学不同的知识。狄尔泰所说的精神科学，基本接近我们现在的人文与社会科学。他的目标是探讨精神科学与自然科学的差异。

我们还可以看一下他对"精神"一词的认识。狄尔泰的"精神"（德文 Geist）除了包括人类抽象思维、形成概念、逻辑推理等理性的创造能力，还包括精神创造性活动所形成的东西，即精神的客观化物。在狄尔泰看来，不仅语言、艺术、宗教、法律和科学是这种精神的客观化物，就是房屋、花园、工具、机器等也属于精神的客观化物。所以，狄尔泰的"精神"包括了理性的创造能力及这种能力所创造的结果。同理，他的"精神科学"涉及哲学、美学、艺术、宗教等，接近我们现在称作"人文社会科学"的概念。

2. 与自然科学的区别

按照狄尔泰的看法，自然科学的对象是自然，而精神科学的对象是精神生命；自然是外在的、陌生的东西，是那种只是在片段部分里，并通过我们感性知觉过滤器被给予的东西，而精神生命却是内在的、熟悉的东西，是那种在其完全关系中被给予的东西。

狄尔泰认为，在自然科学里，对现象的观察与现象本身的特殊性质相分离；而在精神科学里，对内在情感的活生生的意识则与这种情感相统一。自然科学的解释并不改变现象实体，反之，精神科学的意义理解却能转换研究对象，精神科学的独立自主性在这里表现出来。①

狄尔泰说："在自然科学中，自然的联系只是通过补充性的推论和假设的联系给定的。相反，人们为精神科学得出的结论则是在精神科学中，精神的联系作为一种本源上给定的联系，是理解的基础，它作为理解的基础无处不在。我们说明自然，我们理解精神。""说明"就是通过观察和实验把个别事例归入一般规律之下，即自然科学通用的因果解释方法。而"理解"则是通过自身内在的体验去进入他人内在的生命，从而进入人类的精神世界。简而言之，自然科学说明自然的事实，而精神科学则理解生命和生命的表现。②

狄尔泰认为精神科学与自然科学的不同是我们心灵对事物的态度不同，或者对经验的立场不同。它们的不同产生于我们对待经验世界的不同方式。这两种经验方式分别是"内在的经验"（德文 Erlebnis）与"外在的感觉经验"（德文 Erfahrung）。"外在"指自然界，"内在"指社会世界。狄尔泰的经历，不是一种主观的经验或感受，而是生命自身的体验，是存在的行为和活动。在经历中，主客、物我都还未区分，都还浑然一体。经历是原始经验，不是直观意识。经历是具体世界的经验，而不是一个封闭的主体性的经验。狄尔泰指出："精神科学有优于自然认识的地方，它们的对象不是在外部感觉中给予的纯粹现象，作为某个真实的东西的纯粹现象反映，而是当下实在本身。"它不是一个与我们相对的客体或对象，而是我们也身在其中的关系和意义的整体。所以，从根本上说，精神科学的目标不只是理论，更是实践。③

---

①　洪汉鼎. 当代西方哲学两大思潮［M］. 北京：商务印书馆，2010：484–485.

②　洪汉鼎. 当代西方哲学两大思潮［M］. 北京：商务印书馆，2010：484.

③　张汝伦. 现代西方哲学纲要［M］. 上海：上海人民出版社，2016：113–114.

在狄尔泰的诠释学理论里面，它的起点是经历（个人的经验与体会），它的对象是表达式（文本、语言等），它的方式是理解。

狄尔泰理解理论的主旨是建立一套适用于精神科学的方法论体系，他认为自然界的现象和过程表现为外在于人的纯粹客观性，而精神的领域则相反，它所指向的是人自身，当然不是人的生物机体，而是人的行为、意志、思维、情感等。正是这一本体上的差别成了自然科学和精神科学及不同的方法论体系的天然分水岭。这是本体论上的根本差别。[①]

然而，对中医研究而言，方法论是我们更为需要的。

（二）狄尔泰的"理解"

在施莱尔马赫的理解观中，理解与解释是同一的，施莱尔马赫虽然对两者进行了区分，但他认为不应把它们视为截然对立的双方。另外，施莱尔马赫认为的理解，无论是在语言学还是心理学领域，都是"移情"的，目标都是对"作者原意"的理解与解释，而狄尔泰则是用其来区别精神科学与自然科学的，也就是前文提到的精神科学的方法在于理解，自然科学在于说明。心理学的基础地位在狄尔泰那里其实只是起点，他渐渐发现心理学不足以成为精神科学的基础，诠释学才是。狄尔泰认为理解是精神科学的基本方法，诠释学是一切精神的基础。

在狄尔泰这里，理解是精神科学的方法，但理解的本质是创造性的，理解的过程是一个创造真理的过程。它不同于自然科学的地方在于它是非确定性、不断流动的，同时又是多义的。马克瑞尔在《诠释学的定位和判断》中言："狄尔泰指出，假如人文科学要想完成理解历史生命的任务，作为对概念性认识分析的认识论就必须进入哲学的自我反思。自我反思包括对自我与生命之关系的研究，后来又被扩大到包括人性和一般的生活以及所谓的人类学反思。认识论把理论与实践分离开来，而人类学的反思则力

---

① 潘德荣.西方诠释学史［M］.2版.北京：北京大学出版社，2016：284-285.

图理解理论与实践在生活中是怎样相互交叉的。"① 这显然是哲学认识论领域的诠释学探讨，也是为精神科学进行的研究，有了这个认识，我们再来看看狄尔泰的理解理论。

在狄尔泰这里，这种我们由外在感官所给予的符号而去认识内在思想的过程被称为理解。对于理解，狄尔泰还区分了基本理解和高级形式的理解。所谓基本理解就是个体借助他或她已经身在其中的客观精神的媒介，对于单个生命表现的初步理解。当生命表现与理解者之间的距离大到如此程度，以至于不确定性造成理解的困难，就需要理解的高级形式的介入，而早先在其心理学时期所提出的重新体验此时则被看作理解的最后形式。②

需要说明的是，自然科学的方法在狄尔泰看来，本质上是说明性的，它通过某种确定的符号结构来解析被观察的对象，研究对象是不以人的意志为转移的客观存在，它具有确定性、可验证性和普遍性的特点。与此相反，精神科学的方法论本质是理解的。理解的目标是"意义"问题，而不是对象，它出现在个人的心灵之中，我们要以"体验"为中介来达到对他人的理解。

总之，在狄尔泰的诠释学里，理解是不同于自然科学的解说方法的精神科学的特有方法。

另外，狄尔泰从来没有认为理解是一种神秘的内在直觉一样的东西，虽然他认为理解中的确有神秘的东西。在精神科学中，理解离不开抽象、概念化和表象。但理解完全不是用概念进行的逻辑操作。他认为我们通过纯理智过程来解说，但我们通过全部心灵力量的共同作用来理解。理解不是理论活动，也不是理智的静观，我们通过理解是要把握活生生的人类经验。因此，精神科学的研究归根结底不是单纯的学习研究，它的根本目的，是要沟通知识与生命、理论与实践。③

①　马克瑞尔.解释学译丛：诠释学的定位和判断［M］.李建盛，译.北京：商务印书馆，2022：28.

②　狄尔泰.对他人及其生命表现的理解［M］//洪汉鼎.理解与解释——诠释学经典文选.北京：东方出版社，2001：96-97.

③　张汝伦.现代西方哲学纲要［M］.上海：上海人民出版社，2016：128.

三、体验生命

实际上，狄尔泰的诠释学及其对生命的理解在诠释学的本体论转向过程中，具有重要的中介意义。在诠释学与精神科学的关联问题上，狄尔泰的诠释学理论聚焦于精神，即人类精神。狄尔泰诠释学意指的文本已经远远超出了书写文本的范围，不仅包括口语形式的文本，而且包括一切形式的生命表达，即人类精神的一切形式的外在表现。可以说，狄尔泰的诠释学已经不是传统意义上的那种文本诠释学，而是一种崭新的精神诠释学。

虽然很多与诠释学相关的书籍，并不把"生命"作为重要概念进行介绍，但由于中医学对于身体观和神的认识与"生命"具有直接相关性，所以下文我们对狄尔泰的"生命"哲学进行简略介绍。

（一）生命

按张汝伦教授的归纳，"生命"概念在狄尔泰那里至少有以下三个内容：①生命不是指个人与个别的存在，而是指生命联结人的共同性。生命不是生物现象，而是人文现象，生命的时间是人文的世界。②生命不是孤立的主体性，而是包括自我与世界的共同关系的整体性。③生命不是无形流动的什么东西，而是在历史过程中展开自身的各种生命关系的整体。生命就是历史，它具体表现为人类社会文化的各个方面，如哲学、文学、宗教、政治制度、神话、价值系统等。生命既是精神科学的基础，也是精神科学的对象。反过来说，精神科学是我们认识和把握生命的途径。①

狄尔泰的生命概念最特别的地方就是它不是生物现象，而是历史或传记的事实。狄尔泰一再重申"生命"这个概念仅限于人类世界，不能用于其他有机物。因为生命实际上就是人类社会文化的历史过程。

另外，狄尔泰提出了"生命经验"（德文 Lebenserfahrung）的概念，如将个人的经历（德文 Erlebins）诉诸文字，成为文本，该文本所表现的就是生命经验，个别的个人经验由此上升为普遍的生命经验，因为文本含有的

---

① 张汝伦. 现代西方哲学纲要［M］. 上海：上海人民出版社，2016：112.

意义、价值总是一般的、公共的。生命经验要在语言中表达出来，虽然不是直接的，但却是客观的。在这方面，我们可以联想到中医学中保留下来的医案和经验语录，以及它们所承载的深刻意义与价值。

生命经验是以语言的形式和历史的内容对体验概念的去主体性的改写。狄尔泰用生命经验来消除人们对体验概念的主观的和心理学的误解，令其具有客观性，但这只有在诠释学的条件下才真正成为可能。[①] 狄尔泰所指的"生命"，在某种程度上相当于形而上学中的"存在"。关于这一点，我们在探讨海德格尔的哲学时，还会再次展开讨论。

对于理解生命，我们不能用主观内省或直觉的方法，相反，应该用对客观生命表达式阐释的方法。黑格尔认为，精神只有通过它的对象化，即表现为外在社会文化现象和自然现象，才到达自我认识。而狄尔泰也认为，我们只有通过客观精神的对象化，也就是上述那些生命表达式，才能理解生命。狄尔泰把这些表达式分为三类：①科学和理论判断；②实践行为；③经历的表达式。

艺术作品属于第三类表达式。艺术的内容来自生命，它表达生命，它是生命的再现，艺术用非常生动直观的方式将生命的意义展现在我们的面前。狄尔泰指出："没有科学的头脑能够穷尽，没有科学的进展能够表达艺术家关于生命的内容所说的东西。"艺术，尤其是诗，最接近生命，最真实、最全面，同时也最具体地再现了生命的结构整体和意义。艺术是理解的工具。艺术的最终判断标准是真理而不是美。[②]

医学研究的是生命本身，而不仅仅是身体。当面对患者的"生命"时，我们采用望闻问切这样主观的方法进行诊察，如何在避免主观的判断的同时，尊重对象的历史等问题，在将这些转化为文本时，我们需要借助诠释学的体验理念。

---

①　张汝伦.现代西方哲学纲要［M］.上海：上海人民出版社，2016：122.

②　张汝伦.现代西方哲学纲要［M］.上海：上海人民出版社，2016：124.

（二）体验

1. 体验的概念与特点

体验（德文 Erlebnis，英文 live experience）是狄尔泰诠释学中的基本概念之一，最初是狄尔泰用于描述心理学概念的，因而有心理学意味。然而我们已经知道，狄尔泰最后是要回到诠释学的。潘德荣教授将狄尔泰的诠释学，称为体验诠释学，就是看中狄尔泰从心理学、历史学转到诠释学的关键点，就是体验。

潘德荣教授根据伽达默尔的解释来阐明狄尔泰的体验概念，其基本特征有以下三点：①体验具有直接性的品格。狄尔泰认为："体验并非如一种感觉物或表象物那样对立于我，它并非被给予我们，相反地，只是由于我们内省到了它，只是由于我将它看作某种意义上属于我的东西，从而直接据有它，实在体验才为我们地存在着。"②体验是整体的，体验统一体现了所与物的真实统一，体验的整体性源于生命的整体性和统一性。体验的整体性有两层含义，一是指每一个体验都是"一个分立的，内在目的论整体"，二是整体在短暂的体验中的再现，显然是远远超出该整体被其对象所规定的事实。这种意义统一体，就是生命。③体验在时间上具有双向流动性。狄尔泰认为在生命之流中，过去、现在和未来融为一体，现在并不是一个时间上的节点，而是不断地沿着时间线索前进与不断充满实在的过程，是过去与未来的交汇和融合之点，所以人们有可能通过体验追溯到意义发生的源头，追溯到意识中所与之物的最终统一体中，在生命体验的共同性的基础上达到对意义的理解。客观化的记忆唤醒已成为过去的体验，又把这种体验汇入理解者的体验。①

历史流传物所承载的生命之体验与理解者的体验直接同一，体验就成为理解的基础。如我们把医案称为历史流传物，它记载了医家及患者的生命体验，当我们阅读时，作为理解者的体验与前两者具有同一性，这样理解便可以产生了。

----

① 潘德荣. 西方诠释学史［M］. 2 版. 北京：北京大学出版社，2016：275–277.

2. 体验的诠释学作用

把体验概念引进诠释学，是狄尔泰对于诠释学所作的最重要的贡献之一，不仅如此，它还是狄尔泰诠释学最主要的特征，所以潘德荣教授，将狄尔泰的诠释学命名为"体验诠释学"。

狄尔泰告诉我们，说明在于经验，而理解在于体验。所谓构造，就是在观察与实验的基础上，把数学范畴和物理规律给予自然世界以便形成对它的客观说明；反之，体验则是反思了对它被体验为愉快与否的世界的主观的回答，有某种直观上清晰的时空关系。①

人只有通过自己的行动，通过生命的外化，以及通过对他人产生的影响来认识自己。

在狄尔泰看来，生命体验之所以有意义，是由于其中总已经有理智性的活动发生，并且其后总是紧跟着理解活动。一方面，体验的意义通过理解得以表达；另一方面，理解又是对生命表现的理解。此外，理解无时无刻不通过客观精神这一媒介才得以实现，而反过来，客观精神又奠基于个别生命体验中的意义。

与一般意义上的"经验"不同，体验概念涵盖了人的感觉、情感、直觉和思想，但它并不直接就是这一切，而是对它们的领悟和体验。因此，体验在本质上是内省的，与客体没有一种直接关系。就此而言，它能跨时空地进入他者和历史的视野。而体验又是对他人经验的体验，能把握经验对客体所具有的直接性。

3. 重新体验

基于前面狄尔泰哲学的体验理论，我们可以说，重新体验（德文 Nacherleben，英文 re-experience）是一个地地道道的诠释学概念，它与理解一起成为狄尔泰诠释学最核心的术语。

重新体验把体验、表达和理解三者联通了起来。表达是对体验的表达，理解是对表达的理解，而理解的基本途径就是重新体验。重新体验的对象乃是一种客观化的精神，而重新体验本身又是一种主观的精神性活动，在

---

① 洪汉鼎. 当代西方哲学两大思潮 [M]. 北京：商务印书馆. 2010：491.

理解过程中客观精神与主观精神得到了统一。

重新体验的过程实际上就是一个精神之间的诠释学循环过程。借助于读者的重新体验，读者自身的主观精神与作者的客观化的精神之间展开着一种交流，展开着一种对话，形成理解中两个主体之间的交流互动。重新体验概念揭示了理解过程中精神的主观性维度和客观性维度、时间的历史性维度和当下性维度、生命的个体性维度和整体性维度之间的辩证统一，阐发了它们之间存在的诠释学循环关系。①

四、诠释学循环

狄尔泰的诠释学思想中，循环往往是隐藏的，不作为思想的重点，然而我们要突出方法论对于研读中医经典的意义，所以我单列此条进行介绍。

在施莱尔马赫的诠释学理论中，我们已经介绍了诠释学循环的理论，如要理解部分，就要理解整体；要理解整体，就要理解部分。狄尔泰从施莱尔马赫的历史主义思想出发，并不认为诠释学循环是坏的循环；相反，他认为这是一个生产性过程。狄尔泰从两个方面来理解诠释学循环。一是理论运作与其预设的循环。狄尔泰指出："建立在观察基础上的描述要求构建概念；概念及其定义预设了一种对现象的分类；如果这种分类要成为一个有序的整体，如果概念要表达它们反映的事物的本质——那么它们预设了一种整体的知识。这里有一个循环。"但是实际的经验研究又会修正我们的预设和前提，并且成为新的预设的基础。解释同样如此，解释总有预设，但任何解释的预设都是临时的，必将在解释过程中改变；与此同时，解释的结果成为新的预设。另外，生命本身是一个关系整体，而它的种种表达式则可有它的"部分"。我们要理解生命本身，必须理解它的这些表达式；要理解这些表达式，就要对生命有所理解。由于生命是一个历史过程，所以理解无始无终。理解不能不是个循环。但这不是原地打转的循环，而是不断丰富的循环。意义在历史中随着理解境遇的变换而不断地生长。这就

① 彭启福.理解、解释与文化——诠释学方法论及其应用研究［M］.北京：人民出版社，2017：34.

是诠释学循环生产性之所在。[①]

在狄尔泰这里，循环是普遍存在着的，它是一切科学共有的特征，他认为，自然科学的归纳法之所以可以成立，就在于概念表达了事物的类的一般特征，使分类成为可能，概念中的事物共同性正是某类事物本身的共同性。在自然科学领域，可以称为"分类的循环"。在精神科学领域，"分类的循环"便演化为"诠释的循环"。部分与整体直接融而为一，部分乃是整体的部分，整体乃是部分的整体，单一的东西不再作为抽象的"一般"在"量"上的扩展和例证，它在整体的关联中获得了自己独特的意义，并以此改变着整体。与"分类的循环"不同，"诠释的循环"是一个生产性的循环，它的目的是扩展理论的框架和挖掘新的意义，深化和丰富人们的原始领悟。[②]

---

① 张汝伦.现代西方哲学纲要［M］.上海：上海人民出版社，2016：129.
② 潘德荣.西方诠释学史［M］.2版.北京：北京大学出版社，2016：287.

结 语

如果说施莱尔马赫的诠释学方法是语言学和心理学的,那么狄尔泰的方法是心理学与历史学的。伽达默尔认为,狄尔泰力图使精神科学彻底独立于自然科学,主张精神科学有其自己的方法,但由于狄尔泰的科学的客观化理想贯穿于它的历史观中,所以他不仅没能摆脱历史主义的残余,反而陷入了历史主义的困境。狄尔泰是历史主义客观化的代表,而黑格尔是历史主义主观化的代表。伽达默尔认为历史性的真谛既不系之于主体,也不系之于客体,更不系之于主体与客体的二分。①

在狄尔泰这里,我们可以说,文本是作者生命的表现,对生命表现之意义更为深刻的领悟只能通过读者的体验,以及带有历史的理解来获得。这样我们就串联了生命、理解、体验、历史几个代表性的狄尔泰诠释学概念。狄尔泰的历史主义将诠释学置于历史性的视域之中,为海德格尔对自我－理解之时间性的思考奠定了基础。

狄尔泰认为,真正的艺术作品、哲学、宗教或文学创造出来以后,就在持久的材料中固定了下来。它们独立于研究者而存在。解释者可以消除他解释中随时出现的主观任意的因素,并且始终可以回到它们本身。诠释学的任务就是从历史文献、作品本身,复原它们所表征的原初生活世界,并如同原作者或历史的当事人自己一样来理解他们。因此,理解在本质上是一种自我转换或一种以己度人的想象的投射。狄尔泰把解释学的对象不断地从本文、从本文的意义和指谓,转到生活经验上。而实现诠释学这一目的的唯一手段,就是"体验",通过体验来消除历史的时空间距而进入与原作者的同时性,达到一种真正的理解。当然,体验不是主体对客体的体验,而是两者之间水乳不分的一种生活状态。理解使个体生命体验得以延续和发展,使表达

---

① 严平.走向解释学的真理——伽达默尔哲学述评［M］.北京:东方出版社,1998:122.

具有普遍意义，使历史在阐释中成为现实，使生命超越得以永恒。狄尔泰哲学指出诠释学的核心问题即在此，即只有通过超越历史长河之上的意义单元为媒介，生命才能把握生命。从此，理解与生命关切成为一个真正的哲学观念。①

狄尔泰并没有将理解普遍化，因为他坚持"历史"理解独立于自然科学。狄尔泰将理解视为一种人的力量，凭借它，生命与生命相遇。而施莱尔马赫的诠释学是找到了对话特有情境的基础。②

在狄尔泰这里，生命、表达和理解三位一体。狄尔泰所强调的理解的意义，在于打破自然科学思维之主体与客体的二分特性，用历史语境对两者进行关联。如艺术作品是历史的，不仅是因为它是历史流传下来的客体，还在于理解的主体——人必须从他自己所处的时代和历史视角来理解客体。所以理解既非纯粹主观，亦非完全客观。

狄尔泰在施莱尔马赫释义学的基础上，突破唯心主义的桎梏，将诠释学改造成精神科学的基本方法和基础，让它面对人类的历史存在，使诠释学不仅成为精神科学方法论，而且是一般历史存在的理论。可以说，是狄尔泰，而不是后来的海德格尔或伽达默尔，使诠释学真正成了哲学的基本方法和理论；是狄尔泰，为哲学诠释学奠定了基础。③

---

① 章启群.意义的本体论：哲学解释学的缘起与要义［M］.北京：商务印书馆，2018：89.
② 帕尔默.诠释学［M］.潘德荣，译.北京：商务印书馆，2012：170.
③ 张汝伦.现代西方哲学纲要［M］.上海：上海人民出版社，2016：123.

第三节　海德格尔

马丁·海德格尔（Martin Heidegger，1889—1976），是 20 世纪西方存在主义哲学的创始人和主要代表人物之一，他在哲学史上被称为具有转变意义的哲学家。他的代表作《存在与时间》被誉为 20 世纪欧洲哲学真正划时代意义的著作之一，也是当代哲学诠释学的重要著作。

海德格尔出生于德国南部小镇，父亲是天主教会的神职人员，所以自幼接受天主教的教育，后来到神学院攻读神学。海德格尔最后放弃神学，转到哲学。神学的训练使他的哲学不像理性主义重视逻辑和概念性的思维，反而略带一些神秘主义的色彩。

海德格尔是一位相当早熟的哲学家。早在 1911 年他的博士论文《心理主义中的判断理论》里，就研究了"是——真的"中的"是"的意义。1916 年，他的讲师资格论文，探讨了从范畴追溯到存在概念的问题。1919年，现象学创始人胡塞尔提名海德格尔为他的助教，协助他进行现象学研究。1923 年，海德格尔在马尔堡大学任副教授，他用现象学方法，对存在问题进行研究。1927 年，海德格尔出版了奠定他学术地位的巨著《存在与时间》。这本书主要分析人的存在。他反对西方传统哲学过度强调人的理性，转而强调情感在人的存在中的地位。

我们简要介绍一下，哲学概念中，什么是存有研究。在英语中，存有是 being，being 是 to be 的名词，而在基本的完整语句中，都要使用这个词。例如，I am a boy。这里的"是"可说是一个系词（英文 copula），它把主词与宾语联系起来，成为一个完整的句子。"是"代表了说出，主要是指出这个东西的意义。我们是要指出它的基本意义。对于这个基本意义，哲学上称为存有。[1]

---

[1]　陈荣华，傅佩荣.西洋哲学传统［M］.台北：台大出版中心，2006：192.

海德格尔后期在哲学研究领域，一方面从事古希腊，特别是柏拉图以前的哲学思想的重新发掘和阐释工作；另一方面，他深入到艺术中，对语言、艺术、诗歌的本源进行探索。他还与日本学者共研哲学、佛学，与中国学者萧师毅一起译读老子。海德格尔后期的思想明显受到东方思想、文化的启发。

当代著名法国哲学家、社会思想家福柯认为，海德格尔始终是一位最重要的哲学家，他自己全部哲学发展都由对海德格尔的阅读所决定；20世纪下半期最重要的法国思想家之一的德里达早年甚至怀疑，他写的东西若不是已被海德格尔思考过，他是否能写出来。张汝伦教授总结道，海德格尔的哲学不仅吸引了全世界众多的哲学家，而且他的思想已超出了哲学领域。只要还有人思想，他的名字就不会被人忘记。①

在现代诠释学的发展史中，海德格尔无疑是最具独创性和影响力的哲学家之一。他的《存在与时间》被毫无异议地列为诠释学的经典著作，虽然该书表达方式的艰深晦涩堪称"世界之最"，人们对它的研究兴趣却有增无减。饶有趣味的是，海德格尔本人却拒绝承认自己的学说是"诠释哲学"。在他较晚时期的著作中，他转而认为诠释学是"肤浅的"，并断然抛弃了他早期的这种"肤浅的"思想，为避免可能的误解，他甚至申明不再使用"诠释学"一词。在他看来，诠释学不过是他的思想旅途中的一个"驿站"。尽管如此，学术界对海德格尔的自我表白采取了十分谨慎的保留态度，在后人研究诠释学的论著中，他的思想始终被公认为诠释学史上极为重要的环节。

海德格尔也是我国哲学界备受关注的西方哲学家，就高质量的西方哲学研究成果而言，海德格尔研究在学界恐怕独占魁首。若非从海德格尔哲学中领悟到中国思想更新的契机，我们不会如此热爱海德格尔。②西方形而上学传统探究"天"，基督教神学传统信仰"神"，海德格尔的"诗意的栖居"论则以取消传统的形而上学和基督教神学的视野为前提。这就是对中

---

①　张汝伦. 现代西方哲学纲要［M］. 上海：上海人民出版社，2016：292.

②　刘小枫. 海德格尔与中国［M］. 上海：华东师范大学出版社，2017：1–10.

国学者的吸引力，张祥龙认为海德格尔更让我们看到了中国古代哲学与西方哲学发生实质性交往的一个场所，一条充满诗意的返乡之路。①

帕尔默指出，假如海德格尔在《存在与时间》之后未写任何作品，他对诠释学的贡献也将是决定性的，因为在那里他已将理解问题置于一个全新的语境之中。作为存在的基本模式，理解已超越了狄尔泰的定义——此定义是基于将理解设想为与科学理解形式相对立的历史理解形式的限制。

在施莱尔马赫和狄尔泰的诠释学理论中，诠释学是一种理解与解释的技术或方法，其目的是要为精神科学建立方法论的基础。而到了海德格尔，所关心的是理解与解释本身。或许我们可以这么说，施莱尔马赫和狄尔泰的诠释学对象还是理与法，海德格尔将诠释学带入了道的层面。

一、《存在与时间》的诠释学理论

帕尔默在《诠释学》一书中，将海德格尔的诠释学理论分为"海德格尔在《存在与时间》中对诠释学的贡献""海德格尔后期对诠释学理论的贡献"两章，可见其诠释学思想的变化。

《存在与时间》之所以成为 20 世纪划时代的哲学巨著，从根本上来说，就是它用现象学的观念和方法，对传统的存在问题提出了全新的看法和理论。在海德格尔这里，诠释学过程，在其本质上并未对于文本中已阐述的东西的科学说明；它是创造性的思的过程，基于此，未予明确表达的意义得以显现出来。②

海德格尔的思想极为难懂，原因有二。其一，从内容上说，海德格尔的哲学虽然融贯了许多传统的思想资源，但他的哲学无论主题还是思路都是极为原创的，人们很难以理解传统哲学的方式去理解他的哲学，就像人们无法用理解传统哲学的方法去理解尼采一样。其二，从形式上说，海德格尔是一个对传统的负面影响高度警觉，对自己思想的原创性非常自觉的

---

① 张祥龙.家与孝：从中西间视野看［M］.北京：生活·读书·新知三联书店，2017：51-52.

② 帕尔默.诠释学［M］.潘德荣，译.北京：商务印书馆，2012：158.

人，为了不落入传统哲学的窠臼，他刻意使用非常独特的风格、语言和概念来表述。他不但从古希腊语和拉丁语中撷取术语和概念，还常常构造一些非常复杂的词组或短语来表达他的思想；即使是一些很普通的词，到了他那里就有了非常不普通的意义。他对语言的使用也往往不拘陈规，十分随意。为此，被他的老师胡塞尔批评为"天才的不科学性"①。

陈荣华教授在《海德格尔〈存有与时间〉阐释》初版序中指出海德格尔哲学较难的原因有二：①自创新字，让读者难以理解；②颠覆了我们一般的想法。比如我们大都承认亚里士多德"人是理性的动物"的观点，甚至认为，理性成为解决一切知识难题，获得真理的唯一途径。但海德格尔的思考则更为深入，他要追问，理性是不是人的理解的基本活动？它带来的是不是基本的知识？是否尚有更基本的理解活动和领域？若有，是否根据它们，可以让我们明白理性的有限性呢？我们不自觉地根据一般的思考方式去理解他的语言，但是发现他跟我们的经验不相匹配，便认为他不可理解，甚至是怪诞荒谬的。在海德格尔看来，理解一个词汇，不是要把握它的概念，而是要让这个词汇所指的事物，显示出来，让我们看到；并且，要深入理解它，也不是要更深入地定义它，而是要在不同的脉络上应用它，让它意义能更丰富。如果我们以《伤寒论》六经为例，显然教材给的概念是不及临床体验的。

（一）海德格尔与现象学

上文已经介绍过，海德格尔早期主要致力于现代西方哲学重要分支——现象学的研究，甚至可以说，他的诠释学实际上是一种诠释现象学。鉴于现象学与诠释学存在紧密的联系，且现象学的内容更为丰富和复杂，因此，下文将主要根据海德格尔的现象学理论，对诠释学进行介绍。

海德格尔认为，现象学由"现象"（德文 Phänomen，英文 phenomenon）和"学"（希腊文 logos，–logy）两个字根构成，分析它们可以说明现象学的意义。

---

① 张汝伦.现代西方哲学纲要［M］.上海：上海人民出版社，2016：292–293.

根据希腊文，"现象"的意义是显示自己者或开放者。这与中文"现象"的字根结构是相似的，"现象"是呈现自己而被看见的象。如中医学中的脉象、舌象，或者中药的象。近年关于"取象比类"思维的研究，对中医学的研究颇有启发。

"现象"还有另一个意义，指它是表面的，尚不是真正的实有。海德格尔认为，它之所以能出现现象，是因为它必须显示自己，才能将自己显示为不是自己。显示自己是"现象"的原初意义。

海德格尔认为，"学"（希腊文 logos）的原初意义是言谈，而言谈的意义是指让之被看见。于是，"学"的原初意义是：让之被看见。其实，在中文里，"学"是"觉"的意思，而"觉"也有"见"的意思，与古希腊的认识接近。学习一物也就是要去看它，学会一物就是看清楚它。①

现象学的"学"是指让之被看见，这指出了人要让开他的主导性。他不主导自己去看，而是让现象显示自己，且正如其显示自己般地去看它，因此不规定现象。人不是主体，现象亦不是客体或对象。而且，由于显示自己者当然是被看见的，而被看见者当然有显示自己，则现象不独立于人，而人也不独立于现象。可以说，现象学打破了西方哲学主体与客体二元对立的传统，此为第一打破。现象学既是让人看见现象正如自己显示自己，则在理解现象时，人看着现象如何显示，他就如其所如去描述它。六经所显示的现象是症状与脉象，那就如其所显现的进行描述，这就是六经的现象学。思考者无须推论，也不超出他看见的范围，他只是直接描述他看见的。于是，现象学打破了西方重推论的思考方式，让哲学成为描述的学问，此为第二打破。②

现象学不是推论，而是直接的描述，我们是要让此有显示自己，且正如它显示自己般去描述它，希望能说明它的存有，再由此理解存有一般。这样的现象学描述，海德格尔称为解释（德文 Auslegung，英文 interpretation）。但在解释此有时，这种解释是希腊文的 hermeneuein

---

① 陈荣华 . 海德格尔《存有与时间》阐释［M］. 武汉：崇文书局，2023：27–28.

② 陈荣华 . 海德格尔《存有与时间》阐释［M］. 武汉：崇文书局，2023：31–32.

（诠释）。①

"存在"（德文 Existenz，英文 existence）是海德格尔哲学与诠释学的核心概念，我们一般认为人的存在是指他实际上的各种表现或行为。当我们说"他是存在的"，表示他可以有不同的行为和感受。但海德格尔认为，存在的意义虽然蕴含人的行为和感受，但它的基本意义是理解。这个理论与现象学有着密切的联系。在现象学，意向性是意识的活动。意识意向一物，是要理解它。所以人的存在，重点不是指他的行为向着它，而是他的存有要理解它。存在的基本意义是理解，而且是理解存有。②

海德格尔认为，当人理解他的存有时，存有对他是一种压力或负担，让人不敢面对它或承担它，甚至逃避它。假若他逃避，则他丧失理解它的机会。但人也可能不逃避，反而勇敢面对它和承担它，则他得到真正理解存有的机会。正如孟子所说，当人的良知出现时，人可能逃避良知给它的压力，不愿承担它给予的责任，因此丧失理解他的人性的机会。但当良知出现时，人也可以承担它，接受它的指导，努力实践道德责任，则他得到真正理解人性的机会。所以我们要以人为基础，不能把他局限到文本。

海德格尔认为，传统的思考活动始于人的自我主导，而终于人的自我肯定。这种以人自己为根本的哲学，被海德格尔称为"人本主义"。但是海德格尔反对人本主义。他认为，思考不始于人的自我主导，而是始于真理的自我显示；也不是终于人的自我肯定，而是终于人接受真理的规定。真理不由人规定，而是由它自然显示自己。真理的意义是古希腊的"解蔽性"。当真理显示自己时，人不固执自己的观念，强加诸它，而是接受它，如其所显示般地描述它。

陈荣华教授总结道，西方传统的思考方式基本上是从人自己出发去把握对象，也就是说，思考者先根据自己的观点，主动找出思考的预设，然后规定思考的过程，并通达到对象去，所以方法论占有重要的地位。但海德格尔的思考方式却将这个方向倒转过来。思考从事物的显示自己出发，

---

① 陈荣华.海德格尔《存有与时间》阐释［M］.武汉：崇文书局，2023：34.
② 陈荣华.海德格尔《存有与时间》阐释［M］.武汉：崇文书局，2023：21.

人自始似乎居于被动的地位。他接受事物的显示，让它规定他的思考，根据事物的显示把它整理出来。虽然海德格尔自称他的现象学是方法，但这不是传统所说，先行以种种规则来规范思考的方法。他明白指出，现象学仅是描述的，不是规范的。它不提出思考规则，而仅说明思考的过程，换言之，海德格尔要指出，真正的思考不是始于人的自我主导，而是始于事物的自我显示；也不是终于人的自我肯定，而是终于人在言谈中将事物正如它显示自己般描述出来。①

海德格尔对现象学（英文 phenomenology）进行重新定义，现象是"显示自身"，即显现出来的，敞开的东西。phenomenology 的后缀 –ology 可追溯到希腊词 logos（逻各斯）。海德格尔认为 logos 是在言谈中被传达的东西，因而 logos 更深层次的意义就是它自身让某物显露出来。海德格尔没有把 logos 当作理性与逻辑，而是认为其具有一种"作为"的功能，因为它让某物"作为"某物而被观察到。那么"六经是真理"，可以解释为，六经让张仲景的经验被我们观察到，所以他是真理，与它本身对错无关。

胡塞尔的现象学，有一个关键的认识"回到事物本身"，即真正的理解之本质，便是为事物显现自身之力量所引导的存在之本质。现象学是存在之工具，它通过一条真正属于存在的方法的途径而为现象所引导。我们可以把中医的脉象，称为现象。然后不是探究它的存在本质，而是跟随它的引导，趋向疾病的本身。这就是现象学方法角度的认识。需要指出的是，这是用现象学方法去理解，并不是否认脉诊客观化的研究。

洪汉鼎教授称海德格尔的理论为"此在现象学"。他认为此在现象学具有以下三种意义：①它是让此在自己解释自己的原始活动，也就是让存在的意义和此在的基本结构向此在的存在理解展示；②一旦发现了存在的意义和此在的基本结构，也就为进一步对非此在式的存在者进行存在论研究提供境域，这样它可以是另一种意义的诠释学，即"整理出一切存在论探究之所以可能的条件"；③诠释学作为此在存在之解释还具有一种更深的意义，即它是对具体存在进行生存论分析，即历史精神科学方法论，也就是

---

① 陈荣华.海德格尔《存有与时间》阐释［M］.武汉：崇文书局，2023：32.

实际性诠释学。[①]

从现象学来看，一个在者只能具有一种为我们的意义，但与胡塞尔认为我们能有一种通往太阳的无利害关系的直接通道不同，海德格尔认为只有当我们处于一种有关系的与太阳的交往之中，我们才能给予太阳以一种意义。

（二）"存在"与"此在"

亚里士多德认为存在有四个方面：①属性，如苏格拉底是人；②范畴，如质、量、方位和时间；③判断真、假，如苏格拉底是文明的，为真；④事物现实性和潜在意义上的，表示事物现实的或潜在的存在，如稻子是秧苗未来的果实。对于海德格尔来说，存在的问题是一切科学和知识的最原初的问题和最根本的基础。作为本体论的存在问题，不仅是科学的基础和前提，还关系到一种先前已有的科学的存在论基础的是否可能的问题。

海德格尔把哲学史上关于存在问题的讨论归纳为三种观点：①存在是"最一般"的概念；②存在的概念不可以定义；③存在是一切概念中一个自明的概念。他认为人的本性是了解存有。一物的存有是指此物的基本意义。人的独特本性就是由于他了解各种东西的基本意义。儒家崇尚天行健，道家崇尚道法自然。人有不同的了解不仅是拥有不同的概念，而且会使他生活在不同的存在方式上。[②]海德格尔之所以将人称为此在，是想强调它是存在论层次上的存在，或者说，是就人特殊的存在方式来规定人，以与传统对人的种种定义（如理性的动物、理性的存在者、劳动的动物）区别开来。

德文 Dasein，中文翻译为此在（陈荣华教授翻译存有，陈嘉映教授翻译为此在），是中医学者最初接触海德格尔哲学时，理解困难的障碍之一。海德格尔认为，人的基本意义是他理解存有，在英文是 being，being 是 to be 的名词。在英文中，当我们说 I am a boy 时，我们是理解 am 的，即理解

① 洪汉鼎.诠释学：它的历史和当代发展［M］.修订版.北京：中国人民大学出版社，2018：156.

② 陈荣华，傅佩荣，等.西洋哲学传统［M］.台北：台大出版中心，2006：194.

了 being。翻译为中文，在这句话里，"是"说出了"我"的意义是男孩子。当我们说某个东西是……时，我们便指出这个东西的意义。对于这个意义，就是海德格尔的"存有"。

中国哲学的"道"的概念可以帮助我们理解海德格尔的存有，从海德格尔的哲学看，道不是指实体，它是从此到彼的过程。事物在道上，亦即在过程中。当事物在过程中，它有其"延续下去"的方式。我们要注意，不是由于它是客观事物，故显出客观事物之道，而是我们要反过来说，由于它在客观事物之道上，所以它是客观事物。所以，道是最基本的，它让一物成为一物；同理，存有是最基本的，它让存有者成为存有者。[①]一个父亲，没有担当好父亲的职责，我们就可以认为他不是父亲了，因为他没有在道上，即"有父之名，不行父道，则无父之实"。所以我们可以认为，海德格尔的存有是意义，是道，不是客观实体。经络不是实体，而是一种存在的意义。依据黄龙祥的观点，经络纵向的循行规律，也是它的存有。

海德格尔认为，要正确理解存有，必须有一个适当的观点。如我们要理解《易经》，必须预设它是一本哲学书，还是占卜的书籍，不能预设它是医学书籍。海德格尔给存有的预设是时间。没有观点，则我们无法理解对象；但有了观点，则它限制我们理解的范围。这个范围领域，称为视域（德文 Horizont，英文 horizon）。海德格尔认为，要理解存有，就要以时间为视域。所以要理解中医，理解《伤寒论》，也要以时间为视域。比如我们，对于《伤寒论》中伤寒的预设是疫病，那么我们今天的很多理解都要以此来进行探究。根据我们的解释，存有是道，是存有者的"延续下去"的方式，我们或许可以说，它是一个存有的过程。一切存有者皆要在这个过程上，才能成为自己。[②]

海德格尔认为，在最根本的意义上说，存在的原初含义绝不能在任何对象化层次上得到理解。所谓理解和意义的问题，简言之，在海德格尔这里就是一个人类生活和个体生存本身的诠释学问题。一切"是什么"的东

---

① 陈荣华.海德格尔《存有与时间》阐释［M］.武汉：崇文书局，2023：5-6.
② 陈荣华.海德格尔《存有与时间》阐释［M］.武汉：崇文书局，2023：6.

西就是存在。存在总是一个"是什么"的东西。当我们问存在是什么时，我们已经栖身在对"是"的某种领悟中了。这里的"存在"实际上已经成为"存在者"。问题中被问及的是"存在者"是什么，而不是"存在"是什么。①

章启群教授总结为，海德格尔的以人的当下切身的生活经验为活生生的源头来探究关于存在意义的方法，由于是依据生活原本趋向的内在建构和相互生成来展示出其意义，因而是纯粹原初的和缘发的。这种方法不会背离生活实际运行的初始冲动本身，因此避免了一般意义上的抽象或概念化的运作，所以从方法上排除了脱离实际生活体验的二元论倾向，达到了对于生活与意义之间的纯粹关系的还原和现实。海德格尔的思想和表达方式是一种纯粹生活显现或境域揭示，而不是抽象为普遍化和观念化。②诠释学对于海德格尔来说，就意味着人最原本的生活体验本身的意义构成和形式显示。我们的经文，就是一种揭示性的表达。

（三）语言与存在

海德格尔认为，语言不是人的一种表达，而是存在的一种显现。在语言中显现的不是人的某种东西，而是世界存在本身。也就是说《伤寒论》不是张仲景的经验，而是当时的医学理论、患者的疾病、治疗的经验等的历史存在。

海德格尔并不认为我们可以比作者更好地理解作品，他认为会产生不同的理解。在海德格尔看来，诠释一个伟大的文本，就是它所显现的原初事件的一种再现与恢复。它不是简单地回到过去，而是显示一种新的事件；任何诠释都必然有违于文本中的明确阐述。拒绝超越文本明示的东西，实际上是一种偶像崇拜，同样也是历史朴素的形式。我们医案的再现，就是这样一种情况。当我们深入《伤寒论》文本，追问张仲景没有言说和不能

---

① 章启群.意义的本体论：哲学解释学的缘起与要义［M］.北京：商务印书馆，2018：39-43.

② 章启群.意义的本体论：哲学解释学的缘起与要义［M］.北京：商务印书馆，2018：46.

言说的东西，而这些东西在文本中作为其最内在的动力而显现出来。

语言是存在之家。海德格尔的《在通向语言的途中》，有一节为"从一次关于的对话而来——在一位日本人与一位探问者之间"在该节海德格尔指出："我是因为研究神学而熟悉'解释学'（书中如此翻译）这个名称的。当时，特别令我头痛的问题是《圣经》典籍的话语与思辨神学的思想之间的关系。不管怎么说，那是同一种关系，即语言与存在的关系，只不过当时它还是被掩蔽着的，对我来说是难以达到的，以至于我徒劳无功地在许多曲曲折折的道路上寻找一条引线。"[①]"所以，当我问你关于诠释学时，"那位日本人在谈话中得出结论，"以及当你问我，我们的什么词是你所谓的语言时，我们相互追问的是同一个东西。""当然是这样。"海德格尔在结束谈话时答道。因此，对后期的海德格尔来说，诠释学成了语言的另外一个词，它被理解为带来消息，为的是一个共同回应的倾听和理解。如果是这样的话，那么我们就必须承认，并非只是在其后期的著作中，而是在其全部的著作中，海德格尔的思想道路不仅自觉地通向语言之途，而且自觉地通向诠释学之途。[②]

二、理解——理解不是一种方法，是一种存在方式

一般人认为，理解一物是指得到它的概念，海德格尔反对这种主张，因为在日常生活中，我们不是停留在事物的概念上，而是要处理事物。我懂得（理解）游泳，其实是我能够游泳；理解的意义是指能够。在这个观点下，人的存有不是手前实体，而是能够做各种事情的。对于这样的存有，海德格尔创造了一个新词，"能够存有"（德文 Sein-können，英文 potentiality-for-being），它是指人的存在方式就是能够做这样或那样的。也就是说，人的存有不是单纯具有某种内容的实体，而是能够这样或能那样做的，也叫"可能性存有"。

柏拉图理解桌子就是得到桌子的概念。古典经验主义更明白地指出，

---

① 海德格尔.在通向语言的途中［M］.孙周兴，译.北京：商务印书馆，2004：95.
② 格朗丹.哲学解释学导论［M］.何卫平，译.北京：商务印书馆，2009：142.

认识事物就是心灵得到它的概念，因此，得到事物的知识，就是清晰理解它的概念。^① 对中医学来说，这样的理解是不够的。

在海德格尔之前，理解一直被视为一种理论，它涉及用一种理智的方式解释有意义的东西。在狄尔泰那里，理解达到了一种自主的认识过程的地位，它作为精神科学的基础，并说明历史科学的方法论的独特性。海德格尔认为，这种认识论的理解是不重要的，理解某物，指能胜任或掌握它。比如我们说一个运动员懂得足球，代表他可以踢或者制定足球训练计划、指导比赛等技能。如果我们说一个人理解六经，其实应该是指他可以运用六经的方法，进行辨证论治，而不是他知道"六经是什么"。关于这一点，我们可以说，理解并不是指某种知识，而是指一种大量的未表达的能力的掌握。这就是海德格尔称为的"生存的"理解（领悟），所以它是一种生存方式，一种存在的基本方式，依靠它的力量我们处理并力图熟悉我们的周围世界。^②

西方哲学家把对存在问题的研究称为本体论。洪汉鼎教授指出，海德格尔所说的此在的第一个生存论特征是境缘性（德文 Befindlichkeit），第二个生存论特征是理解（德文 Verstehen）。我们学习经典，常常说要理解，然而什么是理解，需要我们先看看哲学家们怎么看。理解按施莱尔马赫的看法，是一种深度的移情，与作者的思想取得一致。按狄尔泰的看法，理解不同于说明，它是深入个体内心的行为，如理解一幅画、一首诗、一个事实，不同于科学的说明，它是把握生命的表现。在海德格尔这里，理解完全不是这样，理解就是在一个人生存的生活世界脉络中去把握他自己存在可能性的能力，理解并不是进入他人境遇的特殊能力，也不是在更深意义上把握某种生命表达的能力，而是此在在世存在的一种基本方式。

洪汉鼎教授总结海德格尔的理解理论：境缘性的理解和理解者的境缘性就构成此在的基本生存论环节。理解作为此在的原始存在方式，而不是此在的行为方式。如果像狄尔泰认为的那样，理解指其他种种可能的认识

<hr />

① 陈荣华.海德格尔《存有与时间》阐释［M］.武汉：崇文书局，2023：113.
② 格朗丹.哲学解释学导论［M］.何卫平，译.北京：商务印书馆，2009：153.

方式之一种，如说是某种与"说明"（德文 Erklären）不同的认识方式，那么海德格尔认为"这种意义上的理解就必须和'说明'一道被解释为那种共同构成此在的原始的理解在生存论上的衍生物"。这样，理解已超出主与客二分格式，认识变成理解的一个派生形式。我们可以把海德格尔的理解和解释概念总结为三点：①对于每一生存论行为，理解是存有论上最基本的行为以及先行于所有生存论行为的行为；②理解总是联系到未来，这是它的筹划性质，但这种筹划需有一个基础，即在一个人所处世界的位置的领域内揭示此在的具体可能性；③解释不是某种在理解出现之后发生的东西，理解就是解释，解释无非是把理解中所筹划的种种可能性整理出来。这种理解观点正是哲学诠释学的出发点，正如伽达默尔所说："我认为海德格尔对人类此在的时间性分析已经令人信服地表明，理解不属于主体的行为方式，而是此在本身的存在方式。"伽达默尔还指出海德格尔的诠释学概念"正是在这个意义上使用的"。①

理解就是在世界这种"因缘整体性"（德文 Bewandtnisganzheit）中来把握在者。这种因缘关系整体海德格尔用"意蕴性"来作为其明了性的存有论根据。意蕴性是某种比语言的逻辑系统更深层的东西，是先于语词并与语言同样原始的东西。意蕴性不是人们给客体所赋予的东西，而是客体通过供给语词与语言存有论的可能性而给予人的东西。这种理解理论，对于我们重新思考《伤寒论》的六经实质，会带来新的收获。

按照海德格尔的观点，理解就是与事物打交道，理解的最本真的方式就是在事物自身的运作中使自身被揭示出来，或者说"在者的用器性"把在者如其自在存在那样带到了表现，而不只是像它在与我们的直观中那样表现自己。理解不是在客体与主体不断疏远化直至两极对立的过程中达到的，相反地，只是在始终不渝地转向本体的和主体的存在时，理解才是可能的。中医人在临证之中，最容易体会到这种理解。只有当存在理解在存在者作为存在者时才是可通达的，而只有当存在者是具有此在的存在方式

---

① 洪汉鼎.诠释学：它的历史和当代发展［M］.修订版.北京：中国人民大学出版社，2018：158.

的存在者时，存在之理解作为存在者才是可能的。^①海德格尔指出，一切理解都具有时间性、意向性与历史性。他对理解的考察超越了以往的概念，不是将理解视为一种心灵的过程，而是本体论的过程，不是将其视为对意识和无意识过程的研究，而是揭示那种对人来说真实的东西。^②

理解是展现，而不是发现意义，它意味着理解本身已被确定为理解理论的核心，在此在诠释学中，理解不再是此在的一种功能，毋宁说是此在存在的基本样式，它包含有此在之所以能够存在的存在方式，结构着此在。^③

不是说，理解发现了这些早已存在于某处的意义，而是随着理解的展开而"生成"了意义。解释并非自以为是地把某种"意义"强加于被解释的对象上，而只是将在理解中展开的东西解释出来；理解在解释中也并不成为别的什么东西，而正是它自身，解释乃是理解造就自身的活动，显然，传统的理解理论之失误不在于揭示了认识的直线性，而在于以孤立的、静止的观点来对待这种直线性，它既未考察现存的认识之来源，又没有考虑认识将向何处去，自然看不到认识的那种"回到出发点"的圆圈式运动。

三、真理是一种揭示的过程

真理观是海德格尔诠释学理论的核心，然而对我们中医人来说，哲学的真理理论学习与了解起来存在一定困难（在第三章还会有专篇论述）。海德格尔认为在言谈中让我们看见一物时，就是得到它的真理，这是说，这时我们理解，言谈中的语言真的描述了事物。其实，我们当时不是看到一个事物，再看到另一个命题，然后发现它们互相符合，因此明白得到真理。他指出，我们必须放弃符应论（英文 theory of correspondence）的真理观。真理的意义是指希腊文的"解蔽性"（古希腊文 aletheia，英文 unconcealment），这是说，一物之所以呈现出它的真理，是由于它解开它

---

① 洪汉鼎.诠释学：它的历史和当代发展［M］.修订版.北京：中国人民大学出版社，2018：153.

② 潘德荣.西方诠释学史［M］.2 版.北京：北京大学出版社，2016：294.

③ 潘德荣.西方诠释学史［M］.2 版.北京：北京大学出版社，2016：307.

的隐蔽，呈现出来，让我们在言谈中看见或发现。反过来说，一物之所以呈现为假的，是由于它被别物遮蔽，使我们在言谈中以别物为此物。这时，此物的本真性格依然隐藏，我们看见的仅是它非本真的性格，故对它的理解为假。

海德格尔反对符应论的真理观。他指出，命题是语言的，事物是非语言的。它们在本性上彻底差异，是两种完全不同的东西，怎可以互相符应呢？再者，符应论要默认我们可以认识客观的事物，但根据海德格尔的理论，理解要在默认下进行，不可能得到没有默认的客观知识。因此，客观的事物是不可理解的。没有客观的事物，就没有命题与事物的符应了。①

根据海德格尔的真理观，即使我们得到真理，并不表示得到必然确定的知识。"真"没有必然确定的意义。显然地，我们所看见的，往往都不是真的，因为更深入的观察常让我们否定以前的知识，发现它是假的。不过，我们如何才能发现以前的知识是假的呢？那是由于我们现在言谈中看见此物在它的解蔽过程中，呈现出另一个真理，故认为这是真的，而以前的知识为假。它是假的，由于它遮蔽了事物（现在）的本真性格——以别物遮蔽此物；现在的知识是真的，由于事物解开了以前的隐蔽，进一步把自己呈现出来，可是，这样的真知识依然可能是假的，因为正如刚才的情况，事物可以再次深入解蔽自己，呈现出另一个真知识，以否定以前的知识。于是，知识是可以被修正的，但它根据的原则是解蔽性。因此，真理的意义是解蔽性。②

海德格尔构成前一时期的《存在与时间》的特征是对存在意义的追问，其要点是对此在的生存论分析及提出基础存在论，而在20世纪30年代以后的著作里，海德格尔不再试图从存在理解现象的预备性分析出发去把握存在或存在的意义，而是直接地转向存在本身去思考存在或存在的真理，因而我们可以说，这一转向是从对存在意义的追问到对存在真理的思考的

---

① 陈荣华.海德格尔《存有与时间》阐释［M］.武汉：崇文书局，2023：29.
② 陈荣华.海德格尔《存有与时间》阐释［M］.武汉：崇文书局，2023：29-30.

转变。①

真理，在前苏格拉底哲学家那里，指的是一个使存在者敞开的过程，但这个过程不是一个同质化的过程，而是始终处于保留和显现的紧张中。真理不再是作为存在者本身的基本特征的无蔽，而是正确的看，这是从柏拉图开始的。柏拉图不能接受存在的变异，他要确定真理。真理从无蔽变成了正确性，正确性就是认识与事物一致，属于人的认识，在中世纪则属于神的认识。而到了近代，真理则成了确定性。即使到后来尼采把真理当作一种必要的错误时，他仍是认同作为正确性的真理概念。②

真理观念在柏拉图那里的转变，标志着形而上学的开始。按照诠释学哲学，我们应该从真理入手去研究六经，也就是意义的存在，而不是存在者。《存在与时间》虽然指出真理不是此在的产物，真理是存在的真理，它是一切存在者显现的可能性，是一切具体事物的真理的本质和基础，真理是个有差异的同一的辩证过程。

在《论真理的本质》中，海德格尔一方面明确指出真理是一个无蔽同时又是遮蔽的过程，真理不是由一个人类主体来论断一个客体的正确陈述的特征，而是存在者的揭示，真理和非真理不等于正确和不正确，但事物的遮蔽和去蔽仍与此在的行为有关。

海德格尔认为，技术是达到某种目的的中性的工具，当然是正确的，但并不是真，即并不是存在意义上的真理。如果我们把现代技术理解为挑战这种去蔽模式，那么就会发现人其实并没有控制去蔽本身，技术不是人可以随心所欲加以控制的手段。海德格尔与狄尔泰、胡塞尔一样，认为现代性的危机归根结底是西方文明的危机，是这个文明的核心形而上学的危机，它遗忘了存在，而不适当地突出了人，以为人可以随意支配存在。现代人类面临的种种问题，将使今天和未来的人们不断地想起他来。③

真理问题越来越多地被转到语言事件里。正如真理在这里成了既是揭

---

① 洪汉鼎. 诠释学：它的历史和当代发展［M］. 修订版. 北京：中国人民大学出版社，2018：146.

② 张汝伦. 现代西方哲学纲要［M］. 上海：上海人民出版社，2016：314-315.

③ 张汝伦. 现代西方哲学纲要［M］. 上海：上海人民出版社，2016：322.

蔽，又是遮蔽的过程，语言本身也是一种本身仍是遮蔽地揭示着的敞现，因为它证明一种不可再深入追问的被解释状态，并且使思想走上它的预先规定的道路。海德格尔在诗里找到了这种语言经验并瞥见了语言里所显现的存在真理。寓于语言里的真理内蕴在日常性的工具性的讲话里被丧失，而在诗里却得以明显表现，诗经受真理的事件，即揭蔽与遮蔽的共在，在诗里"产生了"真理。

简单说，海德格尔的真理，叫去蔽，如何显露呢，应该是把这个东西放在脉络上应用它，让它的意义更丰富。也就是说，对于一个词的理解，就是将其放到脉络中，去使用它。

四、海德格尔的诠释学循环——理解的前结构

（一）理解的前结构

从个别到达一般、由部分进入整体，是传统的理解理论所描绘的理解模式，这一模式为近代科学的发展图景所支持，并演绎为一套完整的认识体系。自文艺复兴以降，自然科学有了长足的发展，人们在众多的研究领域获得了突破性的进展，不过它们的总体联系却在人们的视野之外。[①] 前文我们所介绍的施莱尔马赫便是此类循环的推动者。

海德格尔则认为传统理解理论有三个误区。其一，传统理解理论认为理解是从部分出发，并逐渐走向整体的，事实上，理解的开端是整体，它的终点是作为部分与整体的统一体之整体；其二，传统理解理论认为部分的理解决定整体的理解，整体是部分之和，事实上在理解中部分与整体是相互作用的，任何部分的突破，无不影响着对整体的理解，反之，对整体理解的深化，必然形成一种新的境界，它将重新审视一切对部分的理解，并对部分与部分、部分与整体之间的关系作出相应的调整；最后，传统理解理论认为理解过程是从部分到达整体的直线、单向运动，但就理解的总体特征而言，理解过程中部分与整体所完成的实际上是一圈式的双向循环

---

① 潘德荣.西方诠释学史［M］.2版.北京：北京大学出版社，2016：311.

运动。

诠释学的诠释循环理论是海德格尔为克服传统理解理论之误区作出积极的探索。

在海德格尔看来，解释从不是无前提地把握事先给定的事物，而是具有他所谓理解的前结构，这就是所谓前理解。[①]前理解包括三种要素：前有（德文 Vorhabe）、前见（德文 Vorsicht）和前把握（德文 Vorgriff）（陈嘉映教授、王庆节教授合译的《存在与时间》将三者译为先有、先见、先行掌握）。海德格尔认为把某物作为某物加以解释，这在本质上是通过前有、前见和前把握来进行的。[②]前有指此在的理解存在与它先行理解的因缘关系整体的先行占有关系。前见指前有中的那些可以在这种特殊的理解事件中被解释的特殊方向，也就是解释者理解某一事物的先行立场或视角。前把握是在前结构里被给出的可达到理解的概念，这些概念在解释性的理解出现之前或者是最终地或者是暂时地被假定。海德格尔写道："这种解释一向奠基于一种先有之中。作为理解的占有，解释活动有所理解地向着已经被理解了的因缘整体性去存在。对被理解了的但还隐绰未彰的东西的占有总是在这样一种眼光的指导下进行揭示，这种眼光把解释被理解的东西时所应着眼的那种东西确定下来。解释向来奠基于先见之中，它瞄准某种可解释状态，拿在先有中摄取到的东西开刀。被理解的东西保持在先有中，并且先见地被瞄准，它通过解释上升为概念。解释可以从有待解释的在者自身汲取属于这个在者的概念方式，但是也可以迫使这个在者进入另一些概念，虽然按照这个在者的存在方式来说，这些概念同这个在者是相反的。无论如何，解释一向已经断然地或有所保留地决定好了对某种概念方式表示赞同。解释奠基于一种先把握之中。"[③]

---

① 洪汉鼎.诠释学：它的历史和当代发展［M］.修订版.北京：中国人民大学出版社，2018：160.

② 海德格尔.存在与时间［M］.陈嘉映，王庆节，译.北京：生活·读书·新知三联书店，2006：176.

③ 洪汉鼎.诠释学：它的历史和当代发展［M］.修订版.北京：中国人民大学出版社，2018：160.

理解的前结构，前是一个关键，其实可以用预设来代指。而海德格尔叫筹划（德文 Entwruf）和操心（德文 Sorge）。他认为，我们是"被抛"入它们之中的，我们的筹划首先不是一个自我选择的事情，人无法逃避被抛性（德文 Geworfenheit）和历史性（德文 Geschichtlichikeit）。筹划源于操心。理解的前结构，它总是在预先给定的观点中发现自己，这些预先给定的观点引导它的意义的期待。

晚期海德格尔抛弃了诠释循环的思想，然而存在本体论仍被置于其学说的中心。有鉴于此，我们有理由相信，在海德格尔与诠释学的关系问题上，学术界的看法可能比海德格尔本人所表达的要准确、客观。帕尔默的概括是中肯的，他说："海德格尔思想的诠释学特征，在其后期著作中呈现在其他维度上，但它是变得更多而非更少诠释学的，甚至在这个意义上，亦即当其从事经典解释时也变成诠释学的了。他的主题依然是存在如何能够被理解，以及用稳固不变的与本质主义者的术语表述出来，但诠释的对象从一般化地描述此在日常接触的存在转移到了形而上学和诗歌。他日益转向文本诠释；西方哲学史上，很少有思想家对文本，尤其是古代残篇做过注释，像海德格尔那么多的注释经典以至于成为他们哲学化的方式之一部分。即便海德格尔在《存在与时间》中并未对理解理论作出自己具有决定性意义的哲学贡献，他仍然可被称为西方哲学家中最具'诠释学性的'哲学家。"①

（二）理解循环的意义

海德格尔指出理解为其存在本身而作为在世界之中的存在的存在者，具有本体论上的循环结构。这个循环结构表现在，作为此在的展开状态之理解，从一开始就置身于一种前拥有、前把握、前见解的境域之中，唯有这种"前"结构，才使理解成为可能。这种前结构绝不是思辨家们的虚构。伽达默尔指出，在学校的教育、民族的精神文化生活、伦理道德之规范、语言的环境中，已为理解主体提供了这种前结构，亦即先于理解的前理解。

---

① 潘德荣. 西方诠释学史［M］. 2 版. 北京：北京大学出版社，2016：323.

我们正是通过这种已经拥有的"前"结构进入理解的"循环"的。皮尔士的一句名言道出了这一循环的实质："我们处于事物的中间（英文 We are in the middle of things）。"以诠释的观点来理解这句话，便成了"我们处于理解循环的中间"。正因如此，理解的循环论特征成了不言自明的理解之本体论前提。海德格尔也许没有意识到他的理论中已包含的这样一个结论：无论人们是否意识到，他们的理解便已经进入了循环。他告诫人们："关键性的问题不是摆脱循环，而是依据正确的方式进入循环。"这一忠告显然是多余的，事实上，这种进入循环的"正确方式"是不存在的，如果人们注定已携带着自身的"前结构"，或者如伽达默尔所说的"前判断"（德文 Vorurteil，或译为"偏见"）处于循环之中，那么"决定性的事情"就不是寻找进入循环的正确方式，而是人们如何在理解的循环运动中清除自己的"前判断"中不合理的东西，以获得正确的理解。①

一切理解都不是对对象的无前提的理解，对象其实已经在某种模糊的方式里被理解，理解是基于解释者的前结构的先行的前理解，前结构将构成解释者的不言而喻的、无可争论的先入之见。海德格尔指出："循环不能被降低为一种恶性循环，即使降低为一种可以容忍的恶性循环也不行。在这种循环中隐蔽着最原始认识的一种积极的可能性。"②

海德格尔指出，理解的循环不是一个圆圈，任凭某种随意的认识方式活动于其间，循环乃是此在本身的生存论上的前结构之表达，不能把这个循环降低为一种恶性循环，而且即便降低为一种可以容忍的恶性循环也不行。在这一循环中隐含着最原始的认识的一种积极可能性。理解的循环具有本体论的性质，因此它是不可舍弃的。本体论的循环完全不同于逻辑上的恶性循环，在逻辑的循环中，论据是需要进一步证明的，然而它已被当作前提；与科学不同，文本意义的解释，在此在视域的意义整体性之先行认识中，已开放了展开其部分与细节的可能性，对部分的分析研究就成了

---

① 潘德荣.西方诠释学史［M］.2 版.北京：北京大学出版社，2016：314–315.

② 洪汉鼎.诠释学：它的历史和当代发展［M］.修订版.北京：中国人民大学出版社，2018：163.

预见性的意义整体之试金石，整体性的先行认识只是完成了判断的一种可靠的，或者将被抛弃的理解基础；与科学不同，作为理解前提的前结构，在理解中并不是仅仅作为前提而游离于理解过程之外，它本身也被理解着，并通过这种理解被修正着。①

海德格尔指出，解释领会到它的首要的、不断的和最终的任务始终是不让向来就有前有、前见与前把握以偶发奇想和流俗之见的方式出现，它的任务始终是从事情本身出来清理前有、前见与前把握，从而保障课题的科学性。②

---

① 潘德荣.西方诠释学史［M］.2 版.北京：北京大学出版社，2016：315–316.

② 海德格尔.存在与时间［M］.陈嘉映，王庆节，译.北京：生活·读书·新知三联书店，2006：179.

结　语

在海德格尔的哲学观中，哲学并不只是一些原理和概念的操作，而是要探索生命本身的问题，因此要回到前理论的生命经验。前理论的生命经验又叫事实性的生命经验，它不是纯粹的认识经验，而是人现实生活的经验，是人的日常实践经验。具有这种经验的人不是一个认识主体，而是一个历史的自我。所以他的学生阿伦特、伽达默尔、约纳斯，甚至马尔库塞都是一流的实践哲学家。①

海德格尔的此在诠释学不是那种文本解释的诠释，而是指事物自身对自身的诠释，在此意义上，海德格尔又称它为实际性诠释学。所谓实际性与事实性不同，前者表示具有此在性质的存在者的存在状况，而后者表示一般现成状态的存在者的存在状况。事实性只表示现时性，而实际性还具有未来性和可能性。

德雷伐斯（Hubert Dreyfus）将海德格尔的早期诠释思想归纳为六点，现简述如下。

1. 人类存在是一种自我解释的行为，此乃诠释关系。

2. 此种行为与人类对存在意义的理解相关，正是在这种理解所开启的空间中，人们得以与客体、情境和其他人类存在相遭遇。社会的所有成员分享着对这种解释的前本体论理解。

3. 日常实践和日常意识在这一空间内部发生，这一空间决定了人们对什么信以为真。

4. 每个人在某种深层次上都意识到，在日常世界中信以为真的东西仅仅是一种解释，并不存在于某种我们的实践与之相符的终极现实。

5. 人类狂热地陷身于他们的日常实践，而对他们并不拥有终极的妥当性故意视而不见。

6. 诠释的循环剥去了我们的伪装，昭明了对存在的本体论理解；作为无家可归的（德文 unheimlich）存在展示了我们的真实处境。

---

① 张汝伦．现代西方哲学纲要［M］．上海：上海人民出版社，2016：294．

德雷伐斯认为，在上述六点中，晚期海德格尔只保留了前三种，而摒弃了后三种。晚期海德格尔坚持的是他的本体论思想，放弃的是其理解中的循环理论。这一扬一弃，反映了海德格尔思想进程的深刻变化。①

晚期海德格尔不再认为人们行为的诠释关系背后存在着一个为它自身所解释的绝对之物——构成一般存在的真理；存在如此存在着，乃是基于它对特定文化、历史的理解。因此，问题的关键不是什么东西是"真"的，而是什么东西被理解为"真"的，被"信以为真"的，只是被"信以为真"的东西才构成现实的存在。正是这种在不同历史时期特定文化中被"信以为真"的东西中，展示了特定存在的历史性和现实性。我们当代人用"技术"取代了上帝，人们不仅把客体看成被主体控制和组织起来的满足于自己需要的东西，并且，伴随着科学技术的全面发展，世间一切事物，连同人类自身，都被当作实现技术、增进效益的可供利用的资源来体验。例如，在技术的世界中，人变成了实现技术的人才资源，河流被拦截起来进入发电厂，成了水利的供给者。由此，当代人普遍陷于一种失落感，实践带来的惩戒性后果愈来愈严重，实践者却并不知道技术的负面影响而沉晦其中，所引发的只是普遍的"忧烦"。需要注意的是，此种"忧烦"并不是因都市化、人性被抑制或超负荷工作所致，像社会学或心理学指出的那样，毋宁说，它乃是人对当代工业化世界之无根据性的一种特定反映。②

诠释学指什么，其实我们在海德格尔这里，不能期望太多，海德格尔从相反的方向回应道："因为这个事情令人困惑，而且也许我们根本就不是在对付一件事情。但其实海德格尔也给出了一个答案，他认为从希腊的动词"ερμηνευειν"来理解，诠释学的意思就是"说明带来的消息"，即对要求倾听的消息的说明。③

---

① 潘德荣.西方诠释学史［M］.2 版.北京：北京大学出版社，2016：320–321.
② 潘德荣.西方诠释学史［M］.2 版.北京：北京大学出版社，2016：322.
③ 格朗丹.哲学解释学导论［M］.何卫平，译.北京：商务印书馆，2009：169.

第四节　伽达默尔

汉斯－格奥尔格·伽达默尔（Hans–Georg Gadamer，1900—2002），出生在德国马堡的一个知识分子家庭。父亲是化学教授，伽达默尔并没有因受到父亲的影响，而对自然科学感兴趣。1918 年，伽达默尔从布列斯劳圣灵文科中学毕业，进入布列斯劳大学学习，师从新康德主义哲学家。1923年与海德格尔的相遇改变、决定了伽达默尔一生的哲学方向，当时他参加了海德格尔关于亚里士多德伦理学的讨论班。海德格尔使他能从原始的世界经验出发去思考古希腊哲学，诠释学和希腊哲学成为伽达默尔一生哲学的两个中心。

1927 年，为了更好地掌握古希腊哲学，伽达默尔攻读了古典语文学。1929 年，伽达默尔的论文《柏拉图的辩证伦理学》通过评审，之后他在马堡大学和基尔大学以编外讲师的身份教书，1939 年到莱比锡大学任教。在纳粹统治期间，伽达默尔采取了远离政治的态度，一心钻研古典研究。第二次世界大战结束后，伽达默尔担任莱比锡大学的校长。1960 年出版诠释学传世杰作《真理与方法》，获得巨大成功。[①]

格朗丹是当代诠释学重要研究者，也是《伽达默尔传》的作者，加拿大蒙特利尔大学哲学系教授，加拿大皇家学会艺术人文学院院士，国际著名解释学家，他的《诠释学真理？——论伽达默尔的真理概念》《哲学解释学导论》已分别由洪汉鼎教授和何卫平教授译为中文出版。格朗丹说："伽达默尔知道他的高龄使他成为海德格尔和整个时代的最重要证人之一。在海德格尔去世后，他成为德国哲学界越来越受尊崇的涅斯托耳（希腊神话人物，通常用来喻指某个领域资历最老、最有威望的长者）。"[②]

---

① 张汝伦 . 现代西方哲学纲要［M］. 上海：上海人民出版社，2016：373-374.
② 格朗丹 . 伽达默尔传：理解的善良意志［M］. 黄旺，胡成恩，译 . 上海：上海社会科学院出版社，2020：380.

张汝伦教授认为伽达默尔在晚年越来越多地把目光投向我们这个时代的一些根本问题，如技术对人的宰制、科学的负面效应、国家理性对社会生活的影响、不同文化的相互理解等。作为 20 世纪人类种种罪恶与灾难的见证人，伽达默尔尤其关心人类的团结。冷战结束后，他没有像某些目光短浅的人那样，以为天下从此太平，再也不会有什么危险了。相反，他认为贫富差距不断扩大，南北矛盾不断加剧，生态危机日益严重，不同文化不能相互理解，这些问题如果不解决的话，人类会陷入更大的灾难。2000年他 100 岁时，德国《明镜》周刊对他有个采访，当记者问他在哲学中希望什么时，他回答说，如果我们最终开始使世界各宗教重新相互对话的话，那会是一件美妙的事。①

张汝伦教授评价道："他对古典哲学的创造性诠释恢复了传统大师的活力，使得它们成为今天人们思考当代问题的现实背景。他多方面的研究成就对当代思想产生了不可忽视的影响。他将和他那些伟大的前辈——康德、黑格尔、尼采、胡塞尔、海德格尔一样，在哲学史上占有一席之地，虽然不会像他们那么显赫。"②

一、关于诠释学经典《真理与方法》

《真理与方法》堪称最重要的诠释学著作，出版于 1960 年，本书的出发点是在现代科学范围内抵制对科学方法的普遍要求，关注的是在经验所及的一切地方和经验寻求其自身证明的一切地方，去探寻超越科学方法论作用范围的对真理的经验。"真理的经验"乃是指哲学经验、艺术经验和历史经验。这些观点充分地表达了他最终以精神科学为基础建立统一科学的倾向。伽达默尔努力将哲学带回到柏拉图、亚里士多德所开辟的道路上去。

《真理与方法》虽然取得巨大的成功，但也收到了不少质疑与批评的评论，在该书 1965 年的第二版序言中，伽达默尔提到并认真回应了这些评论。他明确表示："我认为海德格尔对人类此在的时间性分析已经令人信

---

① 张汝伦.现代西方哲学纲要［M］.上海：上海人民出版社，2016：375
② 张汝伦.现代西方哲学纲要［M］.上海：上海人民出版社，2016：373.

服地表明：理解不属于主体的行为方式，而是此在本身的存在方式。本书中的'诠释学'概念正是在这个意义上使用的。它标志着此在的根本运动性，这种运动性构成此在的有限性和历史性，因而也包括此在的全部世界经验。"

对于伽达默尔来说，诠释学基本上不是一个人文科学方法论的问题，不是主体认识客体的主观意识活动，而是人类基本的存在活动，所以，"理解文本和解释文本不仅是科学深为关切的事情，而且显然属于人类的整个世界经验。"尽管伽达默尔对他的出发点阐述得十分清楚，却经常遭到误解，误解他的不仅有批评他的人，也有同情他的人。

在一些批评者看来，《真理与方法》的书名应该改为《真理或方法》，意思是批评伽达默尔将真理与方法对立了起来，以为不需要方法就可以达到真理。的确，伽达默尔正是要通过他的诠释学表明现代科学方法的局限，以超越这种方法的正当性。他在《真理与方法》一开头的导言中就表明了这一态度："本书探究的出发点在于这样一种对抗，即在现代科学范围内抵制对科学方法的普遍要求。因此本书所关注的是，在经验所及并且可以追问其合法性的一切地方，去探寻那种超出科学方法控制范围的对真理的经验。这样，精神科学就与那些处于科学之外的种种经验方式接近了，即与哲学的经验、艺术的经验和历史本身的经验接近了，所有这些都是那些不能用科学方法论手段加以证实的真理借以显示自身的经验方式。"①

《真理与方法》也是国内研究诠释学的经典著作，该书的中文版，主要由洪汉鼎教授翻译，对于诠释学及伽达默尔理论的推广发挥了至关重要的作用。洪汉鼎教授翻译的版本，目前主要由商务印书馆出版。此外，洪汉鼎教授还于2018年编著出版了《〈真理与方法〉解读》一书。

按照洪汉鼎教授的翻译和总结，《真理与方法》分为三个部分：①艺术经验里真理问题的展现；②真理问题扩大到精神科学里的理解问题；③以语言为主线的诠释学本体论转向。《真理与方法》的三大内容——艺术、历史、语言以及总括它们的哲学都属于人文科学的范围。因此，我们这里基

---

① 伽达默尔.诠释学Ⅰ：真理与方法［M］.洪汉鼎，译.北京：商务印书馆，2007：3-4.

本认同英文用"人文科学"对应德文"精神科学"的翻译，并将它们大体看成两个可以互换的术语。①

二、效果历史

《真理与方法》有艺术、历史、语言三个部分的内容，其中"历史性"的概念最具范式价值，所以在向中医学界简要介绍这位百岁哲学家伽达默尔的诠释学理论时，我们考虑以他最具代表性的"历史"观念作为切入点进行阐释。

人们常以为所谓"客观"的理解历史就是基于过去的历史本身来看待历史，即根据已成为过去的历史视域所呈现的历史来考察历史，而不是根据我们现时代的标准和前判断来勾画历史。人们多认为这是客观的，更加重视历史的真实。伽达默尔则认为这乃是对历史的误解，也是不可能的，我们永远是在自己的视域中理解着，不是把历史当作纯粹的、已发生过的"事件"之链条，而是揭示其向我们这个时代所开启的意义，历史因此表明了与我们的一种意义关联，它乃是效果历史，即我们受到历史作用，效果影响后的历史。但这是不是意味着我们就完全否定了在过去的历史视域中所呈现出来的历史呢？甚或从根本上否认它的存在呢？诠释学并没有走得这么远。

根据伽达默尔的理论，历史理解任务也包括获得特定的历史视域。把特定的历史视域首先当作一个确定的视域，继而把自己投入其中，以便完成理解，这种理解观点在某种意义上是"诠释学的"，施莱尔马赫和狄尔泰的学说要证明的就是这一点。他们试图通过心理移情"忘我"地投入到作者的视域中，揭示作者在文本中所要表达的"原意"。不过，这不是伽达默尔的观点，诚然，他与施莱尔马赫和狄尔泰同样承认历史视域的存在的合理性，同样要求理解主体应将自身置于历史之中理解，但是，在怎样"置入历史"这一点上却有很大的区别：施莱尔马赫和狄尔泰把理解主体置于历史之中意味着忘我的境界，即要求主体摒除一切自己的主观性而进入作

---

① 何卫平.解释学之维——问题与研究［M］.北京：人民出版社，2009：51.

者的视域；但在伽达默尔看来，进入历史视域的主体不可避免地携带着自己的前判断，这就是说，进入历史视域并不意味着主体自己的视域之消失，纯粹以历史的视域作为自己的视域，而是主体在历史的视域中充分发挥自己的前判断之作用，从而真正形成一种"效果历史"。①

从时间上看，传统就是历史，所以意识是在历史的影响下形成的。没有意识不受历史的影响。《真理与方法》提出另一名词，效果历史意识（德文 Wirkungsgeschichtliches Bewusstsein）。这个概念包含两层意思，一是意识在历史效应里，意识不能抽离历史，不受其影响，也就是说意识是与历史合一的；二是我们只能受到历史的效应和控制，去认识事物，也就是说，我们在效果历史意识的影响下，认识事物，理解经典。那么西方传统哲学要求客观的、无预设的诠释就不可能了。但这不表示诠释不能提供真理，而只表示它不提供自然科学要求的客观真理。关于这个问题，我们后面会单独讨论诠释学的真理观。可以说，今天我们对于《伤寒论》的理解与解释，不可能是完全纯粹客观的张仲景经验。

效果历史意识的理论标志着伽达默尔对"精神科学"基础进行思考的最高成就。效果历史意识不是从历史研究的方法论中产生的，它本身也不是一个方法论概念；它的产生得益于对历史研究方法论的反思，因此，它超越了方法论而成为方法论的基础。作为基础，效果历史意识所指向的不是"我们所从事的东西，也不是我们应从事的东西，而是超越了我们的意愿和所作所为（德文 Tun）而与我们一同发生的东西。"②

在这种意识中，历史不再是可供我们研究的客观化对象，不是那种所谓不依赖于认识主体而自在地存在着的"自在之物"，而是一种"效果历史"，它是过去与当代相互作用的历史，这就是说，历史不能仅仅理解为过去已发生事件，把历史研究的任务规定为客观地再现历史事件，并从中勾画出历史发展行程的长链。相反，伽达默尔指出："真正的历史对象根本就不是对象，而是自己和他者的统一体，或一种关系，在这种关系中同时

---

① 潘德荣.西方诠释学史［M］.2 版.北京：北京大学出版社，2016：342.
② 潘德荣.西方诠释学史［M］.2 版.北京：北京大学出版社，2016：342.

存在着历史的实在以及历史理解的实在。一种名副其实的诠释学必须在理解本身中显示历史的实在性。因此，我就把所需要的这样一种东西称之为'效果历史'。理解按其本性乃是一种效果历史事件。"①潘德荣教授认为历史的真实性应在这个意义上来理解：它是历史的演变着的存在，历史作为传统，表明了我们形成于历史之中，亦即当代植根历史；但在另一方面，正因为历史参与了当代的形成，便在当代中找到了它存在的根据，由此而进入了当代；然而对我们发生影响的、构成着我们的历史乃是我们所理解到的历史，在理解中，历史被重新塑造了，它是基于我们的视域、基于我们自己的经验而被理解的历史，这样，我们通过对历史的理解融入了历史，成为历史的构成要素。在确定的意义上，历史就是向着我们打开的文本，是与我们进行着对话的另一方，历史的意义就在这对话过程中展现出来。而我们的理解作为回答，就必定会超出此前所理解的历史，历史就是以这种方式发展着。

在伽达默尔看来，历史之所以能够成为历史，依赖于它所产生的"效果"，而这种效果始终是我们所理解的历史之效果，由于我们在理解历史中事实上重新规定着历史，我们因此对历史也产生着某种作用，即效果。真实的历史就是构成历史的诸种要素相互作用的历史，这就是效果历史。现在我们意识到了这种效果历史，这种意识就是效果历史意识。效果历史意识要求我们在历史之中理解历史，同时也就是创造历史。②

但这并不是说，效果历史本身是因被我们意识到而存在的，相反，伽达默尔指出："在一切理解中，不管我们是否明确意识到，这种效果历史的影响总是在起作用……效果历史的力量并不依赖于对它的承认。历史高于有限人类意识的力量正在于：凡在人们由于信仰方法而否认自己的历史性的地方，效果历史就在那里获得认可。"③在伽达默尔看来，效果历史的意识首先是对诠释学境域（德文 Hermeneutische Gelegenheit）的意识。这

① 伽达默尔.诠释学Ⅰ：真理与方法［M］.洪汉鼎，译.北京：商务印书馆，2007：407–408.

② 潘德荣.西方诠释学史［M］.2版.北京：北京大学出版社，2016：340–341.

③ 伽达默尔.诠释学Ⅰ：真理与方法［M］.洪汉鼎，译.北京：商务印书馆，2007：409.

个境域概念表明了我们与传统的关联，是我们与传统的遭际状态，这就是说，我们是在我们所遭际的境域之中理解。毋庸置疑，我们的理解从一开始就受到了际遇的限制，它规定了我们可以视见的区域，即"视域"（德文Horizont），它标志着理解的界限。境域概念的一个基本要素就是视域概念，理解者的视域就是他从自己特殊的、占主导地位的观点出发所能看到的一切。①

在伽达默尔那里，并不承认各自独立存在的"历史视域"。历史视域无非是在读者的理解过程中被建构起来、被读者视为不同于他自己的视域的东西，在它被构建的同时，就已经融入了读者的当下视域。因此，存在的只是这样一个"唯一的"，始终"运动着的"视域。

三、视域融合

意识一定被某个观点限制，往外理解事物，由此构成一个视域。简短说，就是看事物的角度。在海德格尔的理论里，叫作前见。陈荣华教授举过一个例子，当我们不明白唯物论出自现代物理学，而又与唯心论对立，就会以为，古希腊哲学家泰勒斯认为万物本性是水时，他的主张是唯物论。其实他的水与我们的水不同，前者是在古希腊的观点下，充满古希腊的神话意义。②

这里伽达默尔又用视域概念来解释处境："一切有限的现在都有它的局限。我们可以这样来规定处境概念，即它表现了一种限制视觉可能性的立足点。因此视域概念本质上就属于处境概念。视域就是看视的区域，这个区域囊括和包容了从某个立足点出发所能看到的一切。"③

视域就是看视的区域，这个概念一方面表示我们从某个立足点出发去观看一切，另一方面又表示我们能超出这个视域看到它的界限。理解的境遇就是我们的视域，它既标志我们可能从某一特殊观点出发去观看任何东

---

①　潘德荣.西方诠释学史［M］.2版.北京：北京大学出版社，2016：341–342.

②　陈荣华.高达美诠释学：《真理与方法》导读［M］.台北：三民书局，2011：159.

③　伽达默尔.诠释学Ⅰ：真理与方法［M］.洪汉鼎，译.北京：商务印书馆，2007：411.

西，但它也表示我们能超出我们直接立场去观看它的界限。①具有视域，就意味着，不局限于近在眼前的东西，而能够超出这种东西向外去观看。谁具有视域，谁就知道按照近和远、大和小去正确评价这个视域内的一切东西的意义。因此诠释学处境的作用就意味着对于那些我们面对传承物而向自己提出的问题赢得一种正确的问题视域。②

视域融合，简单说，就是指诠释者视域与文本视域的融合。在诠释中，两个局限的视域化解歧见和差异，构成更普遍、更广泛、更深入、彼此相容的视域。对于两个局限的和特殊的视域，在诠释中化解彼此的特殊性，构成更普遍的视域，称为视域融合。③

从理解《伤寒论》一开始，阅读者的视域就进入了它要领会的那个视域，随着领会的进展不断地扩大、拓宽和丰富自己。我们在同过去接触、试图领会传统时，也在检验我们的成见。我们的视域是同过去的视域相接触而不断形成的，这个过程也就是我们的视域与传统的视域不断融合的过程，伽达默尔称之为"视域融合"。但是，这种融合不是同一或均化，只是部分重叠，它必定同时包括差异和交互作用。视域融合后产生的新的融合的视域，既包括领会者的视域，也包括文本的视域，但已无法明确区分了。它们已经是你中有我，我中有你，融为一体，成为我们置身于其中的新的传统了。新的视域超越了它们融合的视域的最初问题和成见，给了我们新的经验和新的领会的可能性。④

人类此在的历史运动在于："它不具有任何绝对的立足点限制，因而它也从不会具有一种真正封闭的视域。视域其实就是我们活动于其中并且与我们一起活动的东西。"⑤视域在运动中变化着，这不仅是指我们自己的视域总是在理解中转化为新的视域，同样地，历史视域也不会由于我们的某一

---

① 洪汉鼎.真理与方法解读［M］.北京：商务印书馆，2018：266.
② 伽达默尔.诠释学Ⅰ：真理与方法［M］.洪汉鼎，译.北京：商务印书馆，2007：411.
③ 陈荣华.高达美诠释学：《真理与方法》导读［M］.台北：三民书局，2011：164.
④ 张汝伦.现代西方哲学纲要［M］.上海：上海人民出版社，2016：385-386.
⑤ 伽达默尔.诠释学Ⅰ：真理与方法［M］.洪汉鼎，译.北京：商务印书馆，2007：413-414.

次理解而被固定，只要历史视域根源于我们的筹划，它就必将随同我们视域的变化而变化，在新的理解过程中被重新理解。效果历史意识就立足于这种视域的可变化性，并且是对视域的可变化性的意识，从根本上说，效果历史的作用就体现在变化着的视域之中，视域融合乃是这种可变化性的实现。我们理解与解释《伤寒论》的处境，随着历史运动，发生变化，视域融合的发生，我们产生新的认识。

四、语言

（一）语言与对话

施莱尔马赫说："诠释学的一切前提不过只是语言。"伽达默尔认为语言就是领会本身得以进行的普遍媒介。对伽达默尔来说，对话是语言的结构，从对话的讨论中，展开了对于语言的认识。语言（德文 Sprache）的动词原形为言说（德文 sprechen），"言说"不是"我"向自己描述被提及的事物，它是面向听者"你"的。因而，"在语言中理解"表现为"你"和"我"的对话结构。然而当我们说，理解只在"你"和"我"之间发生，这种说法已表明很大程度上误解了对话结构。

事实上，这里不存在"你"和"我"，而只是在"我"之中的"你说"以及与之相对的"我说"。因此，"我"理解的根本不是"你"，而是向"我"所述说的东西，是"你"的语言。当然，伽达默尔所说的"你"绝不是一个简单的人称代词，它实际上涵盖着包括文献、艺术品、历史、文化传统，乃至整个世界等一切与理解者发生关系的对象。显然，这里的理解不再是某种主体的行为向着所设定的客体的运动，不是主体作为纯粹的旁观者去认识特定的外在客体，而是通过对话——诸如传统与现实，过去与现在，自我与他者等等之间的对话——通向效果历史的运动。

真理也不是超验的东西，不是黑格尔所设定的"绝对精神"，理解作为真理和意义的显示，只能存在于对话双方的关系之中；真理不是被发现的，而是一个发生过程，此一过程便是对话过程。对伽达默尔而言，诠释学的尝试，就是从对话出发思考语言，而这一点，最终意味着通过对话而对每一种语言僵化用法的超越，并在这种超越中开启新的意义。①

我们无法预见对话的结果，无法预见那个被称为"真理"的东西，它只是在对话的过程展现开来，只要对话还在进行，它就继续展现着，真理由此而表现为一个过程，即在对话中显现自身的过程。语言能让某种东西"显露出来"和涌现出来，而这种东西自此才有存在。② 在这里，完全可以用来说明，今天《伤寒论》研究的成果问题。《伤寒论》的真理，是在我们与之对话过程中，不断地显露出来的。

对话本质上是平等、宽容的，它要求承认对立意见的合法性，才能使对话成为平等的语言交流；它要求任何一方都不能拘泥于自己的成见，倾听对方，使对方的体验进入"我"的体验之中而成为"我"的理解的重要方面，反之也一样，并由于这种互相渗透，各自的视域不断趋向融合；对话本身还是一种开放性的结构，这种开放不仅意味着对它者的开放，使"你"能够进入"我"之中，还意味着对历史、传统的开放，使历史进入现代，并现代一起构成"我"的新视域，一同走向未来。③

正如我们所看到的，通过对话结构达到理解，表明伽达默尔和施莱尔马赫、狄尔泰在理解问题上的本质区别：理解不是基于理解者进入被理解者的"内心"，不是在内心中重新体验被理解者的经验，以到达他们在心灵状态上的神秘交流与重合，事实上，这也是不可能的，我们不能想象，历史学家在理解不同的历史人物时，竟需要在心理上承担起扮演各种人物角色的任务；理解的首要任务是确定对话所言及的对象，即被讨论的事物之"主题"，从而分享其公共的意义。④

总之，伽达默尔的"对话"与"视域融合"理论经常被当作他超越于主－客体两分的理解理论之证明。"对话"是日常生活中普遍存在的现象，它发生于进行对话的主体之间。在对话中，"我"的表达并不是独白，乃是对"你"的话语的理解与回答，反之亦是如此。故而伽达默尔特别强调

---

① 潘德荣.西方诠释学史［M］.2版.北京：北京大学出版社，2016：328.
② 伽达默尔.诠释学Ⅱ：真理与方法［M］.洪汉鼎，译.北京：商务印书馆，2007：411.
③ 潘德荣.西方诠释学史［M］.2版.北京：北京大学出版社，2016：331.
④ 潘德荣.西方诠释学史［M］.2版.北京：北京大学出版社，2016：329.

"倾听"，积极的对话之所以可能，就在于能倾听对方的言说。由于对话双方都为对方的话语所导引，并且自身表现为一种以提问与回答方式展开的对话逻辑，所以它被视为"客观的"，因为对话进程与结果超越了任何一方的主观意愿；它是真实的，因为这里所表达的是在对话者的意识中真实发生的东西。"视域融合"也在此得以说明。对话的每一方都拥有自己独特的视域，以及通过这一视域所达到的理解，通过相互倾听，实现了彼此的相互理解，不同的视域也由此而实现了"融合"。①

伽达默尔的对话理论，将理解本体论化，把对作品的理解转变为作品对于读者而言所开显的意义，把"你"（文本）的述说转变为"我"（读者）所理解到的东西，进而构成阅读主体本身的东西。文本是作者对某个问题的回答，因此要理解某一文本，就要首先理解作者所关注的、意欲回答的问题。只有找出文本作为其回答的那个问题，才能理解文本。

（二）语言与逻各斯

亚里士多德认为人是具有"逻各斯"的生物，西方哲学传统把人定义为理性动物，这些都是力图通过理性、观念来把握人的特征，但据伽达默尔考证，希腊语"逻各斯"的本初含义乃是语言，与其他一切相比，语言才是最基础的东西，唯在语言中才有所谓的思想、观念等。因此，伽达默尔把人定义为具有语言的存在。也正是由于作为具有语言的存在，人才能够被理解。他认为，在古希腊时期，语词（德文 Wort，英文 word）与事物是统一的，它们没有各自的存在。

伽达默尔有这样一个论断："能被理解的存在就是语言。"在伽达默尔看来，这句话不能被理解为理解者是存在的绝对主宰，它只是指，一切理解都是发生在语言之中，因为只有进入了语言的世界，理解者才与被理解的东西形成某种关系。古典哲学的那种纯粹客观的"自在之物"对人来说不具有可被理解的意义。

潘德荣教授认为可以得到这样一个结论："语言在伽达默尔的诠释学中

---

① 潘德荣.西方诠释学史［M］.2版.北京：北京大学出版社，2016：363.

已获得了本体论的地位，是一种以语言本体论为核心的哲学。"在伽达默尔看来，语言具有普遍性，它不是与另一个不可言说的领域相对的自我封闭的可言说的领域，而是包容一切的。语言也不是一件称手的工具，我们可以用它来描述世界，而是世界体现在语言中，在语言中蕴含人类的各种世界观念和文化建构。如同在这个世界中存在一样，我们同时在语言中存在；然而并不是因为我们在世界中存在而具有语言性，而是语言使我们获得了在世界中存在的共同性，唯在语言中，"我"与世界相互联结，构成了世界整体，就此而言，语言代表了一种"世界性"。①

人通过语言来理解，并作出选择，在科学领域里，也不例外，科学的问题也需要语言才能澄清。一切科学都需要诠释学，才能保持规范的转化，来完成交流，从语言中得到意义。语言诠释学也不是科学方法论意义上的技术，人们用它来消除谬误和获得知识；相反，就终极意义而言，语言是人类的本质和寓所，是科学、历史、文明之母，它是一切理解的基础，理解只是意味着对语言的理解，语言是理解本身得以实现的普遍媒介。从诠释学观点看，语言不仅是一种传达的工具，"而且与在交往中表达出来的理性之潜在的公共性处于一种特别的关系"，如果我们排除语言为上帝所创的假设，这里所表达的乃是人的一切创造活动，从根本上说，在我们的世界中存在的语言性，最终表达了全部的经验范围。

在伽达默尔看来，科学的自足性是纯粹的幻想，科学何以成为科学，科学及其方法论的合法性，只能在历史的关联中被理解，它必须摆脱特殊的科学概念性之狭隘性的束缚，在历史中揭示持续地产生着影响的科学规范之形成及形成的条件。②

（三）语言与存在

伽达默尔晚年在回顾自己一生的哲学道路时说，海德格尔在批判形而上学传统时，发现他自己"在语言的路上"，这给他指出了一条新的道路，

① 潘德荣.西方诠释学史［M］.2版.北京：北京大学出版社，2016：325-326.
② 潘德荣.西方诠释学史［M］.2版.北京：北京大学出版社，2016：326-327.

作为以新的方式提出存在问题的准备，这就是语言的道路。这条路不是像分析哲学家那样做判断和检验它们主张的有效性，而是不断地使语言自己保持对整个存在的开放。语言不是主体可以任意使用的工具，而是存在真理表现的场所，这是海德格尔对语言的规定，著名的"语言是存在的家"说的无非是这个意思。而伽达默尔接着说"能领会的存在就是语言"，则使语言的存在论性质更加明确。

从这种存在论的语言观出发，伽达默尔自然对将语言仅仅视为符号或工具的近代流行的语言观持坚决的批判态度。伽达默尔认为，符号论或工具论的语言观很大程度上是由于科学的影响。科学要求精确的指称和明确的概念。将语言视为纯粹的符号就是认为我们可以任意规定语言的意义和使用。人是语言的主宰。而实际上语言并不是空洞的由人操纵的符号，也不是由人造出来给予他人的符号，语词以一种谜一般的方式同"被描摹的对象"相联结，它附属于被描摹对象的存在。语言深深扎根在逻各斯之中。在科学的单一指称的理想旁边尚有语言本身的生命未加改变地继续存在着。

我们并不是先有经验，然后通过反思活动把语词加于经验；经验、思维和领会都是彻头彻尾语言的，经验本身就要求语言的表达，而语言本身就是我们的世界经验。这当然不是说世界就是语言的世界，或者像一些后现代主义哲学家认为的那样，除了语言，一切都不可知；更不是说人通过语言创造世界。伽达默尔的意思只是说，人通过语言拥有世界，而"拥有"的意思是"世界对于人的这个此在是通过语言来表述的"。但语言不是反思思维的创造。另外，伽达默尔并不提倡一种语言唯心主义，他不是说语言之外无事物或一切都能还原为语言。

诠释学的语言理论并不否认非语言经验的意义。相反，它通过主张这种经验原则上总是能在语言中表达出来而肯定了它的意义。诠释学既反对工具论语言观，也反对语言封闭论。它认为语言不是单纯表达思想的工具，也不是像后现代主义那样，认为语言无法超越自身。伽达默尔当然不会否认大家都会承认的语言的一般功能如交际、表达、指称等，但从存在论的角度看，语言最基本的功能是它揭示了一个世界，即胡塞尔意义上的生活世界，或海德格尔讲的世界。

伽达默尔指出，之所以只有人有世界，动物没有世界，就是因为人有语言。有世界的意思是人能超越外在的环境，而对事物保持一定的距离和空间。是语言使我们有这样超越的能力。正是语言打开了我们的世界，使得事态得以呈现出来，人与人之间得以交流，社会得以形成。所以伽达默尔说："语言性完全表现了我们人类世界经验的特征。"另一方面，"语言的原始人类性同时也意味着人类在世存在的原始语言性"。在这个意义上，我们生活的世界也可以叫语言世界。这个世界其实是一个人类活动和事物呈现的境域，是存在真理显现的境域，因此，它绝不是一个封闭的领域，而是一个完全开放的领域。

张汝伦教授总结道，作为人最基本的原始经验的领会是一个历史过程，伽达默尔效果历史的概念其实已经指明了这一点。语言性作为人的世界经验的基本特征，它本身必然也是一个历史生命过程，体现了人类历史生命的延续。通过语言媒介而进行的，我们在解释文本的情况中可以称之为谈话的乃是一种真正历史的生命关系。理解的语言性是效果历史意识的具体化。在对语言性进行论述后，伽达默尔得出结论说，因为人类的世界关系绝对是语言性的并因而是可理解的，所以诠释学不只是所谓精神科学的方法论，而是哲学的一个普遍方面。但这个普遍方面最终不是通过他的语言哲学来体现，而是通过他的实践哲学来体现的。①

五、理解

诠释学首先是一种实践，是理解与促成理解的艺术。

伽达默尔说："我的探究目的绝不是提供一种关于解释的一般理论和一种关于解释方法的独特学说，有如 E·贝蒂卓越地做过的那样，而是要探寻一切理解方式的共同点，并要表明理解从来就不是一种对于某个被给定的'对象'的主观行为，而是属于效果历史，这就是说，理解是属于被理解东西的存在。"② 理解，因被视为对现实的问题之回答而具有了生命力，被

① 张汝伦.现代西方哲学纲要［M］.上海：上海人民出版社，2016：388–391.
② 伽达默尔.诠释学Ⅱ：真理与方法［M］.洪汉鼎，译.北京：商务印书馆，2007：535.

理解的东西不再是某种知识，而成为关乎我们自身的问题。

理解的真正奥秘：理解者感知着语言所展示的被理解的经验和体验，通过此感知达到构成意义的源头，这个源头便是一切理解的共同基础，不同理解者对这一最初构成意义的东西之再体验因之而具有某种共同性，并且，就体验而言，理解者通过语言与已逝去的意义构成物形成一种直接性关联，一种新的体验统一体。"我们"能够相互理解的秘密便在于此。我们的体验超越时空构成意义的源头上达到了统一。我们对文本意义的理解，作为对重建的问题之回答，就打上了理解者的烙印。①也就是说，我们通过记载在文本里的语言，与张仲景的经验与体验完成统一，即"理解"。

（一）理解、解释、应用

海德格尔把理解与解释视为此在生存论状态上的本质规定，从而在本体论上阐明了理解与解释的统一；伽达默尔对此的立场与海德格尔一致。伽达默尔的哲学诠释学是以语言为本体的，对于这样一种语言本体论学说，一切理解与解释最终都落实在语言上，因此无论在什么领域里分析传统的作用，都归根结底地表现为语言的作用，这是因为进入当代的传统并不是一个物质性的存在，它是通过语言留存下来的观念系统，伽达默尔特别强调了这一点，在他看来，传统的存在形式当然不是直接感性的，它就是语言，现代和传统的交往乃是一种语言的交往，它们是在语言中相互渗透，传统是通过语言对现代产生作用的。故潘德荣教授将伽达默尔的诠释学称为"语言诠释学"。

在正常的对话情况下，解释者就是理解者，因而，可以说，当我们解释了这些符号，也就理解了它们。在此意义上，一切解释都是理解，解释是理解的完成方式，它是以语言为基础的。一切解释都通过语言的媒介而进行，这种语言媒介既要把对象表述出来，同时又是解释者自己的语言。

伽达默尔强调说，我们绝不能把解释当作理解的补充和偶然附加的行为，只是我们在有所不理解时才需要它，事实上，在理解中已包含了解释，

---

① 潘德荣.西方诠释学史［M］.2 版.北京：北京大学出版社，2016：332–333.

一切理解都是解释。因此，在伽达默尔看来，在解释与理解之间存在着相互作用、互为前提、双向运动的关系，在理解过程中，任何解释都是对有所理解的东西的解释，而理解则是对解释的理解，这样，理解与解释便构成了一个循环。

对"神圣"的经典文本之理解与解释不纯粹是理论性的，被理解到、并解释出来的意义，直接化为当代人的信仰，成为人们的"世界观念"，这就是应用。从根本上说，那些经典的意义，只是在通过理解与解释而成为人们的信仰时，亦即被应用时，才真正实现了应用。诚然，这里的应用包含着这样一层意思，即被进行了这样或那样理解与解释的法律规则之执行，然而对诠释的反思来说，所达到并不止这一点。在伽达默尔看来，应用不是理解之、之后的行为，而是理解本身的一个要素，理解与解释本身就是应用，并且只是在应用中才构成整体。视语言为本体的伽达默尔，是从语言出发分析理解与解释的相关性的，并从中突出了"应用"原则，由此而产生了理解与解释和应用之间的关系问题。

总之，在伽达默尔看来，能被理解的只是语言，能用于解释的是语言，理解与解释的过程是语言的"运用"。因此，在语言层次上，理解、解释与运用是"统而为一"、融为一体的，理解是对语言的理解，解释是语言的解释，它们在语言的运用过程中才得以完成。[①]

（二）文本

伽达默尔认为，某个传承下来的文本成为解释的对象，这已经意味着该文本对解释者提出了一个问题。理解一个文本，就是理解这个问题。这个问题形成一个问题视域，我们需要完成视域融合，才能产生理解。谁想寻求理解，谁就必须反过来追问文本或者对话背后的东西。[②]当我们阅读《素问》《伤寒论》时，在伽达默尔看来，这个活动本身，就是提问，问题需要理解。

---

① 潘德荣.西方诠释学史［M］.2版.北京：北京大学出版社，2016：337—340.
② 伽达默尔.诠释学Ⅰ：真理与方法［M］.洪汉鼎，译.北京：商务印书馆，2007：501.

　　对于理解文本意义的真正诠释学经验来说，重构作者事实上曾经想到的意图乃是一项还原的任务，而这种还原，在伽达默尔看来，是一个美好的愿望，是历史主义的诱惑带给科学主义的美德，并把理解认作一种重复文本形成过程的重构。

　　前面我们讨论过效果历史，伽达默尔认为，理解的每一次实现都可能被认为是被理解东西的一种历史可能性。我们此在的历史有限性在于，我们自己意识到在我们之后别人将以不同的方式去理解。以原作者意见为目标的诠释学还原正如把历史事件还原为当事人的意图一样是不适当的。[①]

　　从诠释学之基础的现象学来看，理解对象就不再是某种客观意义上存在的东西，而是在意识中被构建起来、并被我们意识到的东西。在此意义上，"文本"作为理解对象，正是呈现于读者的意识之中的意识现象。只有从这一前提出发，才能真正理解伽达默尔学说的独特性质。

　　我们通常将"文本"理解为对应于主体、先于主体的理解活动而存在的理解对象，但是在伽达默尔那里，"文本"概念恰恰不是在通常意义上被使用的。其一，文本不是一个被给定的对象，而是理解事件之进程中的一个阶段。这就是说，文本不是独立于读者的阅读而存在的，换言之，它在理解中被构造出来，并通过其被构造而被理解。其二，文本的意义不是预先给定的，而是在诠释中被创造出来的，是对于读者而言的意义。伽达默尔追随的是海德格尔早期在弗莱堡时期开创的路线，他同意德里达的观点，认为后期海德格尔并未破除形而上学的逻各斯中心论（德文Logozentrismus），在他追问真理的本质或者存在的意义时，他所说的还是一种形而上学的语言，将意义视为现成在手的、可以被发现的东西；其三，所有这种理解最终都是自我理解（德文Sich verstehen）。谁理解，谁就知道按照他自身的可能性去筹划自身。如此，此在在它的存在和它的世界中进行的理解也绝不是和某种认识客体打交道，而是它的在世存在（德文In-der Welt-Sein）本身。循着这一线索，我们可以清楚地看出伽达默尔理论所从出发的基础和归宿，即立足于读者中心论的立场理解文本，最终将文本

----

①　伽达默尔.诠释学Ⅰ：真理与方法［M］.洪汉鼎，译.北京：商务印书馆，2007：506.

的理解（而非文本本身）当作此在的自我理解与其真实的在世之存在。①

（三）时间距离

按照伽达默尔的说法，只有在这些事件能与其现在的含义的各种意见保持距离时，当它们的产生基础之一切联系都随着时间间距的作用而逐渐消失殆尽时，人们才能比较客观地加以评价。在我们谈论伽达默尔的时间间距概念时，有一点须特别注意。在他看来，时间间距对于理解的作用不是在"优越的理解"意义上讲的，也不是说，随着时间的距离增大，理解就会不断地"进步"，愈来愈"优越"。他认为，历史的距离所造成的只是解释者和作者之间不可避免的差异，时间间距的生产性并不意味着一种优越的理解。实际上，伽达默尔认为理解不是去完善理解，既不是由于具有更清楚的概念而有更完善的知识这种意思，也不是有意识性对于创造的无意识性具有基本优越性这个意思。如果我们一般有所理解，那么我们总是以不同的方式在理解，这就够了。

总之，时间是正面意义的，不像施莱尔马赫那样负面的认识，时间具有连续性，能够提供新的理解资源。文本必须有足够的时间间距才能被诠释，也才能建构为经典。一方面，当它远离现代，再没有其他相关的因素会改变它时，则它自成一个完整和固定的意义，才能成为研究的对象。另一方面，时间距离令诠释者与它的切身关系完全消失，排斥了主观的因素，才能更好理解它。时间距离让诠释的发展成为无穷，也让文本的意义无尽发展。② 也就是说，我们离《伤寒论》越远，不适当的观点会越少，也能有更多的前见，过滤到不适当的前见。

在伽达默尔看来，理解永远不只是一种复制，而始终是生产性的。他指出："对一个文本或一部艺术作品的真正意义的汲舀（德文 Ausschöpfung）是永无止境的，它实际上是一种无限的过程。这不仅是指新的错误源泉不断被消除，以致真正的意义从一切混杂的东西被过滤出来，而且也是指新

---

① 潘德荣 . 西方诠释学史［M］. 2 版 . 北京：北京大学出版社，2016：362–363.
② 陈荣华 . 高达美诠释学：《真理与方法》导读［M］. 台北：三民书局，2011：153–154.

的理解源泉不断产生，使得意想不到的意义关系展现出来。促成这种过滤过程的时间距离，本身并没有一种封闭的界限，而是在一种不断运动和扩展的过程中被把握。"①

诠释学要不断地超越单纯的复制与重构。我们需要去思考那些对于作者来说毫无疑问的内容，以及作者未曾思考的东西，把它们带入问题的开放性中。理解文本的语言、文字总是要求把重构的问题放入到开放的状态中，伽达默尔认为真正的理解活动在于："我们是这样重新获得一个历史过去的概念，以致它同时包括我们自己的概念在内。"这种理解活动即前文论述的视域融合。他指出："重构那些把文本的意义理解为对其回答的问题，其实变成了我们自己的提问。因为文本必须被理解为对某个真正提问的回答。"②

帕尔默指出，在《真理与方法》中，伽达默尔将诠释学带入了一个综合性的新层面。狄尔泰和贝蒂两者都在为一种全面的一般诠释学——为精神科学辩解。自然科学又是如何呢？它们需要一种不同的理解吗？通常的结论是：诠释一个历史流传下来的文本，需要一种历史的理解之行为，它与自然科学家所进行的理解截然有别。伽达默尔放弃了这种划分，因为他不再考虑要把诠释学限定于文本，或是限定于精神科学。伽达默尔认为，无论在科学中，在人文学中，还是在厨房中，理解始终是一种历史的、辩证的、语言性的事件。诠释学是理解的本体论和现象学。理解不是以传统的方式被设想为人类主体性的一种行为，而是被设想为此在存在于世界的基本方式。理解的关键不是操作和控制，而是参与和开放，不是知识而是经验，不是方法论而是辩证法。对伽达默尔来说，诠释学的目的不是为"客观有效的"理解提供规则，而是尽可能全面地思考理解本身。与他的批评者贝蒂与赫施相比，伽达默尔关注的不是更正确地理解（并由此关注为有效诠释提供规范），而是更深刻、更真实地去理解。③

---

① 伽达默尔.诠释学Ⅰ：真理与方法［M］.洪汉鼎，译.北京：商务印书馆，2007：406.

② 伽达默尔.诠释学Ⅰ：真理与方法［M］.洪汉鼎，译.北京：商务印书馆，2007：507–508.

③ 帕尔默.诠释学［M］.潘德荣，译.北京：商务印书馆，2012：281.

结　语

伽达默尔晚年作品《诠释学纲要》强调，诠释学追求一种生命的体验与智慧，而非理性知识。伽达默尔没有像施莱尔马赫和贝蒂那样提供一套诠释理解的、可以操作的方法规则，他的研究目的并不是要提供一种关于理解的一般理论和对解释方法的独特说明，也不是创造理解的技法或技术，更不是创立一套人文科学方法程序的规则大全，而是要揭示所有的理解方式所共有的东西，他所真正关心的是哲学问题，是对一切方法论基础的反思。在伽达默尔看来，这是一个这样的问题，即先于所有主体性的理解行为，也先于理解的科学的方法论及其规范与规则所提出的问题。

伽达默尔与狄尔泰拥有几乎相同的使命感，他们反对在近现代科学研究中形成的占统治地位的方法论理想。他力图证明精神科学的理解现象之优越性，他想要在现代科学的范围内抵制对科学方法的万能要求。怎样才能超越科学方法论呢？这本身不是一个方法论问题，也不是依靠建立完善的精神科学方法论所能解决的，事实上，当我们试图以制定精神科学的方法论规则来抵制科学方法论时，就已经陷入了科学方法论的窠臼，换言之，我们仍囿于科学方法论视域勾画着精神科学的方法。为此，伽达默尔不懈地探寻超越科学方法论作用范围的真理的经验，专注于理解现象，这乃是诠释学的世袭领地，他以此为立足点，在科学方法无能为力的地方，奠定了理解的基础，就是构成此在存在的语言。与施莱尔马赫不同，他不是着眼于语法规则，把语言仅当作实现理解的一种工具，在他看来，语言乃是构成存在的本体论存的东西；与狄尔泰不同，他不把精神科学的基础仅仅当作精神科学的基础，而将它视为人类的一切理解与认识之基础，从而确立理解本体论对于一切科学方法论的优先地位。伽达默尔反复申明，他的诠释学是一种本体论学说，他不想构建一套理解的方法论程序，用以指导精神科学的研究；他将原本关于对象的理解理论转化为关于读者

的自我理解的理论，以说明人类精神现象的生成性和生存性。^①

在伽达默尔那里，理解进程具有双重的建构性意义。首先是建构理解主体。这意味着，不能把"理解"视为主体指向理解对象的行为方式，它乃是此在本身的存在方式。其次是建构理解对象。在伽达默尔诠释学中，作为理解对象的文本，不可视为语法学和语言学的意义上的作品，亦即它不是一件成品（德文 Endprodukt），而仅仅是中间产品（德文 Zwischenprodukt），是理解事件中的一个阶段，正是通过理解与诠释，它才成为真正的被给定物，而文本的意义，是在文本与理解的关联中才得以形成。这双重意义上的构建，在理解过程中融为一体，换言之，理解不仅是此在的在世之在本身的存在状态，同时也将作为认识客体的文本转化为理解对象，成为此在的自我塑造与确证之中介。

如此，文本的诉说被视为对"我"的诉说，其意义成为对"我"而言的意义，亦即被读者所理解到的意义，或者说，是此在的本己存在之意义。正是在这个意义上，伽达默尔称其诠释学扬弃了主客观的分裂与对立。反思的任务，就是把握"被经验到"与"被意识到"的东西，不是相对于主体的客体本身，而是人们与客体相遇时的"被意识到"的东西，即显现于我们的意识之中的东西，构成了伽达默尔诠释学的基础。^②

在伽达默尔的理解理论中，建立在被构造起来的、意识中的东西，不再是认识的对象，而是标志了理解者自身的存在状态。他指出："如果我们一般有所理解，那么我们总是以不同的方式在理解，这就够了。"潘德荣教授认为我们可以把这种表达当作本体论诠释学区别于传统认识论之旨趣的分界线。认识论以"客观真理"为圭臬，以为正确的认识是对客体的真实反映和"复制"，如其所是的那样指

---

① 潘德荣.西方诠释学史［M］. 2 版.北京：北京大学出版社，2016：352.
② 潘德荣.西方诠释学史［M］. 2 版.北京：北京大学出版社，2016：353–354.

明认识对象。虽然人们不能说某种认识绝对准确地把握了客体，但还是能够在其"逼真"的程度上判断知识的高下优劣；伽达默尔主张理解的建构性，理解所表明的是此在的存在状态，因此任何一种理解，就其是此在的展开而言，都有其存在的合理性与合法性，而并无完善与不完善、正确与不正确之分。①

潘德荣教授认为，按照伽达默尔思路，确实没有必要再探讨理解的方法论了。事实上，一旦引入方法论概念，诠释学研究必然要返回到它出发的起点，即如何正确理解文本。所以，伽达默尔清楚地表明了自己的观点："如果人们把诠释文本的任务置于现代科学理论的偏见、依据科学性的标准之下，真正是目光短浅的。诠释者的任务，事实上从来都不仅仅是从逻辑—技术上查清任何一种言谈的意义，这样做就会完全忽略所说的话语的真理问题。"他指出方法便是"跟随之路"，就如人们在行走时总是能够跟随其后那样，这就是方法，它标示了科学的操作进程。但是，如此就必然会限制伴随着真理的要求而出现的东西。无可否认，对于伽达默尔所坚持的，作为"自我显现"的"真理"而言，方法论非但不能有所助益，而且阻碍着真理的实现，它的作用基本上是消极的。这也就是诸学者认为伽达默尔反对方法论的原因。②但是对于当前的中医学研究，恰恰方法论尤为重要。

《真理与方法》开显出一个考察诠释学理论的全新视域，或许还预示着现代关于诠释的思考中一个富有成果的新阶段的开始。海德格尔的诠释学已从本体论上来思考理解事件，而伽达默尔则把理解本体论发展为一种辩证诠释学，它对现代美学和历史诠释中最为基础的公理提出了质疑。它还为从根本上批判盛行于当今文学批评的诠释观念提供了哲学基础。③

① 潘德荣.西方诠释学史［M］.2 版.北京：北京大学出版社，2016：354.
② 潘德荣.西方诠释学史［M］.2 版.北京：北京大学出版社，2016：353–355.
③ 帕尔默.诠释学［M］.潘德荣，译.北京：商务印书馆，2012：284.

第五节　利科

保罗·利科（Paul Ricoeur，1913—2005），出生于法国普罗旺斯的一个教师家庭，自幼失怙，以烈士遗孤身份读完大学。他阅读广泛，在中学时期就对哲学产生了浓厚的兴趣。1937年，利科在服了1年的兵役后，到慕尼黑参加德语强化班学习德语。在这期间，他花了大量的时间阅读马克思和其他自由社会主义思想家的著作，加入了左翼的人民阵线。1956年利科在巴黎大学（索邦）担任哲学教授，1966年前往南特大学任教，20世纪70年代，开始兼职美国芝加哥大学教授，并兼任了巴黎现象学和诠释学中心主任。利科一生撰写了20余部著作，发表了400余篇论文，诠释学研究是其中重要的内容。

诠释学学者中，利科是集大成者之一，故在伽达默尔之后，我们选取他的观点进行介绍。狄尔泰认为，现代诠释学的标志就是把诠释学从独断论中解放出来，所以施莱尔马赫的普遍诠释学就是转折点。伽达默尔认为，诠释学的根本转变来自海德格尔，诠释学才完成了从方法论、认识论到存在论的根本转向。利科则认为诠释学有两种倾向，一种是逐步扩大诠释学的目标，另一种是诠释学从认识论到存在论。

1960年，伽达默尔的《真理与方法》出版后，引起了利科的研究兴趣，他对海德格尔在20世纪20年代末的观点重新加以理解，为此他于1965年发表了篇名为《存在与诠释学》的论文，试图重新阐明诠释学与现象学的关系。利科在此文中的主要观点即他所谓的"把诠释学嫁接于现象学方法"，其目的是想通过表明现象学因诠释学而复兴来指明"一条朝向当代哲学的道路"。按照利科的看法，把诠释学建基于现象学之上有两种方式：一种是捷路，即海德格尔的理解存在论所采取的直接路径；另一种是长路，即他本人要采取的从语文学到反思再到存在的间接路径。他为什么认为海德格尔的理解存在论是一种捷路呢？他说，这是因为"它与任何方法论的讨论截断关系，它直接把自身带到有限存在的存在论层次，以便在那里重新恢复理解，使之不再作为一种认识方式，而是作为一种存在方式"。①

之所以称利科为诠释学理论的集大成者，是因为利科的诠释学理论具有复杂性。洪汉鼎教授认为利科的综合诠释学的根本取向，是从理解存在论返回解释认识论和方法论，他的步伐就是把诠释学与现象学相结合，应该称为现象学诠释学。②

曾经与利科有过亲密交流和畅谈，并向他当面请教诠释学理论的高宣扬教授，称利科的诠释学为"反思诠释学"③。高宣扬教授称其著作《利科的反思诠释学》是同利科本人的两次长谈的笔记及其延伸物。利科用诠释学的研究成果补充现象学，但又不满足于海德格尔和伽达默尔的本体论诠释学，是"诠释学的现象学的反思哲学"的新发展。

潘德荣教授称利科的理论为"文本诠释学"。他认为利科诠释学很难定位，它涉及几个学科领域，与结构主义、现象学、心理学、存在主义哲学等均有紧密的关联。在他所阐明的各种解释观念中，有着一个他所从出发的、稳固的基础，这便是"文本"，故而称为"文本诠释学"。④

傅佩荣教授认为利科是强调文本与叙事的诠释学家，他的立论所触及的都是人性较为深奥的一面，对当代的文学理论与心理分析学派产生了重大启迪。⑤

总之，把存在论、认识论和方法论结合在一起，是利科诠释学的最大特点。他的影响范围非常广泛。

一、文本理论

与伽达默尔诠释学理论相比，利科诠释学的一个重要方面就是对文本

---

① 施莱尔马赫.诠释学讲演［M］//洪汉鼎.理解与解释——诠释学经典文选.北京：东方出版社，2001：249.

② 洪汉鼎.诠释学：它的历史和当代发展［M］.修订版.北京：中国人民大学出版社，2018：233.

③ 高宣扬.利科的反思诠释学［M］.上海：同济大学出版社，2004：18.

④ 潘德荣.西方诠释学史［M］.2版.北京：北京大学出版社，2016：384-391.

⑤ 傅佩荣.一本书读懂西方哲学史［M］.北京：北京联合出版公司，2020：259.

的重视。潘德荣教授认为文本概念是利科诠释学的基础概念，他正是通过对这一概念的系统阐述，才完成了从语义学到诠释学的转变。

利科对诠释学的定义是：诠释学是关于与文本的解释相关联的理解程序的理论。该定义说明利科的诠释学强调文本的重要性。利科将"文本"定义为"由书写而确定了的话语"。① 此段话在姚满林的著作中，被翻译为"文本就是通过书写而被固定下来的任何话语"②。

在利科这里，话语是与语言相对的，我们不必做过多的介绍，关键在于，利科其实是从事件与意义两个层面进行分析的。首先，从事件方面看，话语可以作为事件，它通过一系列复杂的指示物及人称代词来表明其说话者，话语是自明的；在意义方面，话语要涉及表达的语境，话语总是关于事物的；语言是超时间的，而话语是当下实现的，具有暂时性。也就是说，利科主张所有的话语作为意义而被理解，我们希望理解的东西不是流逝的事件，而是持久的意义。意义更为关键，这是至关重要的，因为作为理解者我们最终所能把握的就是意义，如我们读《伤寒论》时，最关心的就是《伤寒论》临床的价值意义。利科认为借助意义而来的事件之超越正是话语本身的特征，也可以说，正是在话语语言学中事件和意义相关联，构成了整个诠释学问题的核心。

我们了解了利科对话语的认识后，就可以再谈谈文本与话语的关系问题。利科认为，从逻辑上看，所有的书写都依附于先在的话语，也就是话语在前，书写对话语进行固定，就产生了文本。比如我们知道叶天士的《临证指南医案》和《温热论》，就来自他自己的口述，经学生记录，成为经典文本。实际上，利科深知书写与文本还有很大的区别。比如在利科看来，当指称向表现行为的运动被文本截断时，语词开始在事物前面消退，书面语词变成了自身的语词。简而言之，文本脱离了生动的说话语境，就会产生文本的准语境。③

---

① 利科.诠释学与人文科学［M］.孔明安，张剑，李西祥，译.北京：中国人民大学出版社．2011：107.

② 姚满林.利科文本理论研究［M］.北京：社会科学文献出版社．2014：51.

③ 姚满林.利科文本理论研究［M］.北京：社会科学文献出版社．2014：54.

潘德荣教授总结道：利科认为，文本是话语的标记，但又不纯粹是标记，不能把它理解为一种言谈后的记录。毋宁说，文本与话语是处于同等的地位的，只不过文本用书写的方式表现出来，而话语则是一个个别谈话者产生的个别发音。在此意义上，只有在文本不被限制在抄录先前的谈话，而是直接以书写字母的形式铭记话语的意义时，文本才是真正的文本。①

张汝伦教授总结利科的文本理论，有四大特征：①文本与口语相比最显著的特征就是它被文字固定化了，因而能被对象化而成为科学的对象。②文本有自主性，即它的意义并不依赖于作者。③文本的意义和重要性与最初的语境无关，或者说超出了它与最初语境的相关性。④文本不但对当下的读者说话，而且对任何能阅读的可能的读者开放。②

伽达默尔的《真理与方法》暗含了一种两难选择，即要么采取方法论的主张而失去实在本体论，要么采取真理的态度而摒弃人文科学的客观性。利科的文本理论正是其基于此困境而深入探索和反思的成果。③

二、间距理论

利科主张用文本代替话语，这是因为文本不仅是话语的固定化了的形式，而且在他看来，话语一经固定，就被赋予一系列新的、更为优越的特征。正是固定化才使文本远离了言谈话语的实际情境和所指的对象，在这个意义上，固定就意味着"间距化"。

利科用了"间距"的这个概念，对书写中的话语的实现所具有的特征进行概括。也就是在书写－阅读的关系不是在对话情景中的谈话－回答的关系，或者说，作者－读者的关系不是谈话者－听者的关系时，理解与解释的问题出现了。④

按照以往施莱尔马赫和历史学派的看法，间距化是理解的障碍和误解

① 潘德荣.西方诠释学史［M］.2版.北京：北京大学出版社，2016：392.

② 张汝伦.现代西方哲学纲要［M］.上海：上海人民出版社，2016：405–406.

③ 姚满林.利科文本理论研究［M］.北京：社会科学文献出版社.2014：56.

④ 洪汉鼎.诠释学：它的历史和当代发展［M］.修订版.北京：中国人民大学出版社，2018：236.

的原因，而利科遵循伽达默尔的看法，认为人类经验的历史真实性的根本特征，即在距离中并通过距离交流。因此，间距化不是一种消极的因素，而是一种积极的建设性和生产性要素，它是理解和解释的条件，正是间距性使我们从解释的心理学上升到理解的诠释学。

洪汉鼎教授总结[①]利科分析的四种间距化形式：第一种形式的间距化是通过所说的意思达到对所说事件的超越，所说的意思是用书写方式铭记下来的，它使所说的事件黯然失色，可称之为书写与话语的间距。第二种形式的间距化涉及书写的表达与原说话者之间的关系，在书写的话语中，说话主体的意愿与所说话语的意义不一致，文本所说的东西现在多于作者所意指的东西，可称之为书写与说者的间距。第三种形式的间距化在于书写所表达的内容与原来听众之间的关系，书写话语的读者不固定，任何能读文本的人都是它的听众，从而使文本摆脱了原来社会–历史生产条件的语境关系而对无限制的阅读开放，这是书写与听者的间距。第四种形式的间距化涉及文本的意义从直指的指称关系中解放出来，在言谈时，话语的指谓由言谈情景中的现实所决定，可称之为超越时间的间距。在书写中，这种现实不再存在，因而文本有一个与话语指谓范围不同的指谓范围。

潘德荣教授对间距进行了详细的总结[②]，我们引述如下：

1. 存在于所说的话语和话语所表达的事件之间的间距

事件是对象性的，现在却与说话的人联系在一起；事件是在一个特定的情境中实现的，话语则因揭示了其中的意义而超越了特定情境中事件，并因话语能被书写下来，从而使人们能在事件及其特定情境消失后持续地探索其意义事件与意义的间距化产生了一种张力，这种张力导致了作为一个作品的话语的产生、说和写的辩证法和那个丰富间距概念的文本的全部其他特征。

---

① 洪汉鼎.诠释学：它的历史和当代发展［M］.修订版.北京：中国人民大学出版社，2018：237.

② 潘德荣.西方诠释学史［M］.2版.北京：北京大学出版社，2016：392–394.

2. 存在于作品和作者之间的间距

书写的文本因其独立于作者而获得了自主性，使文本所指的意义与作者的意图不再一致。这是因为作者在创作时，处在一特定的语境关联之中，而作品被阅读时，却与读者形成了一种新的语境关联，读者是在这种重建的语境关联中理解的，这样，读者理解的作品与作者的创作意图必定是不同的，作品与话语的区别在于，说话者在说话时，他是面对听众的，他与听众实质上处于一种对话结构中，这种结构也就是一个特殊的情境，制约着听者对话语的意义之理解。然话语一经书写，便成为文本、作品，从而把话语从这种特殊的情境中解放出来，它面对一切读者，由此而获得了一种普遍性，也就是说，它们"超越了它们自己产生的心理学－社会学条件"，而使自己可以无限地被阅读。在这里，间距化的结果，就是它割断了作品与作者的联系，以便读者能从作品本身来理解其意义。

3. 存在于文本语境和日常语境之间的间距

作品与作者分离，使作者特定的指称完全处于一种未决的、敞开的状态。我们知道，在对话结构中，说话者与听者处于共同的时空关系中，话语所指向的东西对于双方是共同的。而在作品中，这样的语境被破坏了，代之而起的是"意欲语境"，意欲语境是不确定的，它只是一种可能性，凭借它，读者才得以理解到作品在当代所展示的意义。但这并不意味着作品中不含有所指之物，而只是说，作品中的所指物与日常语言的所指物并不是"连续"的和直接吻合的。而读者是在日常语境中理解的，因此，文本语境和日常语境的间距，可以说是诠释学必须解决的一个重要问题。

4. 存在于读者与其自身之间的间距

一方面，读者理解文本，其实质在于理解自己，换言之，读者以文本为中介理解自己。这一点标志了读者的主观性。另一方面，作品为自己开放读者，因而创造了自己的主观性。两种主观性处于辩证的关系之中，就作品而言，作品的主观性同时又是被动的，在阅读过程中，读者从作品的"意欲语境"中发掘出与读者相关的"最密切的可能性映射"；就读者而言，它借助文本理解自我时，得到的却是一个"放大了的自我"。这个在理解中实现的"放大了的自我"与初始的"有我"是不同的，从形式上说，它的实现标志着"自我"的丧失,在此意义上,读者在理解过程中首先"丧失自我才能发现自我",正因如此,在面对文本时,读者的"主观性"便随同"自我"一同丧失了,或者,按照利科的说法,它原本是一"不确定的、未实现的、潜在的"主观性,而其现实的主观性就是那个"放大了的自我"。这样,从作品与读者的关系中便产生出间距的最后一种形态,即存在于"潜在的主观性"和"现实的主观性",以及读者与其自身之间的间距。

以上是潘德荣教授在总结利科的论述后进行的分析与研究,似乎更容易被我们中医人理解与学习。

潘德荣教授进一步指出,前两种间距化表明了意义超越事件,以及所表达的意义与言谈主体的分离,这意味着文本的"客观意义"不再是由作者的主观意向所规定的,对于文本的理解来说,作者的意图没有任何独特的作用,换言之,意义只存在于文本自身之中,文本的这种文本的自主性构成了文本诠释学的基础;后两种间距化的形式表明了文本已摆脱了言谈者和言谈情境的束缚。在这里,对话被中止了,谈话中指称向着显示行为的运动被截断了,对话所依赖的那个特殊情境也因之退隐了,展现在读者面前的,只是文本自己所展示的"视界",它构成了文本的语境,利科称之为"准语境"。这就是文本的理解与解释的语境,通过理解与解释,被文本中断的各种关系以一种新的形式重新展现出来。正是这一点,清除了建立文本诠释学的最后的障碍。[①]

三、隐喻理论

隐喻(德文 Metapher)构成了利科文本诠释学的重要组成部分,利科曾专门讨论"隐喻与诠释学的核心问题"。潘德荣教授指出:没有一个诠释学家像利科那样重视原属于修辞学传统的隐喻问题。[②]

在利科看来,诗歌语言的隐喻乃是一个典范。所谓科学语言就是用来消除歧义性的,而诗歌语言则相反。我们之所以关注这个问题,就是因为

---

① 潘德荣.西方诠释学史[M].2版.北京:北京大学出版社,2016:394.
② 潘德荣.西方诠释学史[M].2版.北京:北京大学出版社,2016:397.

中医的语言，两种特点兼有。

在传统的修辞学中，隐喻被当作一种比喻，可以用来修饰性地替代原词，利科认为这是错误的。他以诗句"时间是个乞丐"为例，来说明隐喻的特征。他认为，语词在诗歌中出现的附加含义是隐喻创造出来的，隐喻是一种语义学的创新，这种创新既是论断上的又是词汇上的。真正的隐喻不是转换，即使是冲突的隐喻，它也不是转换，因为它能告知我们关于现实的新东西。

在利科那里，研究隐喻，从根本上说是为了理解文本。这是因为隐喻不仅存在于语词意义的派生和扩展之中，还存在于句子在上下文的谓语的奇特应用中。就此而言，利科认为隐喻可以被看作文本的雏形。在隐喻中揭示出的语义创造性，同样适用于对文本的分析。在理解中，隐喻与文本的作用是双向的。利科提出了这样一个假设，即从说明的观点来看，对隐喻的分析是通向文本分析的一个极好的向导；而从阐释的观点来看，对文本的分析是对隐喻分析的关键。一方面，为了说明隐喻意义的形成而建立起相互作用之网的必要性促使我们把文本看作一个有结构的整体。而它的意义也必须当作一个整体。另一方面，文本所揭示的借用方法也促使我们认识到隐喻既有某种意指范围，也有某种力量，诗歌在对现实进行创造性的模写时需要应用这种力量。①

另外，利科还认为隐喻有"死的隐喻"和"活的隐喻"之分。"死的隐喻"曾是语义的创新，这样的隐喻虽不见于词典，却已经为语言共同体所认可和采用，一旦它进入词典，就不再是隐喻了，也就是说，它变成了一种日常意义，融入了语词的多义性。而"活的隐喻"，情况并非如此，它是一种瞬间的言论创造物，一种完全非公众的，前所未闻的表达。通过活的隐喻，我们知道了什么是活生生的言语，正是活生生的言语，语言才进入了它自己的境界，因而揭示其创造力。②

利科对隐喻的研究不仅仅局限在隐喻本身，他更想通往象征问题。象

---

① 利科. 解释学与人文科学［M］. 陶远华，译. 石家庄：河北人民出版社，1987：24.

② 潘德荣. 西方诠释学史［M］. 2 版. 北京：北京大学出版社，2016：398.

征（英文 symbol），是需要解释的双重意义的语言表达。①

利科认为，宗教现象学、梦及诗是象征经常出现的地带。他认为，梦是通往精神分析的皇家大道，梦乃至精神分析的理解途径也是通过一种意义来理解另一种意义得以实现的，至于诗，利科认为它的想象绝不是要还原非真实的图画，它仅是作为一种手段来表现我们的存在与世界。按照利科的看法，隐喻理论能阐明象征的外在复杂性。他用三步曲的方式对这个问题进行讨论：首先，证明象征的语义学核心特征；其次，运用语言的隐喻功能孤立象征的非语言学层面；最后，阐明象征的新理解将会在隐喻理论中进一步发展。但他也指出，象征与隐喻，两者不同。象征有自己的根基，与宇宙密切相关，它不会死亡，扎根于生命、情感与宇宙整体中。隐喻带有语言过程，是话语的自由发明，有死亡的可能性，它是象征的语言外表。②

利科隐喻理论分析的另一个目的就是揭示说明与解释之间的辩证关系。从说明来看，隐喻的理解作为文本理解的向导而用于文本；从解释来看，把作品的理解作为隐喻研究的钥匙。也就是说，隐喻的说明，作为文本中一个局部事件，对作为整体的文本解释有贡献。反过来，整体文本的解释，可以更好地理解局部的隐喻，也是一种诠释学的循环。③利科的真实目标是阐明"理解不是把自己投进文本，它是从领会提出的世界中接受一个扩大的自我，这些世界是解释的真正对象"④。

---

①　姚满林.利科文本理论研究［M］.北京：社会科学文献出版社，2014：57.
②　姚满林.利科文本理论研究［M］.北京：社会科学文献出版社，2014：110–112.
③　姚满林.利科文本理论研究［M］.北京：社会科学文献出版社，2014：112.
④　张汝伦.现代西方哲学纲要［M］.上海：上海人民出版社，2016：403.

结　语

利科认为诠释学是关于与"文本"的解释相关联的理解程序的理论[①]。张汝伦教授指出，与伽达默尔相比，利科诠释学分析的重心在文本。对话是两者文本理论的关键区别。伽达默尔说的对话不仅是一个历史事件，也是领会的基本结构。阅读文本就是和文本对话，一个答案就意味着一个新的问题，答案无穷，问题无穷，文本的意义也无穷。[②]

利科的文本理论是通过与对话的对照展开的。利科认为，在说的语言中，说话者总是要说他要说的东西；而在写的言词和文本中，说话者的当下性不存在了，只有文本和它的意义，文本成了独立的东西。文本表明的东西不再与作者意谓的东西一致，因此，文本的意志和心理的意义具有不同的命运。利科反对把解释作为一种纯粹的对话来看待。利科很显然是在捍卫解释的客观性。[③]

莫伟民在翻译利科的代表作《解释的冲突》时，在其撰写的"译者前言"中提出了对利科诠释学的理解，引述如下。

利科的哲学的出发点是反思，他的诠释学是一种反思诠释学。利科认为反思应该成为解释，这是因为其只能在分散于世上的符号之中才能把握生存活动。莫伟民指出，利科的诠释学因反对真理与方法、说明与理解之间的对立而介于伽达默尔与哈贝马斯之间，或者说他设法通过倡导一种批判诠释学，确立起真理与方法之间的辩证法，来使他们两人彼此倾听对方。

利科的反思诠释学并不是要取消解释的冲突，也不是要把各种相近的或相冲突的解释整合在唯一的一种诠释学之中，而是要让它们相

---

①　潘德荣 . 西方诠释学史［M］. 2 版 . 北京：北京大学出版社，2016：3.

②　张汝伦 . 现代西方哲学纲要［M］. 上海：上海人民出版社，2016：402.

③　章启群 . 意义的本体论：哲学解释学的缘起与要义［M］. 北京：商务印书馆，2018：190.

互对话、沟通，取长补短，因为这些相互竞争的解释同等有效。解释的冲突恰恰说明了解释具有不可化约的多元性，这是询问方式的多元性，是阅读文本的方式的多元性。因此，在利科那里，解释的冲突是一种生产性的冲突。我们可以理解为，后世对于《伤寒论》的注释，就是这种冲突的表达。

另外，利科认为，现象学与诠释学互为先决条件。利科不同于海德格尔的现象学方法，他所采纳的是，从语义学来把反思提升到存在论的层面上，要用始于语言分析的长程途径来取代此在分析的短程途径，并反对把理解所特有的真理与受制于解经学的方法割裂开来。①

对利科来说，理解和解释文本的最终目的是理解和改变我们自己，而不是单纯的解读古代文献或自己与异己的传统。张汝伦教授总结道，诠释学首先是我们历史经验的基本方式，而不是解读文本的技术，尽管为了理解我们需要方法。从存在论上理解诠释学，是最不容易的，但又是最重要的，它将使我们真正回到我们的生命世界，而不是作为一个无根的主体自以为是地做出关于人类和历史的种种苍白无力的判断。②

利科指出阅读是实现文本意义的具体行动，同样地，我们对于《伤寒论》的一切，开始于阅读。

① 利科.解释的冲突：解释学文集［M］.莫伟民，译.北京：商务印书馆，2008：2-5.
② 张汝伦.现代西方哲学纲要［M］.上海：上海人民出版社，2016：410.

第三章

诠释学的重要理论与方法

有些人认为西方诠释学只谈本体而不谈方法，对此，利科已经提出了长程与短程的概念。他所说的短程，指的是一种理解存在论，它与任何方法论的讨论断绝关系，直接把自身带到存在论层次，指明理解是此在的一种存在方式；而长程指的是一种解释认识论，它考虑的是诠释的方法论问题，追问我们如何为文本的诠释和清楚理解提供一种工具。在利科看来，这种短程即理解存在论虽然引起理解的革命，将理解变成此在的筹划和所向，使得真理问题不再是方法问题，而是存在的显明问题，但这种短程却没有把我们的诠释学问题真正解决，反而可能把问题隐蔽起来。

第一节 前理解与诠释学循环

一、前理解

（一）前理解的概念

"前理解"是由德国 20 世纪最伟大的哲学家之一海德格尔最先使用。关于它的定义如诠释学一样，并不容易阐释与理解。前理解包括三个部分的内容。①前有。人不是生活在一个真空中。在人具有自我意识或反思意识之前，他已预先置身于他的世界中了。这个世界包括他的文化背景、传统观念和风俗习惯等。正是由于这个世界的历史与文化，才使我们有可能去理解它们。②前见。解释总是根植于我们预先看见的东西，即前见。如果我们要对某物作出解释，就得选择一种可能性，也就是说，选择一个特定的观点和视角，即解释的切入点。任何我们在前有中已经理解的东西，我们都前见地把他们的见解加于其上。其中"前所有"是根据预先拥有的整体，"前观点"是根据预先看到的观点，而"前概念"则是根据预先掌握的概念模式。前见在语词上也意指前判断，换言之，在一切证据正确地被评估之前所做的判断。因此伽达默尔对于前见更为重视。① 它也是前理解中最为核心的部分。③前把握。前把握指我们在理解之前已经具有的观念、前提和假定等。② 在我们开始自觉地解释文本或把握对象意义之前，我们就已经把它放入某种脉络（前有）中，从某种视角观看它（前见）和以某种方式设想它（前把握）。不存在任何中性的优异观点可以探究文本或对象的"真实的"意义；即使与对象作科学的接触，也在于把对象置入某种脉络中并对它采取某种态度。这点是不能否认的。③

（二）海德格尔的前理解理论

启蒙运动以来，前理解被当作主观认识或者偏见，一直是否定性的概念而具有消极的意义，因此启蒙运动时期以及之后的浪漫主义诠释学家都认为，正确的理解就是要摆脱前理解尤其是前见的影响，前理解在诠释学工作里是不允许出现的。施莱尔马赫、狄尔泰认为，要达到客观的历史真实，诠释者必须克服主观的偏见，即理解活动中存在的先验的东西。前理解是理解发生的最大障碍。

海德格尔为了打破主客分离的二元哲学统治，从本体出发，认为理解是人的存在模式，是人"在世界之中"的方式，任何理解都必须从前理解开始。理解的首要的、不断的和最终的任务始终是不让向来就有的前有、

---

① 沃恩克.伽达默尔——诠释学、传统和理性［M］.洪汉鼎，译.北京：商务印书馆，2009：94.

② 严平.走向解释学的真理——伽达默尔哲学述评［M］.北京：东方出版社，1998：68.

③ 沃恩克.伽达默尔——诠释学、传统和理性［M］.洪汉鼎，译.北京：商务印书馆，2009：95.

前见和前把握以偶发奇想和流俗之见的方式出现，它的任务始终是从事情本身出发来清理前有、前见与前把握，从而保障课题的科学性。[①] 在开始理解之前，我们必须有已知的东西，才能推出未知，即使是一个错误的前提或假定，也是理解的必要条件。前理解产生了积极的意义，但是海德格尔似乎在这点上表达得没有伽达默尔明确。对于海德格尔的前理解理论，法国哲学家利科批评其对方法论问题的忽视，哈贝马斯则强调应该对前理解作出深刻的反思和批判。[②]

（三）伽达默尔的前理解理论

伽达默尔在反对启蒙运动自然思想的基础上，为前见做了正名。并且提出了"启蒙运动的基本前见就是反对前见本身的前见"。然后，证明了前理解对于我们存在的必然性，我们根本无法摆脱前理解。通过伽达默尔的证明，从启蒙时代理性主义观点来看似乎是理解障碍的前理解，现在成了历史实在本身和理解的条件。这种情况正如历史学家在理解他所研究的历史时不能摆脱他自己的历史境遇和历史条件一样，如果他要摆脱这些历史要素，那么他就势必摆脱历史研究本身，因为这些历史要素乃是他得以接近历史的手段。

伽达默尔继承海德格尔思想，认为前理解尤其"前见"，它是传统预先带给我们的，是理解得以发生的所有条件中的首要条件。由于伽达默尔更针对的是先于现代科学及其方法对存在的理解。伽达默尔认为每一个理解都是基于一种最基本的前理解——它超越历史时间和社会空间把作者和诠释者结合在了一起。但是，由于不存在毫无前提的理解，故每一个理解更多地基于共同的前理解。[③] 关于前理解对于理解所发生的必要性，伽达默尔指出，凡是不承认他被前见所统治的人将不能看到前见光芒所揭示

① 海德格尔.存在与时间［M］.陈嘉映，王庆节，译.修订本.北京：生活·读书·新知三联书店，2006：179.
② 金炳华.哲学大辞典［M］.分类修订本.上海：上海辞书出版社，2007：1982.
③ 蒂茨.伽达默尔［M］.朱毅，译.北京：中国人民大学出版社，2010：44.

的东西。[①]

伽达默尔认为我们不仅无法避免前理解的存在，而且对它无法进行自由支配，但是他承认前理解存在"好"与"不好"的区别，尽管很难区分。伽达默尔指出，哲学诠释学强调前见、权威和传统作为理解的必要条件，这并不包含任何主观的成分，而是客观地描述了理解的过程。占据解释者意识的前见和前理解，并不是解释者自身可以自由支配的。解释者不可能事先就把那些使理解得以可能的生产性的前见与那些阻碍理解并导致误解的前见区分开来。

虽然不能事先区分，但是前见的确存在"好的"和"不好的"，前者是生产性的积极的力量，后者是导致误解的前见。他认为"前见"这个词并不总是包含启蒙运动传递给我们的那种否定的意味，即前见被理解为没有根据的判断。实际上，前见就是一种判断，它是在一切对于事情具有决定作用的要素被最后考察之前所做的判断，它不一定等同于错误的判断，因为我们不排除未经考察的判断也可能是正确的，即"好的"前见。

此外，伽达默尔不但为前见正名，还为传统辩护。伽达默尔曾说过没有传统的人注定要扮演小丑。"时间距离"会负责让诠释学传达给用于理解中的意识，不仅意识到自己的前理解，而且意识到流传物的前理解。[②] 由于传统不是依靠自身而存续，而是因为人们对它的吸取和更新，并且一般来说，这种吸取和更新是以选择为基础的，因此它是一种"理性的行为"，这正如我们通过批判地从属传统而对传统产生批判性间距一样。所以伽达默尔认为，我们总是身处传统之中，这种处于绝不是什么对象化的行为，以致传统所告诉的东西被认为是某种另外的异己的东西。促成这种过滤过程的时间距离，本身并没有一种封闭的界限，而是在一种不断运动和扩展的过程中被把握。然而，伴随着时间距离造成的过滤过程的这种消极方面，同时也出现它对理解所具有的积极方面。它不仅使那些具有特殊性的前见消失，而且使那些促成真实理解的前见浮现出来。

---

① 伽达默尔.诠释学Ⅰ：真理与方法［M］.洪汉鼎，译.北京：商务印书馆，2007：468.
② 蒂茨.伽达默尔［M］.朱毅，译.北京：中国人民大学出版社，2010：53-54.

如果没有海德格尔的前理解和诠释学循环概念，伽达默尔的理解理论就不会发挥作用。下面我们将探讨诠释学循环这个概念。

二、诠释学循环

"诠释学循环"是西方诠释学史上一以贯之的核心概念。它的基本含义是，阐释过程既无绝对的起点，也无绝对的终点，是一个周而复始、回环往复、不断延展、无休无止的循环。诠释学循环最形象的一个喻象大概就是词典，对任何一个字词的解释都必须借助于其他字词，无始无终，相互纠缠。①

简单而言，诠释学循环可以认为是在对一个特定文本进行解释时，理解者对作品整体的把握必须借助于对作品各部分的理解，而对部分的把握也必须借助于对作品整体的理解。施莱尔马赫则明确指出，部分与整体在理解过程中互为前提，相互促进，形成理解的循环运动，这是理解和阐释的一个重要原则。

（一）文本的整体与局部的循环

在这种诠释学循环里面，整体决定部分的意义，部分也决定整体的意义。当整体和各部分互相和谐，就是诠释的完成。这是施莱尔马赫的理解技巧与规则，也是诠释学的方法。如理解一句话，诠释者要先预设句子的整体意义，才能理解它的语词。假如他对句子一无所知，由于每个语词都有歧义，就无法判断句子的意思。如《伤寒论》原文的理解，我们常常需要先了解一条原文的提要，然后才能更好理解句中的症状与脉象。

（二）作者、读者与文本的循环

文本承载着作者的思想，若将作者创作时的心灵状态——生命整体的一部分，与他的生命整体进行循环，便能深入理解作者在创作时的精神内核。但这种循环往往无法达成，因为从文法解释跳到心理解释去，是一个

---

① 张跣.阐释、训诂与文本的规定性［J］.社会科学战线，2023（1）：152–159，282.

神秘且难以预测的跳跃。因为作者的心灵状态是主观化的。比如一幅画不是关于作者的，而是被画者存有的演出，文本的意义也不来自作者的主体性，而是它的客体意义之呈现。① 比如《伤寒论》探究的不是张仲景的写作目的或心理状态，而是外感病的辨证论治，可称之为《伤寒论》的中医学真理。即施莱尔马赫的名言"比作者理解他自己理解得更好"。

（三）理解的循环

诠释学循环在语文学方法论阶段就已经完成了文本内部的循环即整体与个别的循环。诠释学循环从语文学、方法学上的探究，虽然易于理解与操作，然而哲学家们并不满足于此，他们进行了更深一层的探讨。

理解的循环，可以缩减为与文本内循环相符的理解者在意识上的"主体性反思"。海德格尔的诠释学循环，进入了理解的哲学探究，思考的是"当理解运作时，必须在它的结构下运作"。理解的循环，没有主观与客观之分。在海德格尔看来，理解是设计投出到事物，得到意义，它反过来修正设计，让它再次投出，继续获得新的意义。由于设计而投出是理解的结构，所以理解无法停止诠释学循环，循环也无所谓终点或结束。在伽达默尔这里，诠释学循环成为传统的前见与传统文本间来回往返的游戏。读者随着文本的游戏而游戏。诠释者不是游戏的主体，他不主导游戏的进行。诠释就是传统中的前见和文本的相互激荡和彼此游戏，直至它们取得和谐协调，丰富了传统的内容。传统就是前见，传统不仅是诠释的先在条件，它更在诠释中流传下去。传统造成意识，因为它使意识能够意识事物；意识造成传统，因为它能使传统得以继续流传。如我们的西医学知识成为我们今天理解、诠释《伤寒论》的前见，我们无法避免，只能相互融合。

诠释者总是处于他熟悉的传统中，获得他的前见、研究兴趣、研究目的、方向和他预期的意义，又处于另一个流传下来给他的陌生文本中。②

---

① 陈荣华. 高达美诠释学：《真理与方法》导读［M］. 台北：三民书局，2011：147.
② 陈荣华. 高达美诠释学：《真理与方法》导读［M］. 台北：三民书局，2011：150.

（四）施莱尔马赫与狄尔泰的诠释学循环理论特征

诠释学循环起源于古典修辞学，它通过近代诠释学把说话艺术用在了理解过程上。人们只能通过个别来理解整体，并通过整体来理解个别，这是诠释学循环的基本原理。此时，诠释学循环还仅仅是文本内循环。施莱尔马赫指出，越了解部分，就越了解整体，越了解整体，就越了解部分。他对文本内循环进行了补充，认为诠释者只有在历史语境的基础上才能领悟整体的意义。成功的理解是通过在文本与语境之间的活动来实现的。要想完成这个循环，他认为我们就必须将自己置入其中。这个其中就是"作者的内心状态"。问题也就由此出现了。由"移情诠释学"招致的"退回到他人的主体性"不仅使得文本的"实际权力"面临半途而废的危险，而且诠释学想要阐明的"理解的神秘性"似乎也很难得到这样一个合理的重新建构。这样诠释学极有可能坠入心理学困境而无法反抗自然科学的攻击。狄尔泰对于施莱尔马赫的困难没有提出有效的解决方法，仍是在方法论层面深化施莱尔马赫的观点，提出诠释学的循环包括三种相互依赖的关系：单个词与文本整体的循环；作品本身与作者心理状态的循环；作品与它所属的种类与类型的循环。他把这种循环扩展到解释活动的理解与经验的关系上。

（五）海德格尔的诠释学循环理论

海德格尔"对诠释学循环的描述和生存论上的论证"为我们打开了这个问题的缺口。根据施莱尔马赫的观点，循环运动在整体与部分之间来回跑动，完成对文本的理解之后将最终消失，而海德格尔则认为，对文本的每一理解永远都是被前理解的先把握所规定。诠释学循环不再是理解的文本内循环，而是此在自身的实现形式。海德格尔认为不能把循环仅仅看作可用下述方式来避免的恶性循环，即与对象保持一个尽可能远的距离，以便使对象从观察者的角度来看获得一种独立性，就像我们所认为的自然知识一样。[①]

---

① 蒂茨.伽达默尔［M］.朱毅，译.北京：中国人民大学出版社，2010：63.

　　根据海德格尔的观点，诠释学循环更多的是其中隐藏着"最原始认识的一种积极的可能性"的循环，循环不可以被贬低为一种恶性循环，即使被认为是一种可以容忍的恶性循环也不行。当然，这种可能性只有在如上文所谈的情况下才能得到真实理解，就是不让向来就有的前有、前见和前把握以偶发奇想和流俗之见的方式出现。海德格尔的诠释学循环反思的最终目的，与其说是证明这里存在循环，毋宁说指明这种循环具有一种存在论的积极意义。

（六）伽达默尔的诠释学循环理论

　　诠释学循环在伽达默尔这里不是单纯的一种"方法论"的循环，而是描述一种理解中的本体论的结构要素。伽达默尔的本体论观点显然比海德格尔在存在论上的认识又前进了一步。有两个原因促使后来的伽达默尔追随其老师海德格尔对诠释学循环的阐释：第一，用诠释学循环可以相应地弄清理解的筹划特征；第二，只有当海德格尔将理解赋予了"生存论"的存在论转向，并且对此在的存在方式作出时间性的解释之后，上文所说的"时间距离"诠释学创新意蕴才能够被设想。伽达默尔的诠释学循环并不是形式上的自然。它既不是主观的，也不是客观的，而是把理解活动描述为流传物的运动和解释者的运动的一种内在相互作用。支配我们理解某个文本的那种意义预期，并不是一种主观性的活动，而是由那种把我们与流传物联系在一起的共同性所规定的。[①] 但这种共同性是在我们与传承物的关系中，在经常不断的教化过程中被把握的。这种共同性并不只是我们已经总是有的前提条件，而是我们自己把它生产出来，因为我们理解、参与传承物进程，并因而继续规定传承物进程。

　　诠释学循环的作用在于对流传物的理解与诠释。流传物对于我们所具有的陌生性和熟悉性之间的地带，乃是具有历史意味的枯朽了的对象性和对某个传统的隶属性之间的中间地带。诠释学的真正目的是拯救存在的这个中间地带。伽达默尔认为，诠释学循环表现了历史与现在的中介，它超

---

　　① 伽达默尔.诠释学Ⅰ：真理与方法［M］.洪汉鼎，译.北京：商务印书馆，2007：399.

越了一切历史距离和历史的陌生性。诠释者对他的文本的从属性，如同人的命运对自己历史的从属性一样，显然是诠释学的一种基本关系，它完全可以像在数学自然科学中那样在历史科学中得以证明。

在海德格尔与伽达默尔那里备受重视的"诠释学循环"，其方法论意义其实更甚于本体论意义。因此毋庸置疑，本体论诠释学也具有方法论的意义。尽管伽达默尔本人极力反对将他的理论视为某种方法论学说，但是在诠释实践中，特别是当其被运用于文学批评时，也确实被当作一种新的方法论来理解。如果从方法论的角度来概括伽达默尔学说，它就是一种读者中心论的观点。读者中心论作为方法论服务于伽达默尔理解本体论，理解的多元合理性，以及真理在理解过程中的自我呈现与生成均可通过这种方法论得到说明。但是读者中心论的观念也明显与上述诉求客观真理的方法论相抵牾，这表明，伽达默尔学说中同时也内在地包含着一种方法论意义上的冲突。①

---

① 潘德荣.西方诠释学史［M］.2版.北京：北京大学出版社，2016：361.

第二节 理解

什么是理解？我们常常将其视为一种学习方法或学习目标。例如，知识学习的目标常被设定为记忆、理解、应用三个层次。现行的考试大纲，如《2025 年全国硕士研究生招生考试临床医学综合能力（中医）考试大纲》，将这三个层次描述为"熟悉记忆""分析判断""综合运用"能力。也就是说，理解接近"分析判断"能力的考核，要求学习者能够将所学的知识与理论，进行分析判断。在诠释学看来，理解不仅是一种学习的方法，还是学习的目的，甚至就是学习本身。

理解是西方哲学史上的重要概念，围绕这一概念形成了不同的理解论。近些年，理解作为一种与认识相区别的认知方式，成为英美知识论研究关注的新热点。以意义与意向性（心理因）的关联为核心的理解论，选择从意义概念切入，在实践知识论的视域中研究理解问题，并将对语言及行动的意义的理解，诉诸言说者或行动者的"心理因"，尤其是意向性的把握。①

一、知识论的理解观

在当代知识论中，"理解"正在成为一个重要的话题。在过去几年里，一些有影响的知识论学者，如埃尔金、扎泽博斯基、克瓦维格和普理查德等不满于知识论将"知识"作为关注的焦点，企图重新"发现""理解"概念，并试图用它来替代"知识"概念，使之成为知识论的关注点。在他们看来，与"认识"相比，"理解"是更为显见的，它更好地反思或映现了世界，它是更大的理智成就。不过即便如此，"理解"依然未能被放置于一个特定的研究领域之上，依然不能成为一个与"自然因"的解释平行的，甚至涵盖自然事件解释的知识论理论。

---

① 陈嘉明. 知识论语境中的理解［J］. 中国社会科学，2022（10）：25–43，204–205.

在知识论中，理解有"目的因"和"自然因"之分。"自然因"是自然科学，"目的因"则侧重心理。

陈嘉明教授认为理解追求的是对事件的目的、意义与价值的把握。这些目标归结起来都属于主观性的"目的因"范畴。正是由于这类性质的主观性，因此在理解的目标追求上很容易产生分歧与争论。在陈嘉明教授看来，解决的途径在于建立目的、意义、价值与"真实性"之间的联系，使得对目的、意义与价值的把握导向对它们的真实性的把握。

陈嘉明教授所构想的"理解的知识论"与诠释学的不同之处就在于它并不把理解看作一个意义可以不断解释的过程，并不认为"最好的理解是作出与作者不同的理解"，而是认为理解的目标是达到一个真实的理解。[①]

二、理解即重构

施莱尔马赫提出了回溯的理解观。从 19 世纪开始，诠释学不再满足于仅作为规则汇集的语文学方法论，试图发展成为一门关于理解与解释的普遍科学或艺术。前文已经论述，施莱尔马赫在此过程中发挥了重要的作用。他把诠释学领域扩大到所有流传下来的文本和精神作品，而不只是《圣经》这类宗教神学著作。这样诠释学的任务就不再是接近上帝或神圣的真理，而是应发展一种有助于我们避免误解文本、他人讲话或历史事件的方法。如他所言："首先要像作者一样好地理解文本，然后甚至要比作者更好地理解文本。"[②] 所以伽达默尔指出，只有到了施莱尔马赫才使诠释学作为一种普遍的理解和解释的理论而摆脱了一切独断论的和偶然的因素。

施莱尔马赫认为理解过程不是别的，乃是一种创造性的重新表述和重构过程。施莱尔马赫把理解作为重构，并提出重构可分为客观的重构和主观的重构。客观的重构是"我们对语言具有像作者所使用的那种知识，这种知识甚至比原来读者所具有的知识还更准确"，是一种语言的重构；主观的重构则是"我们具有作者内在生活和外在生活的知识"，也就是对作者心

---

① 陈嘉明. "理解"的知识论 [J]. 哲学动态，2016（11）：69-75.
② 洪汉鼎. 当代西方哲学两大思潮 [M]. 北京：商务印书馆，2010：447.

理状态的重构。[①]

在施莱尔马赫看来，真正的理解活动就是让理解者与作者处于同一层次，通过这种与作者处于同一层次的活动，文本就被理解为它的作者的生命的独特表现。比如我们要想理解《伤寒论》文本，就要置身于张仲景所处的生活年代，越深入地接近那个时代，就越能更好地理解文本及文本所论述的临床经验。

对施莱尔马赫来说，理解并不表示寻找一种共通感或可共同分享的内容，而是在于规定理解者如何重构作者的意见的起源而达到作者的意见。另外，施莱尔马赫认为理解只是对作者意图或意见的重构，只规定理解者如何达到作者的意见，不涉及作品的真理内容。伽达默尔则认为，在这一点上，他与施莱尔马赫的观点有根本性区别。他认为，理解是相互理解，是互相达成一致的意见，不涉及真理内容的理解不是理解的成功，而是理解的失败。洪汉鼎教授总结施莱尔马赫的一般诠释学强调以下两点：①理解是对原始创造活动的重构，对原来生产品的再生产，对已认识东西的再认识；②理解者和解释者更优于作者自己的理解，理解这一创造性活动不是简单的重复或复制，而是更高的再创造，是创造性的重新构造或重新认识。这实际意味着作者并不是自己作品的理解解释者，作者并不比解释者具有更大的权威性，解释者的时空差距可能是更真实接近作者精神状态的条件。[②]

三、理解是体验

狄尔泰一生致力于为精神科学奠定认识论基础，把理解和解释确定为精神科学的普遍方法论，发展出一门关于理解和解释的科学——诠释学。前文已经论述，狄尔泰强调精神科学认识论的独特性，他把自然科学和精神科学这两种方法概括为"说明"（德文 Erklären）和"理解"（德文 Verstehen）。

---

① 洪汉鼎. 当代西方哲学两大思潮 [M]. 北京：商务印书馆，2010：471.
② 洪汉鼎. 当代西方哲学两大思潮 [M]. 北京：商务印书馆，2010：471-477.

"我们说明自然，我们理解精神"。狄尔泰认为，理解是通过自身内在的体验去进入他人内在的生命，从而进入人类精神世界。洪汉鼎教授认为费拉里斯《诠释学史》中的一句论述非常重要，即自然科学的解释并不改变现象实体，反之，精神科学的意义理解却能转换研究对象，精神科学的独立自主性在这里表现出来。①

在狄尔泰看来，理解是我们由外在感官提供的符号或表现去认识其中被固定了的生命或精神的过程。洪汉鼎教授将狄尔泰的理解概念，总结为三个方面：①理解是对于人们所说、所写和所做的东西的把握，这是对语言、文字、符号及遗迹、行为的领会；②理解是对于意义的把握；③理解是对人们心灵或精神的渗透。洪汉鼎教授认为这三个方面是统一且相互依赖的。②

体验就是去生活（英文 to live）。伽达默尔曾说："由于生命客观化于意义构成物中，因而一切对意义的理解，就是'一种返回'，即由生命的客观化物返回到它们由之产生的富有生气的生命性中。"如张仲景的临床经验客观化于《伤寒论》文本中，而对于这种临床经验的理解，我们只能从文本及临床中去体验，即通过临床实践来理解《伤寒论》。利科指出，诠释学的对象经常从文本，从它的意义和它的所指，转换到文本中所表现的活生生的经验。③同样地，我们也经常将《伤寒论》的原文，看作一个具体的临床案例，这就是用体验的方法去理解。

四、理解是存在方式

在施莱尔马赫这里，理解是一种重构，一种深度的移情。在狄尔泰看来，理解不同于说明，是深入个体内心的行为，是把握生命的表现。在海德格尔这里，理解是作为此在的原始存在方式，而不是此在的行为方式。洪汉鼎教授将海德格尔对理解的认识总结为三点：①理解是最基本的行为；

---

① 洪汉鼎. 当代西方哲学两大思潮［M］. 北京：商务印书馆，2010：484–485.

② 洪汉鼎. 当代西方哲学两大思潮［M］. 北京：商务印书馆，2010：486.

③ 洪汉鼎. 当代西方哲学两大思潮［M］. 北京：商务印书馆，2010：491–492.

②理解揭示此在；③理解就是解释。即伽达默尔所言的"理解不属于主体的行为方式，而是此在本身的存在方式"。①

　　当代哲学诠释学的开创者应是海德格尔。对他来说，理解的本质是作为此在的人对存在的理解。理解是此在的存在方式本身，而不是一种方法。因为，人最基本的特性就是他对存在的理解是他区别于别的存在者的地方。理解就是人把自己的可能性投向世界，即为自己的未来"筹划"。筹划表明理解是人这种此在的存在本质。因此，只要人存在，总是理解了自己和世界。存在的意义只有通过此在的询问才得以展现出来。理解存在本身是此在的一个明确的特性。探究存在的意义只能从人这个此在开始。因此，理解从根本上说就不是一个认识论的问题，而是一个本体论的问题。这样，诠释学就从根本上转向了本体论。

　　海德格尔对当代哲学诠释学的又一贡献，是他把现象学的方法运用于诠释学。他认为，现象学描述的方法上的意义就是解释。让现象显示出来就是解释，解释就是把事物看"作为"的那个事物。"作为"的结构组成了弄清被理解的某物的结构，它本身就构成了解释。理解"作为"结构是以我们把世界看成将成的世界而不是现成的世界为基础的。也就是说，在具体的解释开始之前，要解释的东西已经是我们预先已有的东西。这就是海德格尔所说的"前有"。除此之外，还有"前见"（预先看见的）、"前设"（预先假设的）。它们构成了前理解的结构。一切解释都是在前理解的基础上所达到的新的理解。

　　海德格尔对当代哲学诠释学的贡献，还在于他从意义入手，进入语言本体的分析。在《存在与时间》中，海德格尔就认为"言谈有一种特殊的世界存在方式"。在后期，海德格尔提出了"语言是存在之家"的命题。他认为，唯有言说能使人作为人的生命存在。存在是只有在语言之中把自己送到人那里的。"说话"就是存在展现于人。但这里的"说话"不是人的语言，而是语言在"说话"。事实上，语言才是人的主人。人只有在他倾听语言的呼唤，并回答语言的呼唤时才言说。语言召唤我们，把我们指向事物

---

① 洪汉鼎.当代西方哲学两大思潮［M］.北京：商务印书馆，2010：497.

的本性。当然，只有在诗的语言中，我们才能本真地听到语言的呼唤。在诗中，存在处于"敞亮"和"澄明"之中，真理因而出现。①

在海德格尔看来，理解的最本真的方式就是在事物自身的运作中让自身被揭示出来。所以，他有前理解的概念，又称前结构，包括前有、前见、前把握。前有指此在的理解存在与它先行理解的因缘关系整体的先行占有关系；前见指前有中的那些可以在这种特殊的理解事件中被解释的特殊方向；前把握是在前结构里被给出的可达到理解的概念。后期，海德格尔把诠释学在词源上与希腊神话的赫尔墨斯相联系，指出诠释学并不意指解释，而最先是指带来福音和消息。理解就是倾听这个最高存在命运话语的福音。万物出自语言，又回归语言。②

五、理解是事件

"理解"（德文 Verstehen），即某种明白显然的东西自己立出来了。伽达默尔认为理解并不在对一切所写东西的技艺精湛的理解中找到满足，理解毋宁是真实的经验，亦即与作为真理起作用的某物进行照面。照面即事件，即某种东西发生，即解释者并不是作为认识者寻找他的对象，他并非运用方法手段去"努力找出"对象的真正意义及其本来究竟是什么。③

伽达默尔继续遵循其师海德格尔所开辟的从认识论到本体论的诠释学转向，认为理解仍然是哲学本体论的。首先，按照伽达默尔的观点，理解的原始形式就是同意或相互一致。如某人向我们点头，我们能理解他所要表达的意涵。伽达默尔对"事件"这一概念的使用，来源于海德格尔。"事件"主要指的是一种历史性的发生和事件，不是我们一般意义上的因果事件或日常事件，而是有专门的所指。正是从海德格尔开始，"事件"日益成

---

① 章启群.意义的本体论：哲学解释学的缘起与要义［M］.北京：商务印书馆，2018：92-93.

② 洪汉鼎.当代西方哲学两大思潮［M］.北京：商务印书馆，2010：498-502.

③ 洪汉鼎.诠释学与中国经典注释——诠释学研究文集［M］.北京：北京燕山出版社，2015：206.

为现象学运动乃至当代外国哲学思潮中的一个核心概念。①

伽达默尔对于理解的前结构的认识，与海德格尔有所不同。伽达默尔认为，理解的正确性不在于避免前结构，而在于确认前结构。区分前结构，应该依靠时间距离。只有从某种时间距离出发，我们才可能达到对事物的客观认识，在时间距离没有给我们确定的尺度时，我们的判断出奇地无能，同时，唯有时间距离才使作品的意义真正显现出来。②这样，历史与时间距离相关联了。

伽达默尔在《真理与方法》中写道："一种名副其实的诠释学必须在理解本身中显示历史的实在性。因此，我就把所需要的这样一种东西称之为'效果历史'。理解按其本性乃是一种效果历史事件。"③伽达默尔认为任何理解都具有历史的条件性，另外理解者自觉地知道他自己的意识状态本身是效果历史意识。洪汉鼎教授将伽达默尔的理解理论总结为以下五点。①理解不在于解释现成的事物，不是主体对对象的单向认知行为，而是此在自身的能在与发展。②理解根本上不是一种主体行为，而是理解者介入传统的过程行动。③理解是参与理解过程的双方对某物达成一致。④理解不是一种简单的认识，而是一种经验。⑤理解就是一种事件，即活动的发生，问题的提出，要求的显现，与静观、沉思乃至冥想相对——后者无助于理解视域的生成。而真正的理解恰恰是要求在存在历史的实在与理解历史的实在之互动、综合的实践关系中完成的。④

理解作为一个"事件"，乃是因为伽达默尔认为理解和解释并不像方法论诠释学所认为的那样，是一项严格按照某种方法和程序而执行的过程，而是超越理解者的愿望和意识发生。⑤

---

① 魏琴.作为"事件"的理解——对伽达默尔解释学的深度解读［C］//傅永军.中国诠释学第18辑.济南：山东大学出版社，2019：45.

② 洪汉鼎.当代西方哲学两大思潮［M］.北京：商务印书馆，2010：516.

③ 伽达默尔.诠释学Ⅰ：真理与方法［M］.洪汉鼎，译.北京：商务印书馆，2007：407-408.

④ 洪汉鼎.当代西方哲学两大思潮［M］.北京：商务印书馆，2010：518-521.

⑤ 魏琴.作为"事件"的理解——对伽达默尔解释学的深度解读［C］//傅永军.中国诠释学第18辑.济南：山东大学出版社，2019：47.

伽达默尔受到海德格尔的影响，从根本上有一种反主体主义的现象学立场，以"艺术作品"为例，将哲学诠释学意义上的对象阐释为一种现象学意义上的"事件"。从现象学创始人胡塞尔开始，"现象"就被定义为自我给予、自我显现之物，而不是近代认识论中的"对象之物"。伽达默尔在《真理与方法》的第一部分，就探讨艺术作品的理解与解释问题。伽达默尔强调"游戏"独立于游戏者的意识而存在，"游戏"乃是"事件"的一种形象化表达，是伽达默尔对诠释学对象之存在方式的一种概括性表达。

伽达默尔将理解视为一个"事件"，从根本上突破了近代主体主义哲学及其科学方法论的思维模式，为精神科学勾勒了一幅全新的认识图景。理解者并不具有近代认识论意义上的认知主体地位，而是受制于各种事件性因素。理解者与理解对象之间的关系不是主客二分的对象性关系，而是一种遭遇关系、对话关系。[①]

最后，我们引用伽达默尔《真理与方法》中的两句经典论述"理解不属于主体的行为方式，而是此在本身的存在方式"[②]，以及"理解从来就不是一种对于某个被给定的'对象'的主观行为，而是属于效果历史，也就是说，理解属于被理解东西的存在"[③]，来结束本节。

[①] 魏琴.作为"事件"的理解——对伽达默尔解释学的深度解读［C］// 傅永军.中国诠释学第 18 辑.济南：山东大学出版社，2019：48-53.

[②] 伽达默尔.诠释学Ⅱ：真理与方法［M］.洪汉鼎，译.北京：商务印书馆，2007：533.

[③] 伽达默尔.诠释学Ⅱ：真理与方法［M］.洪汉鼎，译.北京：商务印书馆，2007：696.

第三节　真理

尼采认为真理无非是求真意志所创造出来的东西，而求真意志则不过是权利意志的一种表达。什么是真理，如果进入哲学领域，就要从头说起。首先要说明，哲学诠释学所理解的真理并不是传统意义上的"符合论"真理，即不是主观认识与客观对象相一致的真理，而是一种人文科学的"理解的真理"。在前文关于海德格尔和伽达默尔的介绍中，已经涉及了诠释学的真理理论，本节以真理观为出发点，进一步探讨真理理论，试图探索中医理论的真理问题。

一、关于真理

哲学家对真理的讨论，对中医人来说，了解起来，较为困难，但我们相信他们是以合理规则为出发点的。基于此，我们简单介绍以下三种真理理论。①

（一）符合论

在今天，我们一谈到真理，就会想到"实践是检验真理的唯一标准"，但对自然科学而言，这种真理理论，实际上是受柏拉图，尤其是亚里士多德以来科学建制所影响而形成的认识论真理观。真理的本质就是符合模式，即所谓真理的图像理论。正如亚里士多德所言："说某种是的东西不是，或者某种不是的东西是，这是错误的；而说某种是的东西是，或者某种不是的东西不是，这是正确的。"

---

① 罗伯特·所罗门，凯思林·希金斯. 大问题：简明哲学导论［M］. 张卜天，译. 10 版. 北京：清华大学出版社，2018：171–174.

（二）融贯论

融贯论起始于对符合论的反驳，它认为与事实相符合的说法不仅不能解释数学和逻辑中的真理，而且不能解释日常事实。当我们谈论真理的时候，我们的意思其实是这样的：真就意味着最能与我们的经验和信念的整体网络相一致。我们之所以接受一个原理，是因为它能与我们的其他原理相匹配；我们之所以接受一则论证，是因为它源自我们所相信的东西，而且由它导出的结论我们能够接受；我们之所以能就证据达成一致，是因为它与我们的假设相合，而且能够形成一幅融贯的图像。

（三）实用论

实用论为融贯论补充了一条附加的实践条件，即接受一条陈述或一种信念为真的理由之一，就是它是否能让我们更好地行动，是否能为未来提供富有成效的出路。说一种观点是真的，就是说它是我们所能获得的最有价值和最有前途的解释。但一种观点的价值可能不仅仅在于它的科学前景，还在于它的社会价值或精神价值，比如我们对道德和宗教的看法。

二、诠释学的真理观

真理（德文 Wahrheit）是西方哲学史乃至文化史上一个古老的基本概念，以海德格尔为代表的诠释者普遍认为该词源于古希腊文 aletheia（古希腊原文是 αληθεια，拉丁文是 vertias），原意为去蔽、展现、揭示，即对存在的阐明或解释。作为当代哲学诠释学主要代表的海德格尔、伽达默尔，先后重新挖掘、恢复了真理作为 aletheia 这一古希腊词的本义，并称之为开显（德文 Lichtung），为一种去除遮蔽状态。他们进而发展出一种当代哲学诠释学独特的真理态度与真理主张。[①]

西方诠释学的真理标准既不是符合论，也不是融贯论，而是新的意义开启，可以称之为"存在论"真理。诠释学的真理，既是真理的存在学，

---

① 洪汉鼎. 当代西方哲学两大思潮［M］. 北京：商务印书馆，2010：564.

又是真理的发生学。存在的真理即理解的真理，这表明真理的存在方式就是理解的存在，它既是历史性的，也是语言性的，并在根本上与此在生存的有限性相适应。海德格尔在《路标》的"论真理的本质"一文中指出："真理的本质上即是非真理。"伽达默尔说："并不存在任何永恒的真理。真理就是与此在历史性一起被给出的存在的展开。"①

（一）海德格尔的开显论

传统真理观是把真理的场所归于陈述或判断，而真理的本质就在于判断与对象的符合。在海德格尔看来，符合概念是十分空洞的，命题和事物是两种完全不同的东西，符合到底意味着什么呢？在《存在与时间》中，海德格尔从对此在的生存结构的分析出发来追问真理问题。

由于人文社科领域不同于自然科学，这种真理观在 20 世纪受到了严重挑战。海德格尔开启了另一种真理观，即真理不在于存在与思维这对立两极的相符，而是存在本身向理智的开显。存在是自我表现和自我呈现的，它使自身为我们知性可达到。这种存在论把认识当作存在本身的一种反思行动，而不看作一种认识主体的活动，真理从而是一种存在开显的事件，即存在开显其自身最特有的本质的事件。海德格尔说真理是发生，是事件，是从过去取出来，再带到当代面前，简而言之，真理具有自成事件性格，或者说就是自成事件。真理符合论与真理开显论的根本差别在于，真理是理智对存在的正确的认识，还是存在对理智的深层的开显，前者属于真理认识论，而后者属于真理存在论。②

（二）伽达默尔的真理观

在伽达默尔看来，现代科学主义的流行使人们从科学方法论角度去界定真理，这对真理概念产生了威胁，因此，诠释学重要的任务就是捍卫从希腊以来的真理理论。然而，他的代表作《真理与方法》并非旨在将真理

---

① 伽达默尔.诠释学Ⅱ：真理与方法［M］.洪汉鼎，译.北京：商务印书馆，2007：489.
② 洪汉鼎.当代西方哲学两大思潮［M］.北京：商务印书馆，2010：565-566.

与科学方法对立起来，而只是想表明真理超出了科学方法论的范围，这种真理就不是科学确定性意义上的真理，而是本源性的真理，只能通过诠释学加以阐明。这种本源性的真理到底是什么，伽达默尔并没有明确的论述，但实际上伽达默尔的真理观贯穿他的所有著述中，通过深入研究，我们可以把握它的哲学渊源及其一般特征。邵华认为伽达默尔是倾向于现代性的。伽达默尔将真理的相对性与绝对性、差异性和同一性、历史性与基础性巧妙地调和起来，但最终相对性归之于绝对性、差异性归之于同一性、历史性归之于基础性。[①]

伽达默尔继承了海德格尔在真理的意义上阐发的真理概念，认为真理就是去蔽，即事情本身的显现。他把真理的经验与美的经验相比较，认为两者都有一种自明性，而诠释学经验就是真理的经验，因为在我们的理解活动中总有某种明显的东西显露出来，无须在每一细节上加以证明，但我们足以认其为真。因此，美的显现和理解一样，都具有事件特征，这意味着真理是自行发生的，我们遭遇到真理，而非通过方法或范畴的规定去获得真理。伽达默尔在《真理与方法》中说："理解毋宁是真实的经验，亦即同作为真理而发生作用的东西的照面。"这里我们可以发现伽达默尔真理观的现象学精神，即面向事情本身，避免人为的规定活动。邵华通过研究指出，虽然伽达默尔的真理观主要承袭海德格尔，但我们也可以从中发现黑格尔的影响。黑格尔主张一种超越符合论的哲学真理观，强调真理内容的自在性和自明性，这和伽达默尔是一致的。[②]

三、真理的特征

（一）历史性

对真理的历史性的强调是伽达默尔真理观的一个重要方面。19 世纪末

---

① 邵华.伽达默尔真理观探析［J］.武汉科技大学学报（社会科学版），2013，15（5）：483-488.

② 邵华.伽达默尔真理观探析［J］.武汉科技大学学报（社会科学版），2013，15（5）：484.

历史研究中的历史理性批判导向了诠释学，而这又促进了诠释学的历史意识，使得诠释学的发展受到历史主义立场的支配。不过伽达默尔明确地反对这种历史主义，因为这种历史主义是一种历史客观主义，它承认认识对象的存在具有历史性，认为时间距离是我们认识的阻碍，要认识对象本身获得真理，就要通过某种方式克服时间距离。这种历史客观主义继承了启蒙运动的偏见，相信能像自然科学一样达到对历史的绝对客观的认识。

伽达默尔引入了"第二等级的历史主义"这一概念，他指出："它不仅把一切认识的历史相对性同绝对的真理要求相对立，而且还思考作为其根据的认识主体的历史性，并因而能够把历史的相对性不再看作真理的局限。"伽达默尔是赞成这种第二等级的历史主义的，他强调作者和解释者都被特定的历史情境所规定，不仅我们的理解对象，而且我们的理解活动本身，都要受到历史潮流和时代兴趣的影响，由此他发展出时间间距、视域融合、效果历史等理论。这种第二级的历史主义实际上是立足于一种生存论立场，从人的生存的历史性出发揭示人类认识的有限性，因此，并不存在任何永恒的真理。真理就是与此在的历史性一起被给出的存在的展开。

另外，伽达默尔并不赞同黑格尔的历史发展观，他并不认为真理在历史中有一个不断上升的发展过程，现在就比过去理解得更好，更不承认有一个认识的完满时刻，而是强调历史的不断变化，以及真理在不断变化的视域中的变化。伽达默尔认为历史思维的尊严和真理价值就在于承认根本不存在什么"现代"，只存在不断更换的未来和过去的视域。①

（二）语言性

在伽达默尔看来，人的一切认识都是在语言中形成的，而语言本身又是开放性的系统，它总是在历史的传承中变化发展，所以对于真理的历史性的理解必须在语言性上得到深化。

伽达默尔对语言的探讨是其哲学诠释学中最具思辨性的部分，为诠释

---

① 邵华．伽达默尔真理观探析［J］．武汉科技大学学报（社会科学版），2013，15（5）：483–488.

学提供了一种存在论的视域，这鲜明地体现在他的"能被理解的存在就是语言"这一著名论断中。这一论点实际上指出了语言和理解之间的本质关联，它表明理解以语言的形式进行，一切理解都发生在语言当中，语言就是理解本身得以进行的普遍媒介。

伽达默尔通过语言的思辨性，主张事物和其语言显现的同一性，从而扬弃了自在之物。语言的思辨存在方式的存在论意义就表现为："虽然语言表达的东西是同所说的语词不同的东西，但语词只是通过它所表达的东西才成其为语词。只是为了消失在被说的东西中，语词才有其自身感性意义的存在。反过来也可以说，语言表达的东西决非不具语言的先予物，而是唯有在语词之中才感受到其自身的规定性。"

所谓思辨性本质上就是反思，即把自在之物认为是为我之物，它体现了一种反映关系（事物反映在主体中）。这里反映本身就被看作事物的纯粹表现，两者是同一的，因此事物进入到语言表现，并不意味着获得第二种存在，而是事物的语言表现就属于事物本身的存在。

另一方面，伽达默尔也避免传统的"逻各斯中心主义"，这表现为他在语言中加入了历史的维度。语言植根于人的生活之中，具有历史的局限性，通过语言显现的真理并不是绝对的。但语言也是开放的，它能不断扩展自身，就仿佛一个自我生长的有机体。这一方面表现为我们可以创造出新的语词或赋予已有语词以新的意义；另一方面也表现为对所说的语言可以进行无限的解释。我们并非生活在一个封闭的语言世界中，相反这个语言世界是动态发展的。虽然我们具体使用的语言总是有限的，但我们总是能在历史的运动中突破语言的局限性，从而反映事物的更广泛的意义。因此，我们可以对事物无限地言说，意义的理解也表现为一个无限的过程。

不过把语言作为真理发生的场所难免会引起人们的质疑，因为在现实的语言使用中常常会发生欺骗、误解等现象。哈贝马斯就指出，语言并不决定其他一切，相反它总是受外界的决定（如科学技术、权力等），因此语言不是不受干扰的表达真理的媒介，相反统治和权威往往通过语言对人们施加影响，从而维护统治阶级的利益，使不平等的社会关系合法化，因此语言往往会遮蔽真理。伽达默尔也承认这种观点有它的道理，并非所有对话都能获得真理，这需要一定的条件。在伽达默尔看来，只要我们在交谈中不固执己见，开放自身，服从论题的指导，并充分考虑对方见解的力量，那么随着对话的深入，正确的东西会越来越巩固，直到真理作为最后的结果而出现。真理不是预先存在着，等着我们去发现，而是通过对话交流达成的共识，它往往超越了对话双方原有的见解，是视域融合的结果。

伽达默尔的代表作《真理与方法》并不是旨在将真理与科学方法对立起来，而只是想表明真理超出了科学方法论的范围，这种真理就不是科学确定性意义上的真理，而是本源性的真理，只能通过诠释学加以阐明。这种本源性的真理到底是什么，伽达默尔并没有明确的论述，以致有人嘲笑在《真理与方法》中既没有真理，也没有方法。①

---

① 邵华．伽达默尔真理观探析［J］．武汉科技大学学报（社会科学版），2013，15（5）：483–488.

结　语

　　真理一直是一个令人肃然起敬，却又使人望而生畏的问题。对于何谓真理问题的回答在历史上存在着三类不同的观点。①符合论。这是传统的（包括所谓的唯心主义和唯物主义）认识论的观点，其立论的基础，就是设定认识对象的背后有一个永恒不变的、客观存在着的本质，这个本质或者是精神的（比如黑格尔的"绝对观念"），或者是物质的（比如唯物主义者的"客观实在"）。所谓真理，就是对于认识对象的描述与其本质"符合一致"。这种看上去很有说服力的，特别是唯物主义的观点面临着一个难以逾越的难题，即如果我们不是事先知道了某物的本质，我们又何以知道对某物的描述与其本质符合一致？对于这种"一致性"的判断依据是什么？②建构论与生成论。两者均非在主客体的认知关系中谈论真理问题。或许它们并不想在根本上否认"客观真理"的存在，但由于这种真理实在是可望而不可即的，便放弃了这一认知性的目标，而试图通过主体之理性来建构"真理"（康德），或者干脆将"真理"视为此在（亦即人的存在）的存在状态本身（海德格尔、伽达默尔诠释学）。如此一来，真理就变成了在我们的意识中"真实"存在的东西。正如我们所看到的，这种真理观很容易滑向"相对主义"。③美国哲学家普特南的《理性、真理与历史》一书提供了一条新的思路，将我们的目光从"真理性"引向了"合理性"。依他之见，在真理概念和合理性概念之间有着极其密切的关系，用以判断什么是事实的唯一标准就是什么能合理地被接受。我们不能说真理是心灵对于世界的正确的摹写，也不能说心灵构造了世界，某一陈述被视为真理，是因为它被我们认为是合理的，且被接受了的。①

---

①　潘德荣.西方诠释学史［M］.2版.北京：北京大学出版社，2016：357.

第四节　文本

伽达默尔说："研讨对文本的理解技术的古典学科就是诠释学"[①] 他亦说："文本这一概念并非只是文学研究的对象领域的名称，而诠释也远非仅是对文本的科学解释的技术。"在伽达默尔的理论体系中，两者紧密关联且被赋予了新的认识论内涵。本节以中医理论与文本研究为出发点，着力构建诠释学视角下的文本理论框架。

潘德荣教授对此有重要补充论述："我再重申一遍，诠释学并不诠释具体的文本，它的价值不在于诠释出文本的内容，或者为某种诠释提供新的证据。现代诠释学，就其本质而言，就是哲学，确切地说，是实践哲学。它并不能取代解经学，诠释学与解经学分属于关系密切但又属于不同的研究领域，解经学为诠释学提供了丰富的思想资源，其中也包括我们鲜活的解经经验；诠释学孕育于解经学，是在解经学基础上展开的哲学反思，从反思中获得的成果亦将反哺于解经学，使之日臻完善。如果要求诠释学必须诠释出什么内容，无疑是以诠释学取代了解经学。"[②]

一、哲学对于文本的定义

在中医学领域，我们更熟悉的是文献（Literature），文献常指经过不同时代不同作者的训解与修订，或因文献刊刻版本不同、传抄过程中辗转引用，或因编修者的编修宗旨不同，流布方式多样；或同一时代不同作者的修订与改编等方式，产生了多种文本现象，尤其是同一文献的多文本、多途径传播。《伤寒论》尤其如此，其传本源流之复杂堪称中医古籍之典范。

---

① 伽达默尔.诠释学 I：真理与方法［M］.洪汉鼎，译.北京：商务印书馆，2007：230.

② 潘德荣.汤一介与"中国诠释学"——关于建构"中国诠释学"之我见［J］.哲学分析，2017，8（2）：150-159.

"文本"（英文 text）一词来自拉丁文 textus，意指"质地"（英文 texture），textus 一词来自动词 texo，为编织，揭示了文本是某种基本东西编织而成的生成特征。从语言学上，可以称文本是一组文字、词语经编织而成，通过语句组合形成完整意义单元。所以利科说，文本有三个特征：组合、编码和风格。组成就是指文本是由一连串的语句所组合而成的。

哲学上关于文本的定义一种是分析哲学的语言学定义，文本是由一组文字符号按某种规则而构成的，这些文字符号在一定语境中被作者选择并赋予某种意向，以此向读者传达某种意义。这里所谓的符号是广义的，指人类的行为、信仰、观念、作品和文本，狄尔泰称之为"精神的客观化物"，贝蒂称之为"富有意义的形式"。因此，诠释学是一门非常广泛的学问，应当说是当代一门最广泛的精神科学或人文社会科学。另一种是法国哲学家利科从语文学得出的定义，文本是书写所固定的话语。洪汉鼎教授认为，前者强调文本是由一组文字符号按某种规则而构成的合成物，是由作者在某语境中选择并赋予意向，以向读者传达某种意义；后者则是从事物产生的过程而来的。①

伽达默尔认为两者均缺少历史性，不能揭示文本的本质。他说："'文本'在此必须被理解成一个诠释学的概念。这就是说，不要从语法学和语言学的角度看待文本，亦不要把它看作完成品。"洪汉鼎教授指出，伽达默尔的文本，有两种类型，即"有真理内容的权威文本与有实践经验的事后形成的文本"。

二、传统文本理论

传统的文本定义，一般从语言学角度出发，文本是由一组文字符号依特定规则组合而成的符号系统，这些文字符号在一定语境中被作者选择并赋予某种意向，以此向读者传达某种意义，这也符合拉丁文的意涵。

---

① 洪汉鼎.诠释学与中国经典注释：诠释学研究文集［M］.北京：北京燕山出版社，2015：105.

洪汉鼎教授[①]指出，这种定义表明文本需要三个构成条件：其一，需存在特定创作主体（单数或多数作者）；其二，该主体在特定语境中通过特殊方式完成符号的遴选与序列化；其三，此符号系统承载着向特定语境中的目标读者传递既定意义的创作意图。这三个条件，至少包括五个要素：作者、符号、语境、读者与意义。

第一，作者是文本的创作主体、文本建构者与意义赋形者。在这里面，要辨明作者意图与文本意义的本质差异。作者创作文本时，一定有想要表达的意义，但不一定能在文本中表达出来，作者对文本意义的理解与表达存在主观局限性，而文本实际所呈现的意义更为客观，所以当代诠释学特别强调，当文本被作者创作后，文本即开启其自主意义场域，甚至如利科所言"阅读行为本质上预设了作者的'象征性死亡'"。

第二，符号是人类文化和文明的特殊工具，作为工具说明它具有自身之外的意义。文本由符号组成，是符号构成物。就中文典籍而言，除汉字本体外，尚包含句读、版式等构成要素。在分析语言学家弗雷格这里，符号有所指和能指的分别，所指对应符号的客观指涉物，而能指关涉符号的认知内涵，在符号所构成的语句里面，于符号建构的语句层面，命题真值构成其表达内核，而思想维度则形成其意义外延。

第三，语境是决定符号当时的意义及文本意义的东西，排列相同的符号在不同的语境中可能被赋予完全不同的意义。语境（英文 context），词源学上源自拉丁文"con-"（共同）与"textus"（编织）的组合，意指与文本共生却外在于文本的阐释场域。语境具有历时性流变特征，作者创作语境与读者接受语境之间必然存在时间与空间的差异。虽然施莱尔马赫要求阐释者重构作者原初语境，但显然这是难以企及的理想状态，唯可趋近而不可达致。

第四，读者是作者通过符号系统传递意义的受体，亦是文本意义的现实化主体。在现代诠释学中，作者经由符号赋予的文本意义并不等同于读

---

① 洪汉鼎.诠释学与中国经典注释：诠释学研究文集［M］.北京：北京燕山出版社，2015：52-56.

者阐释的意义，时代语境差异导致阐释必然产生历史间距。另外，读者的主观意向不可任意宰制文本意义，这是传统文本理论与现代诠释学的关键差异。读者的意义建构既非全然自由，亦非无限延展，须受文本客观结构的制约。

第五，文本意义是作者意图与读者阐释的动态统一体，它既是作者的意向，又是读者的理解。当代分析哲学关于意义研究，主要存在三大理论范式：指称论、观念论和实用论。指称论主张文本意义取决于其指涉的客观事实，偏重作者中心论；观念论强调文本意义关联于读者的认知图式，倾向接受美学维度，这是一种读者接受论；实用论则关注文本在具体语境中的功能实现，注重实践效用，这是作者与读者各自发挥的意义理论。三者的理论分野，折射出传统文本理论的内在张力。

三、利科的文本理论

利科专门撰文《什么是文本？说明与理解》，文中首先提出："文本是由书写而确定了的话语。根据这一定义，由书写而确定化就是文本自身的构成。"因此也可以说，书写所确定的是能被说的话语，这就涉及中医观点中"可以意会不可言传的问题"。在利科看来，文本只有当其不再局限于抄写先前的话语，而是当它以书写符号刻写话语的意义时，它才是一个真正的文本。

在利科的理论中，首先探讨了文本与言谈（英文 speech）之间的关系。书写——阅读关系并非说话——问答关系的一种，他强调："它不是对话关系，不是对话的情形。"文本的阅读不是作品与作者对话，读者与作者之间不存在对话的交流，作者不回应读者。文本把写作行为和阅读行为分开，"读者远离书写行为，作者远离阅读行为"。他指出："与书写相伴随的是意向去说（英文 intention-to-say）的话语，而且书写就是对意向的直接刻写，即使从历史和心理学的角度看，书写一开始就是对言谈符号的文字记录。书写的这一解放就是文本的诞生，它把后者（书写）置于言谈的位置。"

利科还提出"书写保留话语，并使之成为个体和集体记忆的有效档案"，符号的线性化允许对语言所有的连续和不连续特征进行某种分析性和明确性的翻译，因而增强了符号的有效性。之后，利科指出，虽然这种保留和增强有效性以文字符号记录口头语言，但是文本取代言谈，语言与世界的指称关系发生变动。"含义消失在指称之中，指称则消失在显现的行为之中"。

利科认为，文本并不是没有指称的功能，而是没有存在于某个具体世界。我们可以称为环境不同，例如我们对于六经的理解，已失去了张仲景所处时代的世界图景。"基于这一与世界关系的消除，每个文本都可以自由地进入到与其他文本的关系中，而其他文本则取代了由活生生的言谈所指的间接世界"。

书写使得词语与物体分离，"在物的面前，词语不再使自己黯然失色；书写词语变成了自身的词语"，这是书写的积极意义。

另外，利科将作者称为第一读者，文本与其作者的间距是第一个阅读现象，作者是由文本所规制的，作者站在通过书写而被刻录和追踪的意义空间面前，"文本就是作者显现之所"。[①]

总结起来，利科的文本理论，可以归纳为如下要点：第一，文本独立于作者，而具有自主性；第二，文本的读者不再是固定的，而是未知的，可以是任何人；第三，文本与其产生的世界分离，形成独立语境；第四，文本失去原有的意义，却生成新的诠释空间。

四、伽达默尔的文本理论

伽达默尔的文本概念相较于传统文本理论与利科的文本理论更具理论高度。他认为，真正称之为文本的东西绝不是那种任何人所写的普通便条，文本一定是具有意义和价值的东西。所以他的文本有两个历史特征，即有真理内容的权威文本与经过实践检验的经验文本。

伽达默尔给出的文本两大条件可以说是诠释学定义文本的核心准则。首先，文本必须是经典，且持续被公认为真理载体，我们今天在各民族那

---

① 利科.诠释学与人文科学［M］.孔明安，张剑，李西祥，译.北京：中国人民大学出版社，2011：106–110.

里都可以找到这些经典，而且今天我们的学者主要研究和阐释的也是这些经典，这些经典都有其自身的真理内容，需要我们不断地理解和诠释。其次，文本必须是经过长期不断实践和理解的著作，即文本与其理解解释构成有机整体，甚至我们可以说理解与解释构成文本的本质属性，若失去持续的解释理解，文本将失去生命力，人类文化传承发展亦将中断。前者体现文本的原典性与原创性，后者彰显其开放性与发展性。唯有兼具双重特质，方为真正的文本。

洪汉鼎教授关于伽达默尔的文本概念，另外做了如下分析：首先，文字固化的文本提出真正的诠释学任务；其次，伽达默尔通过论证表明，语言传承物的价值高于非语言传承物，而书面语言传承物又优于口头语言传承物。[①]

五、贝蒂的文本诠释原则

意大利罗马法专家、哲学家埃米利奥·贝蒂（Emilio Betti，1890—1968），于1948年任罗马大学教授，在罗马大学任教期间，贝蒂已经完成了从罗马法研究向精神科学方法论诠释学研究的学术转型。至此，这位法学家不仅继续从事法学研究，还执着而坚定地从事诠释学领域的研究。1948年5月15日，贝蒂在其教授任职演讲的报告中，描绘了一幅诠释学理论图景，并将其具体表述为"所有精神科学共同方法论的一般诠释学"。1950—1955年，贝蒂在德国主持诠释学讲座，并将其解释理论体系的各个方面加以具体展开。[②]1964—1967年，贝蒂亲自将《解释的一般理论》译为德语，以《作为精神科学一般方法论的解释理论》为题在德国图宾根出版。

贝蒂的诠释学属于旨在正确解读客观心灵的诠释方法论，他沿着施莱尔马赫与狄尔泰的方法论诠释学的道路，与海德格尔、伽达默尔所代表的

---

① 洪汉鼎.诠释学与中国经典注释：诠释学研究文集［M］.北京：北京燕山出版社，2015：68–72.

② 王子廓.埃米里奥·贝蒂诠释学方法论研究［D］.上海：华东师范大学，2018：21.

本体论诠释学分庭抗礼。哲学诠释学之集大成者伽达默尔，虽然曾与贝蒂就彼此的重大理论分歧进行过多次交锋，但仍然对贝蒂的诠释学研究予以较高评价，他认为贝蒂对诠释学问题进行了"探索性和系统性的整理"，并"完全避免了天真的历史客观主义的危险""避免过高估价主观意见"。

贝蒂的诠释学是一个三元结构：解释者精神——含有意义的形式（文本）——作者精神。文本是精神意识的客观化物，也就是含有意义的形式。贝蒂认为，解释过程中的主体是解释者，对象是含有意义的形式，这和任何认识过程中可以找到的主体和客体一样，只是在这里需要引起注意的是：我们并不研究任何客体，而只研究精神的客观化物，解释的任务就在于"重新认识这些客观化物里的创造性思想，重新思考这些客观化物里所蕴含的想法或重新捕捉这些客观化物所启示的直觉"。由此可以推出，"理解不仅是对意义的重认（德文 Wiedererkennen）和重构（德文 Nachkonstruieren），而且是对作者精神（他者精神）的重认和重构"。这就是说，虽然我们将精神的客观化物作为我们的研究对象，这种对象已不是纯粹的客体，但是，"客观化物"仍非解释的目的，解释的目的是重构他者思想（德文 Gedankengut），并内在地将其转化为某种自我形成的东西被重新创造出来。

解释的四个理论环节是贝蒂诠释学四项原则的重要基础。其中，语文学环节、校勘学环节、心理学环节分别指向自主性原则、意义圆融性原则和理解的现实性原则；而技术型态学环节一方面直接指向诠释意义之符合原则，另一方面又体现出对于诠释学四项原则的补充。同时，解释的四个理论环节在诠释活动中交替进行、相互补充、循环往复。

六、赫施的文本理论

赫施（E.D.Hirsch）是美国的教育家、文学批评家与诠释学家。退休前长期担任弗吉尼亚大学人文学院教授。他在美国文化教育改革中提出以文化素养为中心的教育改革方案。1967 年，他发表了《解释的有效性》和《解释的目的》两本诠释学著作，系统提出文本含义取决于作者意图的核心观点，并与伽达默尔的诠释学、罗兰巴特的"作者之死"概念，以及德里达

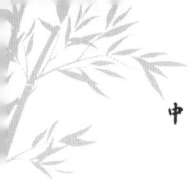

的解构主义诠释学展开理论论争。赫施的文本认识论可界定为作者意图决定论。作者在写作文本时，必然有自己的写作意图存在，也必然将自己的写作意图付诸文本，作者是文本的写作者，是文本含义的给予者，这是文本诠释的必要前提。①

赫施认为，理解的真正目的就是重建作者的意图，作者通过文本想要表达的含义才是衡量诠释是否有效的客观标准，他批判主观主义诠释学过度强调读者中心主义，这种取向必然导致诠释相对主义的理论困境。

赫施的文本理论中，有两个关键的概念，即含义（英文 meaning）与意义（英文 significance）。他通过历时性分析揭示："对作者而言，原作的意义可能发生重大变迁，但原作的含义始终恒定。""文本含义具有超时间稳定性，而文本意义则会随语境转换发生迁移"。这两个范畴的本质区别在于：含义是内在于文本符号系统的确定指涉，由作者选用的语言符号体系所固着；意义则是含义与诠释主体（包括作者自身）在特定时空条件下建立的动态关系。当作者在不同历史语境中反思作品时，改变的并非文本客观含义，而是主体与含义之间的意义关联。

从诠释学的过程来说，赫施的诠释学理论是以文本为中心的，其含义必须是从文本中推测并得到检验的，文本的客观性、文本语境的确定性就为正确回到作者原意提供了条件。

赫施认为："所有书面形式的解释和所有超越个人经验的解释目标都必须满足一个前提，那就是作者的含义是固定的同时也是可复制的。"他进一步指出："一个文本只能代表作者或者说话人的言语，换句话说，含义不能独立于作者而存在。"所以说文本含义就是作者的含义。

另外，类型（德文 Art，英文 type）和范型（德文 Genre，英文 genre）概念在赫施理论体系中具有特殊方法论价值。类型指作者通过语言符号系统表达且可被他人理解的意义单元，其本质是词语含义的意向性投射。范型则是决定文本整体含义的类型集合，既规约着词语的语义边界，又构建了部分与整体的诠释循环。正如赫施所阐释："这种范型是一种整体含

---

① 张守永 . 赫施的诠释学思想［M］. 北京：中国社会科学出版社，2019：214–216.

义，通过这个整体含义，解释者可以正确理解这个具有确定性整体的各个部分。"

赫施的理论自问世即引发学界持续论争，无论如何，其对现代诠释学理论建设的推动作用毋庸置疑。赫施的最大贡献就在于他提出了含义与意义这两个概念，不仅承认了哲学诠释学中的合理成分，也纠正了普遍诠释学中的绝对客观主义，使得现代诠释学在主观与客观、读者与作者之间的矛盾得到了调和。①

七、经典与经典诠释

对于诠释学而言，作者、文本与读者构成三维诠释要素，三者互动形成不同取向的诠释学，其中着眼于文本原义的称为文本中心论。探究文本原旨的学术进路，因其客观性特质而备受中医研究者，尤其中医经典研究者所重视。文本的本质属性及其在诠释学中的定位，构成本节的核心论题。需要强调的是，文本始终居于诠释学研究的中心场域，方法论建构固然重要，但经典与普通文本的差异性、经典的特异性本质等命题，仍需进行专题性理论探讨。

（一）经典的特质

1. 权威性

权威性的本质源于理性主体的自主抉择。未经理性审视的强制性认同，实为思想禁锢的典型表征。任何历史时期的社会思潮都可能异化为非理性权威，这正是批判性思维需要解构的对象。经典的权威性源自诠释主体的自发尊崇，而非外部力量的强制性赋予。从诠释学视角观之，权威性是自己理性的选择和对更高理性的认识和尊重。当文本产生权威性时，往往就升华为经典。但从诠释学角度仍要坚持经典不是唯一的真理，对权威的盲

---

① 杨宇威.回归文本——赫施对诠释学的批判与重构［J］.平顶山学院学报，2017，32（1）：49-51.

从意味着理性精神的式微，而对经典的怀疑恰是理性觉醒的明证。[①]

2. 无时间性（超越时间性）

经典超越时空的特质，不在于它表达了具有某种永恒性的理论，而在于不同时代的人都可以发现它在当下的价值。经典本身有一定的东西是不同时代的人都可以去追寻的。正如张隆溪[②]所述："经典并非凝固于历史长河的静态存在，其超越性体现在突破具体时空框梏，通过历时性诠释持续焕发现实意义"。这种动态超越性使经典始终作为"活的传统"，参与当下意义的建构。

3. 文化性

经典具有文化性，也就具备了诠释学所讲教化的功能。跨文化视域下的经典研究显示，各文明体系的核心经典皆具三重文化使命：承载传统价值观念、规范群体行为范式、维系文化认同纽带。正是这种文化基因的稳定性，使经典成为沟通古今的精神桥梁。

彭启福与张凯[③]通过类型学分析指出：经典著作的确立需满足三重标准：其一，具有持久的影响力。经典不是一时流行的时髦作品，它要在时间的长河中不断经受考验，在不同历史时代中产生重要的影响。经典乃是在时间持续中颠扑不破的作品，或者如诺贝尔文学奖得主南非作家库切所说："历经最糟糕的野蛮攻击而劫后余生的作品就是经典。"其二，具有空间的播布力。经典不是只适用于一地的狭隘作品，它能够超越空间地域的限制，对其他地域的社会生活产生重要的影响。其三，具有思想的创造力。经典不仅自身具有原创的思想，而且能够激发它的理解者和解释者在新的语境中创造出新的思想。这种思想的创造力，是经典能够具有超越时间和空间的限制，产生绵延不断影响力的根本原因。

潘德荣[④]教授从实践诠释学维度强调：经典是时代精神的结晶，包含着

---

① 周裕锴.中国古代阐释学研究［M］.上海：复旦大学出版社，2019：210.

② 张隆溪.阐释学与跨文化研究［M］.北京：生活·读书·新知三联书店，2014：62.

③ 彭启福，张凯.诠释学视域中的学术创新［J］.河南师范大学学报（哲学社会科学版），2014，41（6）：28–31.

④ 牛文君.理解与方法：诠释学视域中的方法论之辨［M］.北京：人民出版社，2022：5.

一个民族的历史记忆，也蕴含着我们关于未来的理念，中国诠释传统对经典的重视，正源于其价值导向性与实践指向性。

此外，经典诠释者更需考量受众的个性化条件（如时代需要、生活体验、知识结构、话语习惯以及其他个性化因素）来进行经典内容和诠释形式的选择，以此提高经典诠释的效果，使经典文本具有时代性意义。经典的历史性、问题的现实性、答案的生成性，是诠释学对话的实质和核心，甚至也可以说，是经典诠释的实质和核心。[①]

在方法论层面，客观主义的解释方法以作者和经典（客体）为中心，主观主义的解释方法则以解释者或读者（主体）为中心，在某种意义上说，伽达默尔的哲学解释学以"视域融合"实现二元对立的超越。因此，所谓"视域融合"包含着对经典与解释者的双重"限制"，经典需要解释者来体现其意义，解释者总是在与经典的视域相融合中理解和解释经典。另外，"视域融合"也是对经典和解释者的双重"解放"，它使经典向现代敞开，也使解释者向经典开放。所以，"视域融合"既不是主观的也不是客观的，不如说它消除了设置在经典和解释者之间（主体与客体之间）的障碍，使得富有成效的理解和解释成为可能。[②]

（二）经学与经典诠释

在诠释学视域下，文本能否成为"经典"，不仅取决于作者的创作，而且取决于读者的理解与解释。若将优秀文本喻为"千里马"，那好的理解和解释就是其"伯乐"。需要特别指出的是，当代"经典诠释学"概念的形成具有跨文化特征，与本土自生的"经学"不同，今天所讲的"诠释学"乃是在西方诠释学传入中国之后衍生的一个概念。洪汉鼎教授及彭启福教授均称之为"经典诠释学"（后续章节将专论），因此，要厘清"经典诠释学"所意谓的"经"或"经典"之涵盖范围，就不能撇开西方诠释学的背景。

[①] 彭启福. 论经典诠释中的权责问题［J］. 学术界，2019（5）：42–50.

[②] 张志伟. 创建"中国解释学"的意义——从哲学解释学的视角看［J］. 社会科学文摘，2020（10）：83–84.

彭启福[①]在比较研究中明确指出，合理的方式不应该是重拾"经学"，走"经学"重构之路，而应该是通过对西方诠释学的批判性反思，结合中国本土文化的特点，建构一种中国式的"经典诠释学"，即从"经学"走向"经典诠释学"。与"经学"相比较，"经典诠释学"有着很大的不同，这种范式转换体现在四个维度：

1. 在研究对象上，从"经"（狭义）转变为"经典"（广义）。

2. 在研究立场上，从"宗经"转变为"尊经"。

3. 在理解向度上，从"回溯"转变为"延展"。

4. 在理解方法上，从"还原的方法"拓展到"对话辩证法"。

这些不同，也使得"经典诠释学"在经典文本的理解上，不仅能够保持"经学"本有的文化保存与文化继承的优点，而且能够消除其活力不足的弊端，推进中国本土文化的发展。

首先，"经典诠释学"意义上的"经典"乃是一种大文化概念。同理，中医经典，也不应该仅包括所谓的"四大经典"。其次，"经学"与"经典诠释学"在研究对象上的区别，还体现在"经学"所专注的是对"经"本身的诠释或再诠释（包括"传""注""疏""解"等），而"经典诠释学"所专注的则是"对经典的诠释"本身。前引洪汉鼎教授有关圣经诠释学与中国"经学"相类似的说法，其实已经以一种迂回的方式说明了中国"经学"与"经典诠释学"在这一层面上的区别。

如何实现中国传统文化的传承与发展？如何去发掘中国经典文本中蕴含的思想价值？目前学术界形成了两种不同的思路：其一，是"新经学"之路，力图通过对"经学"的重塑，引导人们去关注传统经典，挖掘传统经典的价值，激发传统文化的当代活力；其二，是"经典诠释学"之路，即主张通过对西方诠释学的批判性反思，建立一种中国式的"经典诠释学"，开启传统经典文本的当代意义，推进中国传统文化的当代转化。应该说，上述两种思路均有其各自的理据和优点，但偏重却有所不同，而我们

[①] 彭启福，李后梅.从"经学"走向"经典诠释学"［J］.天津社会科学，2016（3）：35-42.

则更倾向于超越"经学"的框架，走向"经典诠释学"之路。

"经典诠释学"，有两点可以明确：其一，作为"诠释学"，它本质上乃是关于文本的理解和解释及其相关问题的学问；其二，作为"经典诠释学"，它所指向的文本就不是一般性文本或者说普通文本，而是"经典"。"经典诠释学"不仅关注对既有经典的理解与解释，而且更关注通过对文本的理解与解释，以此来开启其当代意义。经典诠释学的研究对象不是经典文本本身，而是有关经典文本的理解和诠释，以及其他对经典文本的意义开启方式。但经典诠释学作为一种"理解和诠释之学"，既不是施莱尔马赫式的纯粹方法论诠释学，也不是伽达默尔式的纯粹本体论诠释学，它应该是一种崭新的诠释学——方法论与本体论相统一的诠释学。①

八、诠释学视域下的《伤寒论》"经典性"探究

《伤寒论》作为中医四大经典之一，在中医理论与临床实践中具有不可替代的重要地位，然而《伤寒论》为什么是经典，如何成为经典的？中医经典的标准是什么？经典应该怎么去学习与研究？这些问题一直存在，本文试从诠释学的角度进行探究。

诠释学（德文 Hermeneutik）源于西方的古典解释学，早期主要用于圣经与法典的解释，文艺复兴以后逐渐成为哲学的独立分支学科，在人文社会科学领域产生了深远影响。20 世纪 80 年代，诠释学经典著作的翻译，受到国内学界的广泛关注。诠释学作为一门指导文本理解与解释规则的学科，它既是哲学的分支学科，也是一种方法论。广义上说，诠释学是文本意义的理解与解释之方法论及其本体论基础的学说。

前面谈到，视域与视域融合是当代哲学诠释学的核心概念。"视域"（德文 Horizon）一词来自尼采和胡塞尔，最初用来表示思维受其有限的规定性束缚的方式，以及视野范围扩展规律的本质。海德格尔《存在与时间》中，时间为理解存在或终极实在的"视域"，不同的时间观显示出对于存在

---

① 彭启福，李后梅．从"经学"走向"经典诠释学"［J］．天津社会科学，2016（3）：35–42.

含义的不同领会。在他的前期著作中，视域被作为时间而暴露；后期思想则经常将此"自身缘构发生的视域"当作语言的本性而揭示出来。

在伽达默尔这里，"视域这一概念本质上属于处境概念，我们理解的视域首先是一个看视的区域，它囊括和包容了从某个立足点出发所能看到的一切；谁具有了视域，谁就知道按照近远、大小去正确评价这个视域内的一切东西的意义。""视域"既是理解者被自身的立足点所限制的有限可能性，同样视域也可以被扩展，能够超出近在眼前的东西去观看。因此，具有视域也就意味着理解位于这个区域之内的一切事物和事件的含义。

视域其实就是看视的区域或角度，这个概念一方面表示我们从某个立足点出发去观看一切，另一方面又表示我们能超出这个视域看到它的界限。理解的境遇就是我们的视域，它既标志我们可能从某一特殊观点出发去观看任何东西，又蕴含超越既定认知框架的可能性。[1]

在诠释学理论框架中，作者、读者和文本都有其各自的"视域"，所谓的理解就是这两个视域的融合，即视域融合。视域总是借助于它者而出现的，甚至可以说，根本不存在自为的、独立存在的视域，历史中的理解仅仅可以看成这些误以为是独立存在的视域融合过程。伽达默尔这样定义视域融合，"当解释者克服了一件文本中的疏异性并由此帮助读者理解了文本，那他本身的退隐并不意味着消极意义的消失，而是进入到交往之中，从而使文本的视域和读者的视域之间的对峙得到解决——这就是我所称为的视域融合"。正是通过这种视域间的动态博弈，哲学诠释学得以揭示人类理解活动的发生学机制。

（一）《伤寒论》的"经典性"特征与构成

我国素有经学的研究传统，至 20 世纪 90 年代后，经典研究更成为学界关注的焦点。作为探讨文本、作者、读者三维关系的哲学方法论，诠释学理论已深度融入中国传统哲学、文学、历史、艺术、教育等领域的"经典"研究体系。

---

① 洪汉鼎. 真理与方法导读［M］. 北京：商务印书馆，2018：266.

1. "经典性"的内涵

在现代汉语语境中，"经典"，是指具有典范性的作品，主要指书籍文本，也可以涵盖电影、音乐、雕塑、绘画等艺术作品。在古代汉语中，《辞源》如此解释"经典"："指作为典范的经书……经，原指织物的纵线。后指作为典范的书籍为经。典，指记载法则、制度的重要书籍，《尚书》'有典有则，贻厥子孙'。"简单来说，经原指织物的纵线，后引申为典范，典是书籍，所以我们常常把经典定义为典范性的书籍。

在英文中，经典主要对应两个词：classic 和 canon。Classic 源于拉丁文，指拥有固定财产的最高等级公民；后来指杰出的作家；在文艺复兴时期，开始指值得模仿的"杰出的标准"。Canon 起源于希腊文，最初是指芦苇或棍子，后引申为度量，也被用于指圣经的目录，再后来是指世俗作品。中文与英文的"经典"一词内涵虽然有所差别，但都指那些被人们尊崇的、具有标准性及永恒价值意义的作品。从诠释学看来，"经典性"应包括原典性、典范性与权威性三种属性特征。

2. 经典性的构成

建构主义与发现主义，是经典性形成的两种主要理论。建构主义即强调经典的历史形成过程，发现主义则更看重经典的原创性与典范性[1]。无论如何，在历史层面，经典都是逐渐形成的权威性文本，在内容上，经典则更重视原典性与典范性。

（1）原典性

原典性指文本内容的原创性特征。法国哲学家、诠释学家利科指出："文本是被书写固定了的话语。"在诠释学看来，文本首先具有原典性、原创性，这是其成为经典的首要特征[2]。《伤寒论》系统构建了外感热病的理法方药体系，该典籍所载的 113 方（亡佚 1 方）的病证脉治、组成剂量、煎服方法等内容也多为中医文献首载，至今仍具临床指导价值。此外，尽管

---

① 童庆炳，陶东风.文学经典的建构、结构和重构 [M].北京：北京大学出版社，2007：4.
② 洪汉鼎.文本，经典与诠释 [J].深圳大学学报（人文社会科学版），2015，32（2）：19–35.

《伤寒论》的作者问题还存在争议，但历代目录学著作均以张仲景为作者进行著录，也为文本的原创性特征提供了基础与依据。

（2）典范性

典范性指经典可以建立并确立某种规则。《论语》通过系统阐述"忠""恕""礼""仁"等核心概念，奠定了儒家学说的话语体系，由此确立其经学地位。历史学者李建民将中医典籍的典范性称为正典，"所谓的正典，就是一门学科的范例性文本。经典不仅是严格意义上的文本，更是文本中的范本。"李建民指出，《伤寒论》记载的外感热病治疗原则与方药，是逐渐成为典范的，也就是说，其经典地位不是诞生时期就形成的，而是历经宋校正医书局刊刻后才逐渐形成。《伤寒论》原文以"太阳病""阳明病""少阳病""太阴病""少阴病""厥阴病"的"病"为核心语词，虽然存在现代中医理论"辨证论治"的思想，但东汉末年的"病""证"概念并未严格区分。以《伤寒论》"六经"理论进行"辨证论治"正是《伤寒论》经典典范性形成的标志。在中医学术发展的历史中，《伤寒论》逐渐从外感热病，扩展到内伤杂病，并产生了"六经钤百病"的理论，更彰显其学术范式意义。

（3）权威性

权威性指文本成为经典后的不可动摇与排他特征。历史学者陈昊[①]通过解析杨上善的《黄帝内经太素》指出："国家制度和权利通过写作的个体以多种多样的方式使不同的知识文本成为正典，并赋予其权威性。"同时他也指出："经典成立从来都不只是自身权威的过程，同时也是排斥他者的过程。"宋代校正医书局通过官方刊刻《伤寒论》，赋予了它医学经典地位，为它的权威性打下了基础。除了北宋校正医书局的国家行政对《伤寒论》权威性的授予，金元、明清时期大量医家的注释也推动了权威性的形成。金代刘完素首称张仲景为亚圣，《伤寒论》则至明代才真正获普遍经典认同。直至今天，《伤寒论》的权威性似乎仍在增加。在诠释学视角下，读

---

① 陈昊.身份叙事与知识表达之间的医者之意：6—8世纪中国的书籍秩序、为医之体与医学身分的浮现［M］.上海：上海古籍出版社，2019：262–266.

者通过对文本的阐释，完成了自身学术的建立，阐释（德文 Auslegung）也是哲学诠释学（德文 Hermeneutik）最核心的概念之一，其本质为文本与阐释者之间发生的共时性而非同时性的意义生发和效果历史事件，[①] 这种动态阐释不仅丰富了文本的内涵，而且提高了文本的地位，使之逐渐成为经典。

总之，在诠释学看来，文本成为经典，需要具备原典性、典范性、权威性三个特征属性，然而这是一个发展的过程，是效果历史的作用，是视域融合的动态发展过程。历史学者李零对此有精辟论断："中国的经典化古书参差不齐。我们的经典，主要是形成于汉代，其大格局是汉代定下来的，然后经过魏晋，再经过隋唐，最后到宋代，很多经典被固定下来。"李零特别指出："技术书，只有兵书和医书的经典化比较强。"[②]

（二）《伤寒论》的"真理"与"理解"

真理（英文 truth）是西方哲学史中一个古老而热门的议题，传统真理观是把真理的场所归于陈述或判断，而真理的本质就在于判断与对象的符合，也就是符合论观点。[③] 哲学诠释学所理解的真理并不是传统意义上的"符合论"真理，不是主观认识与客观对象相一致的真理，而是一种人文科学的"理解的真理"。比如文学经典的真理，读者"不仅仅认识和理解作品本身，也认识和理解到了我们自身的人生经验，通过对这个作品的阅读和理解，我们不仅能够意识到作品中所表现的东西，也通过它传达着我们自己对生命有限性和时间性的意义领悟和真理经验"。[④]

1. 真理隐藏在经典之中

海德格尔认为，真理一词，起源于古希腊语中的 aletheia，其原意是去蔽、揭示的意思。伽达默尔在 1960 年出版的重要诠释学著作《真理与方

---

① 洪汉鼎.论哲学诠释学的阐释概念［J］.中国社会科学，2021（7）：114–139.

② 李零.简帛古书与学术源流［M］.修订本.北京：生活·读书·新知三联书店，2020：450.

③ 邵华.伽达默尔真理观探析［J］.武汉科技大学学报（社会科学版），2013，15（5）：483–488.

④ 李建盛.哲学诠释学与文学的审美真理阐释［J］.中国文学研究，2020（3）：1–8.

法》中探讨的就是这个问题。他进一步认为，真理是"开显"，从而发展出一种当代哲学诠释学独特的真理理论。

在诠释学看来，经典蕴含着真理，经典与真理不可分割，二者是文本成为经典的关键，真理的显现过程即经典性特征的生成机制。这解释了经典文本何以具有历久弥新的诠释空间。古代医学典籍不仅是临床经验的真实记录，也是历代先师圣贤之言。我们可以认为，经典语言蕴藏"真理"，而这种"真理"需要理解与解释，也就需要诠释学的理论与方法，让经典去蔽，显示自身。中医经典的真理价值不在于机械复现既有原理，而在于通过创造性诠释构建新的认知视域。

另外，经典不同于其他作品的特质就在于其拥有保存真实东西的优越性，经典所保存的真实东西不是预先就确定的，而是在人们的理解中显现出来的。经典需要不断地向一代又一代人证明它保真的优越性，才可成为经典，这种显现的方式，需要"理解"。

2.《伤寒论》的"理解"发生

什么是理解，我们常常把它作为一种学习方法，或者是学习目标。如教育目标分类中的记忆、理解、应用，或在考试时，考试大纲中的"熟悉记忆""分析判断""综合运用"的划分，理解接近"分析判断"。然而在诠释学看来，理解不仅是一种学习的方法，还是学习的目的，甚至就是学习本身。

关于"理解"（德文 Verstehen），诠释学有一种精彩而特别的阐述，《真理与方法》中揭示："理解的本质不是我的主观行为，而是我被事情本身所吸引而参与其中。"简单说，不是我们理解经典，而是我们被经典所吸引，参与了经典的构建。诠释学家施莱尔马赫说："我们应该比原作者更好地理解他的作品。"从诠释学理论来看，强调理解是文本真理与读者视域的辩证统一。此外，诠释学的理解是经验，即一种与对象周旋和打交道的事件，按照伽达默尔的看法，这种经验是不断进行的。[①] 伽达默尔把理解称为一种体验（英文 to live）。张仲景的临床经验客观化于《伤寒论》文本中，对于

---

① 伽达默尔.赞美理论［M］.夏镇平，译.上海：上海三联书店，1988：69.

这种临床经验的理解，我们只能从文本以及临床去体验，即临床实践理解《伤寒论》。利科指出，诠释学的终极指向是文本承载的生命经验。我们也经常将《伤寒论》的原文，看作一个具体的临床案例，这就是用体验的方法去理解。

在中医经典诠释过程中，读者通过与经典的视域融合，建构起跨越时空的理解共同体，在《伤寒论》的理解与解释中，我们就与真理相连接，本质上是与仲景医学智慧及中医理论精髓达成本体论层面的统一。

（三）《伤寒论》"经典性"的诠释学启示

伽达默尔强调，历史传承物的真理不是一成不变的，而总是与我们自己的参与相联系，真理都是具体的和实践的[①]。中国古典文学学者周裕锴[②]指出，从某种意义上来说，人类学术的发展就是一个不断地对经典文本理解和解释的过程，也就是阐释的过程。

在经典的学习与研究过程中，读者或研究者经常会发出"原来如此"的感觉，即"存在之显现"的认知突破，这种诠释学事件的本质即真理的历时性开显。诠释学告诉我们，任何经典都应当是当代的经典，任何真理都应当是当代的真理。经典的普遍性并不是永恒不变性，而在于其与现时视域的持续对话。所以，经典不是对过去东西的证明，而在于对当下的意义建构。

《伤寒论》作为探讨外感热病的中医经典，其对"伤寒"的理解，在新型冠状病毒感染（COVID-19）背景下，其理论体系展现出新的诠释维度。临床研究显示，腹泻症状的高发率为阐释《伤寒论·辨太阳病脉证并治》原文第 32 条"太阳与阳明病，必自下利"提供现代病理学参照。而乏力的症状，可以让我们重新思考原文第 301 条的"少阴病，脉微细，但欲寐"的"欲寐"。[③]《伤寒杂病论》对疾病的识别与鉴别实为"治病求本"原则的

---

① 伽达默尔. 赞美理论［M］. 夏镇平，译. 上海：上海三联书店，1988：69.

② 周裕锴. 中国古代文学阐释学十讲［M］. 上海：复旦大学出版社，2020：1.

③ GUAN WJ, NI ZY, HU Y, et al. Clinical Characteristics of Coronavirus Disease 2019 in China［J］. N Engl J Med, 2020, 382（18）：1708-1720.

细致化与严谨化的认识,《伤寒杂病论》并未创立"辨证论治"的原则",[①] 这看似在动摇经典的地位,但这种学术争鸣恰是经典生命力的当代显现。

在诠释学看来,研究重点应从经典文本的原始语义,转向古今视域的创造性融合。是我们重新面对《伤寒论》的"伤寒"时,开展的一次新的理解的对话。正如科学技术追求共时性复制,经典诠释则实现历时性生成,科学验证依赖实验重复,经典传承需要意义创生。

---

① 钟玮泽,郭华.中医学"辨证论治"原则并非源于《伤寒杂病论》[J].医学与哲学,2020,41(15):25-28.

第四章

中国诠释学

　　余英时教授曾说，当代西方诠释学所分析的各种层次大致都可以在朱熹的《语类》和《文集》中找到。本章聚焦中国诠释学的理论建构，重点探讨中国诠释学的研究成果，本应该分为中国学者的诠释学研究和中国诠释学的建立与研究成果两部分，鉴于前三章已系统引介洪汉鼎、潘德荣、傅伟军、何卫平等学者的研究成果，故本章重点放在中国诠释学的建立与研究方面。

　　西方的哲学诠释学作为一门当代西方显学，在20世纪70年代后才被引入中国，然而其生命力旺盛，在短时间内得到长足发展。然其与中华经典诠释传统深度契合，迅速形成中西互鉴的学术范式。在此背景下，中国哲学研究者尝试以诠释学方法重构传统，西方诠释学学者亦冀望借助东方智慧完善理论体系。

　　刘笑敢教授[①]在《诠释与定向——中国哲学研究方法之探究》中系统论证自魏晋以来，大多数重要的中国哲学家都是以完整的经典注释或诠释方式建构自己的哲学体系，其中王弼和郭象是中国古代哲学诠释传统的成熟代表，朱熹和王夫之是古代哲学诠释传统的高峰代表，牟宗三则是这一传统的现代代表。西方诠释学理论尤其伽达默尔的哲学诠释学为中国哲学诠释传统提供了新的理论指导和推动力，但因哲学诠释学只是存有论而不是

---

　　① 刘笑敢.诠释与定向——中国哲学研究方法之探究［M］.北京：商务印书馆，2009：141.

方法论，所以对其应既有所借鉴也有所警惕。

建构"当代中国诠释学"的理论使命，既必须具有本土文化的特质，又必须具有开放性的品格。一方面，它不应该是对西方诠释学的原样照搬，它必须契合中国本土文化的特点，尤其是必须契合中国本土文化赖以表达的语言文字特征，否则，它就不能够满足理解和把握中国传统文化典籍的诠释学诉求，也无力促成中国本土传统文化的现代转换。另一方面，它又不能是中国传统经学的简单延续，它必须吸纳西方诠释学的长处，注入时代的活力，否则，它很难保证中国文化能够与以西方文化为代表的外来文化展开对话与抗衡①。

第一节　中国诠释学的建构探索

鉴于个人能力存在一定局限，难以对诸多学者的观点进行全面且清晰地整合与诠释。因此，本文主要围绕当前已有的研究情况展开综述，其间融入了部分个人观点，并且在引述过程中，这些观点也已适时地予以表达，仅供各位读者参考。

中国诠释学无疑是在西方诠释学思潮的刺激和影响下产生出来的一种理论。早期代表如傅伟勋"创造诠释学"、成中英"本体诠释学"，皆立足海外学术背景，尝试以西释中，中西汇通。汤一介创建的"中国解释学"构想与黄俊杰的东亚儒学经典释义模式，则是在西方诠释学思潮下，致力于重构儒家经学的现代范式。这些理论探索，标志着20世纪末比较哲学研究的重要突破。

带有强烈的思想创造意识和新颖文本解读方式的诠释学传入我国，为儒学现代转型提供方法论支撑，打开了一扇解释经典的方法和途径的门。其关于作者与文本、理解与解释、读者与意义的核心问题，无疑给典籍整

---

① 彭启福.走出我国诠释学研究的"伽达默尔框架"［J］.山东大学学报（哲学社会科学版），2016（4）：131–138.

理和解读带来挑战。

一、汤一介与中国解释学

德文 Hermeneutik 在汉语中大致有四个译名：解释学、诠释学、释义学和阐释学，前面已经论述，汤一介教授作为早期推动者，虽然也赞成诠释学的译法，但一直使用"中国解释学"这一称谓，故本节亦保持学术史实态，沿用此名。

2022 年 7 月，在中国知网以"中国解释学"为篇名进行检索，共搜得论文 19 篇，其中多与汤一介教授早年论述存在学理关联。本节中，中国解释学的设想，更多是关于诠释学早期进入中国的介绍，亦着重阐释前辈学者的奠基之功。

汤一介教授基于中国传统经典解释体系具有方法多元而学科建构缺失的学术判断，率先提出"创建中国解释学"的设想。2002 年以后，汤一介教授的学术思考和创作可称为"解释学之后"的阶段，此阶段乃是从局部性的学科构建转向整体性的文化观照，将经过实证研究的解释学经验融入中华文化主体性的现代重构[①]。他从文化传播的规律出发，推演出中国解释学的生成路径，为学界指明了研究方向，并系统归纳先秦经典解释的三种范式[②]。

张志伟指出，汤一介教授之"开明"在于清醒认识到中国虽具训诂学、文字学、版本学、目录学等经典阐释方法，却未形成西方解释学式的学科体系，正如中国在历史上有哲学问题和相关的思想，但是并没有哲学这个学科或这门学问一样。汤一介教授之"视野开阔"，则体现在他并没有局限在中国传统哲学的领域，而是有意识地借鉴西方解释学来构建中国解释学。更进一步说，如果我们把汤一介教授创建中国解释学的设想与其新轴心时代构想相贯通，那么在创建中国解释学之设想的背后乃是他心系未来的忧

---

① 甘祥满 . "创建中国解释学"构想的解释学分析［J］. 儒家典籍与思想研究，2021（1）：424–432.

② 杨浩 . 汤一介创建中国解释学的构想［J］. 儒家典籍与思想研究，2016（1）：271–280.

患意识和志存高远的博大胸怀，诚为学林典范。

针对汤一介教授创建中国解释学的学术争鸣，张志伟剖析道，汤一介教授创建中国解释学的设想既受到了很多人的响应，也面临着各个方面的批评和质疑。批评质疑者主要有两种观点，一是解释经典的方法中国自古就有，用不着我们去"构建"；二是西方解释学的发展已经非常成熟了，而且具有普遍性的意义，所以构建中国解释学没有必要。汤一介教授从学科建制与文化特质双重维度予以回应：中国的确有悠久的解释经典的方法，但是没有形成"解释学"，所以有必要借鉴西方解释学来创建中国解释学。另外，在中国的语言和文化背景下形成的经典不同于西方文化的经典，因而解释经典的方法也有所不同，而且西方解释学也不是一个整齐划一的学科，像西方哲学一样包括了各种各样的理论学说和学派，呈多元发展态势。解释学普适理论可兼容中国学派，创建中国解释学既能拓展学科疆域，也势必会更能促进文明对话，所以应该有中国解释学。不仅如此，创建中国解释学具有极其重要的理论意义、学术价值和现实意义。①

汤一介（1927—2014）作为当代中国哲学界代表性人物之一，曾任北京大学哲学系教授、博士生导师、中国哲学与文化研究所名誉所长、中央文史研究馆馆员，是国内呼吁提倡建立中国诠释学较早的学者，曾五论创建中国诠释学问题。早在1998年，《学人》杂志就刊登了短文《能否创建中国的解释学》。汤一介教授从中国哲学的自身发展着眼，提出了这个问题。对于能否建构异于西方诠释学的中国解释学，汤一介教授并没有给出十分肯定或否定的意见，而是将可能出现的两种情况分析出来：其一，运用西方诠释学方法系统梳理中国注经传统后，发现其理论方法基本上可以把中国对经典注释的问题弄清；其二，我们在运用西方诠释学理论与方法研究中国注释经典的历史（或解释问题）之后，将中国特有诠释方法融入西方诠释学体系，使其获得跨文化阐释能力，从而丰富了西方诠释学的理

---

① 张志伟.创建"中国解释学"的意义——从哲学解释学的视角看［J］.社会科学文摘，2020（10）：83-84.

论与方法。^① 这两种进路皆具学术价值，即使我们不能创造出不同于西方诠释学的中国诠释学来，至少经过我们对中国解释经典的历史进行一番梳理也是很有意义的，且能促进诠释学理论创新。基于此，汤一介教授持续深化该领域研究^②。汤一介教授还选取了代表性的中国传统经典文献作为例证，从中归纳出先秦时期诠释经典的三大路径：①历史事件的诠释，如《左传》注解《春秋》，是叙事式的，有完整的过程记录和细节描写并且附有评论。②整体性的哲学诠释，如《系辞》对《易经》的发挥。诠释者事先已经具有主体的框架，再来组织材料进行诠释。③社会政治运作型的诠释，如《韩非子·解老》是以法家的政治观点来解释《老子》，很少涉及哲学内容。除此之外，汤一介教授还以西方诠释学的成果激活相当多的传统资源，简要分析了汉儒的"章句之学"、魏晋人的"得意忘言"及"辨名析理"等。汤一介教授的中国诠释学构想，从中国传统的诠释理论出发，融合现代西方诠释学，有本有宗，相辅相成。

余敦康^③先生亦从中国传统出发指出："中国虽然从来没有作为一种理论出现的诠释学，但有自己丰富的经典诠释传统和经验。如何在挖掘、整理这种诠释传统与经验的基础上建构属于我们自己的中国诠释学……应该是各位同仁的努力方向。"重建中国诠释学，肯定要回归传统，诉诸经典。他说："对我们自己而言，就是回到先秦与《五经》，为什么呢？这是由经典本身的特质与品性要求决定的。"余敦康先生指出了经典所具有的四个特征：①经典必须具有原创性；②经典具有自己的开放性和发展性；③经典包含着一定的核心价值观；④经典不是指文本，而是着重于文本之中、文本背后所蕴含的原典性、基础性意义。余敦康先生^④对中国古代诠释思想与经典抱有比汤一介教授更大的信心。他在《诠释学是哲学和哲学史的唯

---

① 汤一介. 论创建中国解释学问题［J］. 学术界，2001（4）：97–109.

② 汤一介. 再论创建中国解释学问题［J］. 中国社会科学，2000（1）：83–91.

③ 余敦康，黄俊杰，洪汉鼎，等. 中国诠释学是一座桥［C］// 洪汉鼎. 中国诠释学（第一辑）. 济南：山东人民出版社，2003：265.

④ 余敦康. 诠释学是哲学和哲学史的唯一的进路［J］. 北京青年政治学院学报，2005（2）：29–33.

一进路》中指出："在中国经学研究和经典诠释的历史中，事实上一直贯穿着诠释学的视野，而无需对西方诠释学的机械引入。在新的历史时期，我们需要重新确立中国的经典，并经由诠释学的路向，实现传统经典的现代转化。"

在前辈学者的理论奠基与海外汉学研究的双重推动下，许多传统哲学研究者纷纷开始关注此问题，围绕中国诠释学的学理合法性与学科正名展开深入探讨。

郭齐勇于 2014 年在《光明日报》撰文评述，汤一介教授的中国诠释学探索创造性地提出"建构中国解释学"命题，形成独特理论体系。他梳理中国解释经典的历史，提炼出三种经典解释范式，即以《左传》对《春秋经》的解释为代表的叙述事件型的解释，以《易传》对《易经》的解释为代表的整体性哲学的解释，以《韩非子·解老》对《老子》的解释为代表的社会政治运作型的解释。此外，还可以找到其他的解释方式，如《墨经》中的《经说》对《经》之字义或辞义的解释等，并以僧肇注《道德经》例证中国经典注释的知识体系。

二、洪汉鼎与经典诠释学

洪汉鼎（1938—）师从贺麟、洪谦、冯友兰等哲学大家，系中国诠释学研究的领军人物，现任北京市社会科学院哲学研究所研究员，兼任山东大学中国诠释学研究中心名誉主任，杜塞尔多夫大学哲学院客座教授，成功大学文学院客座讲座教授[①]。其德文著作包括《斯宾诺莎与德国哲学》《中国哲学基础》等，中文专著有《斯宾诺莎哲学研究》《诠释学——它的历史和当代发展》等，译著有《真理与方法》《批评的西方哲学史》等。洪汉鼎教授认为，中国的经典诠释现在尚未达到哲学诠释学的层次，因此提倡中国的诠释学应该称为经典诠释学。

从学科演进维度观之，西方诠释学肇始于经典诠释实践，即以《圣经》诠释为核心的神学诠释学，洪汉鼎教授曾言："圣经诠释学在当时就是圣经

---

① 洪汉鼎.贺麟教授与我的哲学生命［J］.清华西方哲学研究，2015，1（2）：33-61.

学，即上帝的话的注释学。这种情形就像我们中国的'经学'……只是对经典著作的注释。"圣经学和法学诠释学，形成了早期的诠释学。后来诠释学不仅发展出了哲学诠释学，也产生了文学、历史、法学、神学、艺术等诠释学。中国与西方诠释学传统相对的应当是经学，它是一门类似西方诠释学的人文学科。如何由传统经学发展出现代的经典诠释学，是当代中国的汉语哲学所要尝试的一种创造性转化工作[①]。在中国经典诠释的漫长过程中，中国学者对于经典有一种不同于西方古典诠释学的理解方式。西方古典诠释学通常是以主客二分为基础，强调价值中立的客观解释，尽量避免主观的渗入。反之，在中国经典诠释学家看来，经典理解不是一个单纯的方法论问题，而是承载着人格教化与德性培育功能。

　　"经典诠释学"，顾名思义包含两点：其一，作为"诠释学"，它本质上乃是关于文本的理解和解释及其相关问题的学问；其二，作为"经典诠释学"，它所指向的文本就不是一般性文本或者说普通文本，而是"经典"。"经典"一词的中西方含义有所不同，在西方的哲学经典中，经典不一定就是古代传下来的，古希腊的也只是其中一部分，康德的著作也叫经典，西方这一理念与中国传统的经学理论是截然不同的。中国所谓的经典以五经、六经、十三经为核心，体现"天地常道"。孔夫子说过"述而不作"，只有圣人才能"作"，而其他人最多也只能"述"，述就是解释、注释。"盖经者非他，即天下之公理而已"，由圣人所裁定的"经"，已被确立为"天下之公理"，因此中国哲学家一直以来都是通过对经典的注释来发挥自己的思想。自汉武帝"罢黜百家，独尊儒术"后，中国还形成了经学这套独特的诠释系统，规定了经、传和注三层架构及训诂、考证、文字、音韵等方法论体系。而现代意义上的"经典"，乃是一种广义文化的概念。不仅限于儒家经典，也指向中国传统文化中其他各种各样的"经典"，包括道家经典、佛家经典等。另外，它也超越了意识形态的范围，不仅涵盖带有意识形态特征的政治文化经典，也涵盖不带有意识形态特征的非政治文化经典。凡

---

① 路强，陈婷华.哲学诠释学的当代发展与前沿问题——洪汉鼎教授访谈录［J］.晋阳学刊，2014（4）：3–10.

是那些具有重大的思想原创性、持久的历史影响力和广泛的空间播布性的著作，都可以成为"经典诠释学"意义上的"经典"①。

传统小学理论对经典的整理与解释，无法承担典籍思想确定性与选择性的责任，而新意义的阐发又完全被现代观念和政治意识形态所笼罩，原有的传统义理变得越来越模糊。在新的经典解释活动中，文献学所扮演的角色只能是工具性的，而不可能产生思想的主体意识，经典的意义只能在极为有限的方式和界域之内得以保留和延续。在这种情形下，带有强烈的思想创造意识和新颖的文本解证方式的西方诠释学传入中国，无疑给现代转型中的中国文化提供了一个重要的参照，拓展了经典解释路径。

走"诠释学"之路，即主张在自己民族传统经典注释的丰富地基上，建立一种既融合又不同于西方诠释学的具有中国特色的经典诠释学。也就是在新的更高的世界哲学视域下，批判性地与中国传统经典对话，在此基础上发展自己独特的哲学之路。为此，洪汉鼎教授提出从中国经学或者说"中国经典注释"到"中国经典诠释学"的转换，主张创建"中国经典诠释学"这一既不同于传统经学，也不同于一般西方的经典诠释理论，而是一种具有普遍性的经典诠释学。②

中国经典诠释学既不是历史文献学的花样翻新，也不是西方的哲学诠释学的简单移植，而是在西方诠释学思潮的影响之下，所产生的一种融会贯通的形式。它的建构宗旨是面对中国文化之当下的，是以自身丰厚的历史文化资源和悠久的经典解释传统作为基础，同时又大力引进和吸收、消化西方解释学的成果，在富有创新性的解释与融通的过程中，逐步形成自己鲜明的学术特色、独特的研究方式和内容丰厚的理论形态③。经典诠释学作为一种"理解和诠释之学"，既不是施莱尔马赫式的纯粹方法论诠释学，也不是伽达默尔式的纯粹本体论诠释学，而是一种崭新的诠释学形式——

---

① 洪汉鼎，黄小洲.西方诠释学的东渐及其效应——洪汉鼎先生访谈（下）[J].河北学刊，2012，32（3）：14-23.

② 中国诠释学领军人物走进华科讲堂——北京社科院研究员洪汉鼎先生讲授《诠释学与文本诠释》[J].华中科技大学学报（社会科学版），2011，25（5）：127.

③ 洪汉鼎.诠释学与中国[J].文史哲，2003（1）：8-12.

方法论与本体论相统一的诠释学。"经典诠释学"之路，即主张通过对西方诠释学的批判性反思，建立一种中国式的"经典诠释学"，不仅关注对既有经典的理解与解释，而且更关注通过对文本的理解与解释来开启其当代意义，推进中国传统文化的当代转化。经典诠释学对待经典既不采取历史虚无主义态度，也不采取复古主义态度，而是采取尊经主义的立场，即在尊重历史经典、努力发掘经典价值的同时，保持一种当代视域下的批判意识和创造精神。同时，也面向现代、指向未来，既普遍适用于一切文本的诠释，也普遍适用于其他文化与文明的诠释。

西方诠释学在其历史发展中有三次重大的转向①：第一次转向是从特殊诠释学到普遍诠释学的转向；第二次转向是从方法论诠释学到本体论诠释学的转向；第三次转向是从单纯作为本体论哲学的诠释学到作为实践哲学的诠释学的转向。洪汉鼎教授认为，中国的经典诠释没有达到海德格尔和伽达默尔的那种原始的哲学诠释学层次，中国经典诠释只完成了第一个转向，而没有完成第二个根本的转向，亟需吸收西方诠释学的本体论转向成果，强调理解的本质不是诠释者的主观行为。中国哲学的经典诠释传统既可以对西方诠释学提供历史线索，也可以以自身的经验对西方诠释学加以补充，所以经典诠释学离不开中国哲学。

关于经典诠释学的未来发展问题，洪汉鼎教授提出"经典需要不断诠释和理解"的观点。诠释学有一个重要的启示，即经典的普遍性并不在于它的永恒不变，而在于它不断翻新，它永远是活生生的新的东西。无论历史经典抑或现代文本，皆需与现代语境保持诠释循环。经典在西方哲学中是探究和认识的对象，而不是信仰的对象，它的意义需要不断诠释，它不是绝对真理，需要学者在对它的体验过程中反复地被证实。因此，洪汉鼎教授指出，诠释学是中国哲学今后发展的一条重要之路。

从具有漫长历史和经验的中国经学这一经典注释路径出发，吸收当代西方诠释学的优秀资源，以构建一种普遍性的经典诠释学为题，阐明诠释

---

① 洪汉鼎.诠释学的中国化：一种普遍性的经典诠释学构想［J］.中国社会科学，2020（1）：30–46，204–205.

学作为沟通中外古今思想之桥梁，是开拓和创新中华优秀传统文化的必经之路。

李清良教授[①]认为，古代西方的诠释传统既然可称为古典诠释学，古代中国的诠释传统自然也可称为古典诠释学，这两种诠释传统虽然各成一体，但在对象和形态上是大致相似的。我们讲诠释学，应当意识到它在形态上有古今之别和中西之别，不能只将它局限于西方现代诠释学这一种形态。因此我认为，中国已有古典诠释学，但还没有现代诠释学。现代诠释学其实是现代性运动的产物，它在西方也是直到 19 世纪初才正式出现，并在近两百年来经历了三个发展阶段或者说转向：首先是在施莱尔马赫那里，正式成为一门现代学科，作为一般的文本理解方法论；然后在狄尔泰那里，为了在自然科学一统天下的现代社会捍卫精神科学的独立性与合法性，又上升为整个精神科学的方法论；到海德格尔、伽达默尔那里，又成为反思整个现代性困境的哲学诠释学乃至实践哲学。这种现代诠释学，中国迄今为止尚未正式建立。

三、潘德荣与德行诠释学

潘德荣（1951—）自 2003 年起潜心学术，对各种形态的西方诠释学理论进行了全面系统的梳理，并对其做出批判性的审视。在此基础上，潘德荣教授结合中国思想资源对西方诠释学传统进行了创造性地转化工作，建构以价值论为导向、融贯道德维度的新型诠释学体系，将其命名为"经典诠释学"。

潘德荣教授综观以往中国研究诠释学的历史，认为我们特别偏爱的是诠释学的本体论导向，尤其是伽达默尔的诠释理念对我们产生了深刻的影响，他强调的是理解的意义之生成性、主体性，认为不同的理解之间无对错之分，而只是理解方式上的差异。这种观念确实是诠释学的，但并不是诠释学的全部。事实上，我们已经"误解"了作为整体的现代西方诠释学，

---

① 洪汉鼎，李清良. 如何理解和筹建中国现代诠释学［J］. 湖南大学学报（社会科学版），2015，29（5）：5-11.

以为当代诠释学就是海德格尔、伽达默尔一脉的本体论诠释学，而方法论诠释学是被本体论诠释学所超越的、扬弃了的、没有生命力的旧有传统，故其只具有思想史的价值。其实，在西方，本体论的诠释学并非诠释学研究的主流，相反，传统的方法论诠释学倒是受到了更为广泛的重视。

由此，近几年国内诠释学界开始加深了对诠释学各学派的理解与认识，更多地从各学派的论著原文出发，更加注重对西方诠释学本身的关注，打破了过去 10 年本体论诠释学独霸学界的局面。同时，中国学者们开始将西方理论同本土思想或者西方其他流派的思想相结合，进行更高层次上的整合，以建立更具有时代特色的诠释学理论体系。

值得关注的是，潘德荣教授在初涉诠释学领域时，其研究路径基本沿着海德格尔、伽达默尔的本体论方向展开，随着研究的深入，才发现这样定位诠释学存在学理层面的局限性。那么有一个问题，为什么伽达默尔的诠释思想能在中国获得较为广泛的认同？伽达默尔认为，"理解不属于主体的行为方式，而是此在本身的存在方式"。依据这一论断，若承认人类存在的平等性与合理性，那么理解活动所建构的存在状态本质上不应存在价值位阶。正因如此，伽达默尔提出当我们在理解时，只有理解的方式之别，而无优劣之分。其认定，所谓"文本"的原意并非理解的最终目标，所谓"文本"原意并非诠释的终极目标，"文本"实质上是主体实现自我理解与人格建构的中介载体。潘德荣教授认为，此种理解观念与中国的诠释传统确有某种相似之处——着眼于践履与人格的自我提升，这正是伽达默尔理论在中国产生广泛学术回响的根本原因。

通过系统比较伽达默尔理论与中国传统思想脉络，潘德荣教授认为其与阳明心学存在深层理论契合。王阳明的花树之喻，有着与伽达默尔诠释学相似的理论基础，都是基于"意识现象"。据王阳明看来，人未见花时，心物俱寂；既见花时，心物同显。这种认识论建构的精神世界，按照伽达默尔的理论，从现象学出发来解读王阳明的花树之喻，我们可以将"花"理解为广泛意义上的"文本"。"花"的本质是什么，我们无从得知，而"花"之形与色，乃是呈现于我们的意识之中的"表象"，是我们在自己的"心"（意识）中构造起来的"意识现象"，它在我们的意识之中真实地存在着。在这一语境中，作为客观存在的"花"（文本）被转换为一种作为主体的理解者之"意识存在"，正是在这个意义上，对文本理解的结果，是一个"放大了的自我"。文本意义并非预存于文本之中，而是通过理解活动得以生成，最终映射出理解者自身的存在意义。客观存在着的"花"，或者说全部对象性的世界，因其被纳入了人的精神世界而获得了其自身存在的意义，我们的精神世界也因之得以提升与充实。综上可知，这种主客交融的认知模式，构成伽达默尔诠释学与阳明心学在自我意识认知维度的理论交汇点。

需要着重指出的是，伽达默尔的理论与阳明心学也有明显的区别。在阳明心学体系中，"心"被确立为兼具宇宙本原与道德本体的终极存在，"心"还是规范了人的道德与价值的本体，被称为"良知"。王阳明的"心学"本体论以道德论统摄宇宙论，将"良知"直接视为"天理"。这表明，"心"在阳明哲学中不仅是认知主体，更是规定伦理价值的"天理"载体。反观伽达默尔诠释学的"理解"概念，却并不蕴含着那种道德与价值向度的内在规定性。他着重揭示理解活动与此在生存状态的关联，即使是他的"教化"理论，所关注的仍然是作为主体的此在如何通过理解而被塑造，但未像阳明心学那样建立明确的价值规范体系。这种理论分野凸显了中西方诠释传统在价值维度上的根本差异。

由此可以看出，伽达默尔的这种本体论诠释学路径，缺乏了道德和价值的向度，仅仅依靠良知似乎难以保障诠释学在解决当下困境中的有效性，甚至一不留神就会陷入相对主义困境，使得解决困境的构想本身成为新的困境。此处实则引发出一个根本性问题：诠释学研究的真正意义何在？潘德荣教授认为诠释学发展的动力乃是人们所必须面对的"诠释困境"，而非某种纯粹的理论诉求。这里所说的"诠释困境"，是指人们处于一种与理解相关的双重冲突中，并为其所困。其一为经典文本的多元解读冲突，不同时代的解读者，乃至同时代的不同学者，对同一经典文本的阐释往往大相径庭。其二为理论体系与现实生活世界的冲突，"诠释"的真正功用，就是通过对文本的重新理解与诠释，在经典精神与时代价值之间构建新的协调机制，最终实现二者的动态平衡。就此而言，"诠释"的实质，就是通过经典文本的创造性阐释为现实生活开辟实践路径。由此可知，诠释学理论应该具备鲜明的实践向度。

基于此，潘德荣教授在强调西方方法论诠释学重要性的同时，早在十余年前便系统开展了朱熹诠释方法论研究，力图从方法论层面确保诠释活动的道德价值意涵，从而实现"义"与"利"的辩证统一。潘德荣教授认为王阳明心学本体论与伽达默尔理解本体论都是具有说服力的。然而，两者都未给予方法论以足够的重视。就理解方法论而言，在中国的解经史上，学者们一向注重的是对经典的具体解释。朱熹是首位系统论述阅读和解释的方法论的学者。西方诠释学存在三种理论范式，即以文本原义、作者原意与读者领悟为旨归的诠释路径。反观朱熹的诠释方法，其将西方三种具有内在张力的诠释取向，整合为三位一体的诠释目标：对文本原义的解释乃是诠释的第一个目标，在此基础上探索作者原意，在把握了文本原义和作者原意之后，更须细细体悟圣贤著述的深刻用意。具体而言，既要遵循义理逻辑阐释圣人之言，又须将圣人之言"反之于身"，躬身"践履"。朱熹的诠释学三重目标可凝练表述为："从容乎句读文义之间，而体验乎操存践履之实"。朱熹之"理"，一方面谈的是万事万物"所以然之故"，更重要的是说"所当然之则"，也就是说人在追求现世幸福中应当遵循的准则。在朱熹那里，道德层面的要求居于首要地位。同时，这两个方面是"自不容已"的，就是说通过穷理来实现人自身的道德修养是一切活动的必然趋向。在阅读、理解和诠释经典的过程中，朱熹认为能够获得的这个"理"具有鲜明的价值导向性。由此可见，朱熹之诠释学方法不仅重视对文本的理解，更强调其道德指引功能。

综上，根据阳明心学理论和朱熹理学的比较分析，可看出潘德荣教授认为中西诠释传统在本体论与方法论层面既存在学理契合，又具有本质差异。二者无论在本体论抑或方法论层面的最大差异，皆聚焦于诠释的价值取向问题。关于中西诠释学本体论方面的异同，前文已述，现着重探讨方法论差异。西方诠释学方法论的集大成者是贝蒂，他希望建立的是一种关于理解的"科学"，以指导人们如何正确理解文本。而在朱熹那里，理解最终指向的是对"天理"的理解，对文本的阅读与理解是一种高尚的使命，一种为人处世之道。因此不仅要求准确理解，更强调将理解成果转化为道德实践，实现自我精神的升华。换言之，要通过对圣人之言的理解、对圣人之言的切己应用而达到自我完善。

以此观之，潘德荣教授认为，现代西方诠释学在理解与解释问题上往往缺乏道德价值维度，而中国诠释传统则以价值导向为核心理念。当然，这并非否定西方思想中的价值思考，而是强调现代西方诠释学未能将诠释活动与价值问题进行系统整合。有学者曾指出，西方诠释学如伽达默尔诠释学中也提到作为理解之前提的"善良意愿"。不过我们知道，他所说的"善良意愿"，仅指保证对话顺利进行的积极态度，而非规定理解活动的价值取向。

由此，潘德荣教授在重视诠释价值取向的基础上，整合中西诠释思想资源，通过构建经典诠释学方法论体系，期待从价值引导的层面上促进社会精神层面"善"的提升，从而构建了"经典诠释学"理论。其中包含了两个方面的工作：一是在西方的本体论和方法论诠释学相互对峙的状况下，寻找一种可能性，通过学理整合使对立双方在更高理论维度上实现辩证统一。二是基于这种思考，融通中西诠释学的思想精髓，以建立一种新型的诠释学，这种诠释学暂名为"经典诠释学"。

纵观诠释学史，可知"经典诠释学"的说法古已有之，其实，在宽泛的意义上，中世纪的"解经学"亦可称为"经典诠释学"，也类似于中国传统文化中的"经学"。毋庸置疑，我们所说的现代诠释学源出于圣经注释学，它原本就是用于经典解释的方法体系，但其通过方法论革新，已发展为具有普遍适用性的文本阐释体系。值得关注的是，"经典诠释学"的建构看似回归施莱尔马赫的古典诠释学，实则蕴含着理论螺旋式发展的深层逻辑。通过这种回归，我们对理论的起点与其发展历程完成了进一步的反思，由于时代的发展使我们拥有了不同以往的理论视野，在这种新的视野中进行的理论反思，就必定会产生该理论所没有的新元素，这就是理论通过"回归"的方式而获得发展的动力之源。在经典诠释学中，既包含对西方诠释学本体论与方法论之争的超越性思考，也致力于实现中西诠释思想的创造性融合①。

　　值得深入探讨的是，潘德荣教授为何要构建"经典"的诠释学，而非含义更宽泛的"文本"诠释学呢？其理论考量包含双重维度，第一层用意，就是着眼于经典不同于一般性文本的作用，它在建构我们的精神世界的过程中具有一种典范性功能。被视为"经典"的作品，对于一种民族精神、文化传统之形成，具有极其重要的作用。"经典"既是民族精神的核心载体，也是其民族精神得以形成和发展的轴线。正因如此，它们才被定位为"经典"，并经过世代相袭的持续"诠释"而流传下来。可见，经典诠释天然蕴含着价值共识与道德导向，导引着理解所展开的方向，其教化功能对提升社会精神境界具有积极意义。提倡"经典"的第二层用意，就是考虑到"经典"本身不仅是严格意义上的文本，而且是所有的文本之范本。综观历史与社会，"经典"对于我们的影响，不仅表现在观念上，而且深刻地影响了我们的思维方式与语言表达。立足于诠释"经典"而发展出来的方法论，其阐释技艺完全适用于普通文本解读。所以潘德荣教授认为，对"经典"的诠释应当是我们的诠释学研究的最重要、最核心的部分。

　　从儒家诠释学的发展史观之，亦可佐证潘德荣教授理论建构的必要性。随着中国现代学术的发展以及分科而治的学问格局，古典学术日渐材料化，儒家经学形态呈现裂散状和碎片化，使得经典系统的完整性不复存在，传统儒学以经典诠释为中心的系统架构难以为继，同时又经历了西方诠释学思想的冲击，儒家经典诠释方法论面临转型压力。从20世纪开始，材料化的经学内容借着肯定乾嘉学术的"科学精神"而得以在新学科系统中谋得存身之地，发展出文献学、古史考证、训诂学等新领域，并取得了相当的成就。这些研究，一方面承续了中国古代的优良传统，特别是乾嘉考据的精神；另一方面又借鉴西方学术范式，在学问理念、知识框架、治学方法等许多方面明显是"照猫画虎"或者"另起炉灶"的，因而没有真正呈现儒家思想的原貌。如备受推崇的汉学大师戴震，强调诠解经典"始乎离词、中乎辨言、终乎闻道"，强调考据与义理的辩证统一，又以视域交融

---

① 潘德荣."德行"与诠释［J］.中国社会科学，2017（6）：23-41，205-206.

的"闻道"之证为目的。然其后学侧重训诂考据，即王氏父子所谓的"独好小学"，如此儒学就差不多变成了一门"历史材料学"。此种研究范式虽存续文献，却弱化思想创新。实则，戴震治"小学"的目的仅为工具性的（所谓"舍小学故训无所藉"），其意在追求"闻道"，而后人却大多舍本以逐末，忽视了儒家经典中所蕴含的更重要的思想内涵。由此，学者们意识到儒家思想的现代转化，只能尝试用经典诠释的方法"唤醒"沉寂的文本，"逼显"出更为深刻的意义，从而实现其精神层面的现代转换。若只注重文字训释的功夫，不去挖掘更深层的内涵，长此以往，儒家的精神性因素将渐渐地淡出和流失，儒学与现代生活的内在联系也会变得越来越微弱。因此，学者们开始在新学术的背景和分科而治的条件下，用思想阐述的形式，来重新说明儒家文化的永恒价值和深刻意义，使其能够适应新时代的要求，同时以哲学的眼界和哲学的方法来阐释儒学，从而推进了儒家诠释学向前发展。

由此观之，儒家诠释学的演进轨迹与潘德荣教授所提出的以道德价值导向为基础的"经典诠释学"形成理论互证，唯有融合诠释实践与价值导向，方能使诠释学发挥现代实践功能，真正实现诠释学"解决当下困境"的价值内涵，同时也对整个社会的精神境界有所助益。

经典诠释要完成"启智"的任务，经典诠释者必须很好地扮演双重中介者的角色，妥善地在"历史"与"现实"之间、"经典作者"与"普通理解者"之间构建阐释桥梁，也可以说，必须解决好经典诠释中"普遍"和"特殊"、"一般"和"个别"的关系问题。潘德荣教授主张的"德行诠释学"，是一种着力于作为经典的文本理解[①]，以"立德"为宗旨的经典诠释学，它将诠释学的任务定位为"立德弘道之学"，主张所有的诠释活动都以"德行"为核心展开。可以说，"德行诠释学"将诠释的视域从传统意义上的"真"（发掘"本义"）拓展到"善"（旨在"立德"），凸显了经典诠释过程中的价值导向，颇有见地。但"立德"离不开"凝识"，"立德"也内蕴

---

① 潘德荣.经典诠释与"立德"［J］.安徽师范大学学报（人文社会科学版），2015，43（1）：30-36.

于"启智"①。

潘德荣教授从研究西方诠释学，到转到中国诠释学经验，最终构建出以道德价值导向为基础的"经典诠释学"，其根本目的在于使诠释学研究真正具有"用"的价值。潘德荣教授认为学术研究不应囿于理论认知，而应致力于解决现实问题。同时潘德荣教授认为，由西方诠释学转向中国诠释学，我们总是频繁讨论西方诠释学，好像我们中国就没有一样，但可以说西方诠释学发展至今，似乎已经走到它的尽头。在潘德荣教授看来，中国数千年的诠释传统，建立在汉字文献基础上的阅读与诠释经验，将成为推动诠释学研究新的、丰富的思想资源，如果我们能够重视并善用这些资源，就能够建立"中国的"、说到底也是"世界的"经典诠释学，这将对诠释学研究作出新的贡献②。

四、张江与中国阐释学

张江（1954—），中国社会科学院原副院长，教授、博士生导师，中国社会科学杂志社总编辑，中国社会科学院大学原第一副校长；《文学评论》《中国文学批评》主编；中国文学批评研究会会长，中国社会科学院文学与阐释学研究中心理事长，中国社会科学院大学阐释学高等研究院院长。

张江教授长期从事文艺理论和文学批评研究，在中西文艺理论及中国当代诗学研究领域颇有建树，他先后在《中国社会科学》《文艺研究》《文学评论》《哲学研究》等权威学术期刊发表专业论文数十篇，其部分论文被译成英文、法文、意大利文、俄文等，在国外著名学术期刊发表。张江教授代表性专著有《作者能不能死》（中文版、英文版、德文版）等。

近年来，张江教授致力于当代阐释学的构建和阐释学学科建设。2014年，他提出原创理论"强制阐释论"；2017年，他进一步提出原创理论"公共阐释论"，这一理论在我国理论界产生重要影响，并受到国际学术

---

① 潘德荣.论当代诠释学的任务［J］.华东师范大学学报（哲学社会科学版），2015，47（5）：16–22，219–220.

② 袁文彬，潘德荣.关于德行与诠释的对话［J］.陕西师范大学学报（哲学社会科学版），2019，48（2）：5–11.

界关注，得到国内外学术界专家学者的广泛关注和一致认可。张江教授的《"阐""诠"辨》《"理""性"辨》《"通""达"辨》《"解""释"辨》《"衍""生"辨》《训诂与阐释》等论文也开创了基于传统语言学资源的当代阐释学理论建构新范式。

（一）强制阐释论

中国社会科学院张江教授提出当代西方文论存在"强制阐释"的观点，引起了国内外学界的关注。张江教授认为强制阐释是当代西方文论的基本特征和根本缺陷之一，其概念为背离文本话语、消解文学指征，以前在立场和模式，对文本和文学作符合论者主观意图和结论的阐释，其基本特征有四：一是场外征用；二是主观预设；三是非逻辑证明；四是混乱的认识途径[①]。张江教授在与朱立元、王宁、周宪三位先生的通信与讨论中，围绕"强制阐释"进行深入解释。所谓"背离文本话语"是指阐释者对文本的阐释离开了文本，对文本作文本以外的话语发挥。这些话语可以离开文本独立存在，无须依赖文本而发生。文本只是借口和脚注，是阐释者阐释其理论和学说的工具。所谓"消解文学指征"是指阐释者对文本和文学作非文学的阐释。所谓"前在立场和模式"是指在文本阐释之前，阐释者已经确定了立场，并以这个立场为准则，考量和衡定文本。"对文本和文学作符合论者主观意图和结论的阐释"是个目的论的企图，意即论者的阐释不是为了揭示文本的本来含义或意义，而是为了论证阐释者的主观意图和结论[②]。

张江教授希望强制阐释能够是这个理论链条上的一个新节点。从桑塔格的反对阐释（1964），到赫施的解释的有效性（1967），再到艾柯的过度阐释（1990），强制阐释这个论点是有所推进的。在运用强制理论的当代文学理论话语的建构必须坚持系统发育的原则，在吸纳进步因素的基础上，融合理论内部各个方向和各个层面，建构出符合文学实践的新理论系统。

---

① 张江.强制阐释论［J］.文学评论，2014（6）：5–18.
② 张江.关于"强制阐释"的概念解说——致朱立元、王宁、周宪先生［J］.文艺研究，2015（1）：45–48.

同时，张江教授作为强制阐释的命名者，他提出强制阐释论的本意并非要构建新的、统一的理论和批评体系，而是希望在精神现象范畴内，对人类理性及理论本身的有效能力及范围进行有限的检视和批判[①]。

（二）公共阐释论

"公共阐释论"是张江教授继"强制阐释论"后提出的又一原创理论，张江教授认为"公共阐释"是一个复合型的基础性概念，其概念主要有四个方向的来源：一是马克思主义关于人的本质理论；二是海德格尔的存在论学说；三是伽达默尔诠释学中的"阐释共同体"理论；四是费什关于阐释群体的相关解释。该理论旨在建构以公共理性为约束机制、具有可公度性的现代文学阐释批评范式，其理论特质可概括为六大核心特征。

其一，有理性：表现为经由理性逻辑过滤提纯后的共通性认知。

其二，澄明性：表现为文本自在意义的自明与可能意义的敞开。

其三，公度性：建立在包含共识、共通性与共同体的公共视域之中。

其四，建构性：表现为公共阐释对个体理解视域的不断修正与展开具有实践性意义。

其五，超越性：表现为公共阐释对不被公众所理解的个体阐释的扬弃、超越与升华。

其六，反思性：表现为公共阐释在对话交流的平台中不断修正自省，以获得更广阔的理论阐释空间。

考察公共阐释论的意义观可以发现，它是一种基于公共理性，并通过文本阐释来寻找作者意图的意义观。公共阐释需要考虑公共和共同、真理和"意见式真理"等的区分，并且有必要推动文本意义生产的素养论转型。如果阐释者身份发生了转变，有中国特色的公共领域建设取得了长足进展，那么，具有较高素养的阐释者就能够较大限度地保证文本意义的正态分布，其强制阐释的可能性就会较小。借此，中国阐释学的建构也将获得更多的

---

① 张江. 强制阐释的独断论特征［J］. 文艺研究，2016（8）：5–13.

学术承认[①]。

（三）"阐""诠"之辩

张江教授具有深厚的西方哲学学术背景，其思维体系深受西方哲学方法论影响。从词源学角度考察，Hermes 来自古希腊语，是希腊神话里指向众神的传旨者与信使赫尔墨斯，用来传给大家宙斯的话。后借此表达沟通话语和真理的桥梁。由此引申出一个问题：阐释学是西方来的，那在中国到底是什么？

建构具有中国特色的阐释学体系，其命名很重要，名不正则言不顺。由此张江教授首先进行了"阐"和"诠"之义考。从"义""形""声"的角度考证两字的本义。许慎《说文解字》中"阐"本义为"开"也，"开"从门，单声，字形像手开门。开者，张也，阐的核心意义为开和张。又用"闿""闾""阘""阓"四个部首为"门"的字进行佐证。后又接着进行"诠"字义考。"诠"本义为具也，从言，全声，具为共置也，本义为具备、具有。"具"的甲骨文为双手捧鼎。从形说。诠"从言"，"言"有多意。一曰发言，经考据言其有直言、命令、教令等义。最后说声，诠，全声，为完好之义。

除了从"义""形""声"的角度探讨"阐""诠"之义，张江教授还从"主体观辩"和"目的观辩"的哲学角度进行探讨与比较，最后得出"阐"尚意，据实，尚意与据实互为表里。"阐"必据实而大开，不违本真；"诠"须应时而释，不拘旧义。"阐"必据词而立意，由小学而阐大体；"诠"须不落于碎片，立大体而训小学。"诠，具也"，具以未来阐释学之坚实基础。"阐，开也"，启阐释学未来之宽广道路[②]。因此，张江教授认为"阐""诠"两者各有其长，互容互合，为构建当代阐释学提供思想源泉与无尽动力。

---

① 肖明华. 论公共阐释的"阐释""公共"与"转型"[J]. 海峡人文学刊，2022，2（3）：35-42，156.

② 张江. "阐""诠"辨——阐释的公共性讨论之一[J]. 哲学研究，2017（12）：12-25，123.

（四）中国阐释学的构建

2022 年，张江教授提出建构具有中国风格、中国气派的新的当代中国阐释学面临的六大难题：一是基础建构的出发点和落脚点；二是重在方法论还是本体论；三是与语言文字学研究之关系；四是多学科交叉与相融；五是理论的实践与应用；六是形态的系统和完备性[①]。这些难题给予我们深刻的启发和思考，中国历史上虽无阐释学的概念和学科，但有丰富的阐释学思想和经验，这是构建当代中国阐释学的可靠资源和坚实基础。我们学习西方先进的哲学经验，但不是用西方阐释学的已有框架来裁剪或规制中国阐释学经验和思想。由此，我们应该从中国的思维本征和特质出发构建中国形态的当代阐释学。

而在构建中国特色阐释学体系的讨论中，张江教授提出训诂与阐释都是极重要的方法，缺一不可，因此我们必须厘清二者之间的关系[②]。

首先，要先明确中国传统阐释学两条脉络清晰的路线，即训诂诠释与义理阐释，前者以历史文献为对象，寻找和证明文献所生所含之"本义"，以求经典原始认知，意在开显和证明对象本来的面目和方法，为传承所用。后者以历史文献为中介，衍生和发挥文献少有甚至所无之"意义"，以言经典当世认知，意在创制和传播新的思想和价值，为当下所用。训诂与义理、诠释与阐释，是共存共在，命运与共的。

其次，明确训诂诠释与义理阐释两者之间存在何种对立，即目的观不同、语言观不同、认知方式不同等。最后讨论训诂与阐释的关系，其目的是为中国阐释学建构的完备性做必要的理论准备。张江教授的意见是坚持其提出的三种基本认知，一是以民族语言学为基点，建构中国形态的阐释学；二是训诂是民族语言学的核心方法；三是坚持两点论的重点论。

由此可见，张江教授对阐释学的思考仍在继续，他的理论成果依然在

---

① 张江.中国阐释学建构的若干难题［J］.探索与争鸣，2022（1）：36–42，177.

② 张江.训诂与阐释——阐释学体系建构讨论［J］.社会科学战线，2022（5）：148–157，282.

不断自我发展和完善，也提醒研究者们应立足于当代中国的政治、经济、文化实践，提取和改造中国传统阐释学资源，从本体论到方法论，提出和建构我们自己的概念、范畴、命题，以及完备的体系，为构建中国当代文学阐释学的路径提供着生动的实践性指向。

景海峰教授所提倡的儒家诠释学，以及李清良教授所提出的"诠释之道"，近年来也在学界有较大的反响，在此不做过多介绍。总之，"回归中国"和"回归古典"的诠释学诉求之相互交织、相互呼应，在于它们从本质上来说，都是要求在现代性语境下建立现代中国的诠释系统和诠释模式，即建立现代中国的"诠释之道"，以使中国学术真正回归正轨。"中国诠释学"研究的提出和兴起，最初未必是源于对上述诠释学诉求的自觉，但与后者一样，也是旨在建立现代中国的"诠释之道"，因而是现代中国学术在理论上恢复文化自信、走向"文化自觉"的表现①。

---

① 李清良，张丰赟.论中国诠释学研究的兴起缘由［J］.山东大学学报，2015（5）：178-190.

第二节 中国诠释学的代表性方法与理论

一、傅伟勋与"创造的诠释学"

（一）傅伟勋生平

傅伟勋（1933—1996），1933 年 10 月 7 日出生于中国台湾省新竹市，美籍华裔哲学家，精通中、英、日、德四种语言，学术著作涵盖东西方哲学比较研究，他著有《西洋哲学史》《中国哲学指导（英文）》《从西方哲学到禅佛教》《批判的继承与创造的发展》《"文化中国"与中国文化》《从创造的诠释学到大乘佛学》《佛教思想的现代探索》《死亡的尊严与生命的尊严——从临终精神医学到现代生死学》《学问的生命与生命的学问》《生命的学问》等；主编了《从传统到现代——佛教伦理与现代社会》《当代宗教思想家——永恒与现实之间》，以及《世界哲学家》《世界思想文化史》《亚洲哲学宗教思想资料书暨要论》《亚洲思想与文化》《当代思潮》《当代趋势》等系列丛书。[①]

傅伟勋高中时期，因读日本近代哲学家西田几多郎的《善的研究》《思索与体验》《日本文化的问题》等书，对哲学产生兴趣，决定报考台湾大学哲学系。1952 年 6 月，傅伟勋读完牟宗三教授的短文《哲学智慧的开发》后，决定终生以哲学探求为己任。西田几多郎与牟宗三对傅伟勋的哲学之路影响极深，傅伟勋自述："如何彻底消化这两位的哲学著作，又如何批判地超越他们独创性的哲学理路，一直成为我哲学探求历程上的一大课题。"

傅伟勋在台湾大学哲学系读书期间，方东美教授和王叔岷教授对傅伟勋的影响颇深。受王叔岷教授严谨细密的考证训诂作风的影响与启发，傅伟勋认识到义理之学与考据之学缺一不可，这为日后傅伟勋构建"创造的

---

① 朱秀文.傅伟勋创造性诠释思想研究［D］.大连：大连理工大学，2017.

诠释学"的理论和方法论奠定了基础。傅伟勋在大学二年级，因自幼通晓日文，在聆听了洪耀勋教授讲授的西洋哲学史与印度哲学史后，阅读了大量西方哲学与印度哲学文献的日文译本，他在阅读过程中，体会到了"欲速则不达"的深意，他认为："研读西方哲学名著，必须慢慢咀嚼，依循逻辑思考的步步开展，慢慢推敲，慢慢学到随后体验原哲学家从问题设定到发现解决线索整个哲学探求过程的一种思维功夫，这样才有寻获其中诀窍的可能。"并在此阶段开始学习德文。大三以后，傅伟勋逐渐缩小研究范围，将兴趣点逐渐从广泛的哲学史凝聚到康德、黑格尔的德国观念论与齐克果、尼采、萨特的存在主义哲学上。

1956年，傅伟勋考取台湾大学哲学研究所攻读硕士学位，并于1958年完成论文——《雅斯贝尔斯的哲学研究》。经同窗刘述先推荐，该论文发表于香港《自由学人》杂志。

1960年，傅伟勋在台湾大学哲学系任助教。同年11月，他以第二名的成绩考入美国夏威夷大学东西文化交流中心。

在夏威夷大学，傅伟勋倾向于比较哲学的研究。1961年，他开始跟随稻田龟男教授研究大乘佛学等，预测包括庄子在内的禅道思想可能将对西方哲学、神学、心理学、心理分析、精神医学乃至精神疗法产生巨大影响。

1962年冬，傅伟勋转学到美国加州大学哲学系，研修康德及现代解析哲学，认识到了"哲学问题探索法"的重要性与"批判地继承与创造的发展"在西方哲学上的意义，这也直接影响了傅伟勋日后研究中国哲学与中国哲学史的根本态度。

傅伟勋在完成论文《休谟因果论基本概念解析》后，获得在夏威夷大学继续攻读博士的机会，因签证无法续改，遂放弃。

1963年2月，傅伟勋回到台湾大学哲学系任教，担任讲师，讲授"西洋哲学史""英国经验论讨论""哲学问题讨论"等课程。

1966年9月，傅伟勋辞去台湾大学的职务，赴美国伊利诺伊大学攻读博士学位，并担任助教，继续做哲学研究。为兼顾英美伦理解析学派与大陆实存哲学，傅伟勋选择《现代伦理自律论——对于黑耳与沙特的研究与批评》作为学位论文题目，设法寻找二者之间可能沟通的桥梁或线索。

1969 年 9 月，傅伟勋赴美国俄亥俄大学任教，开始系统性地研读中国哲学和大乘佛学，讲授"哲学概论""佛教哲学""远东思想"以及硕士班"现代哲学讨论"等课程。

1971 年 9 月，傅伟勋在费城州立天普大学宗教学研究所任教，执教"佛教思想""大乘佛学""中国佛教哲学""中国哲学""道家、禅宗与海德格尔""佛学与实存现象学"等课程。

1972 年，傅伟勋在哲学期刊《探索》发表《老子对于"道"的看法》一文时，开始构想创造性的诠释学；他于 1974 年 12 月 6 日在哥伦比亚大学教授俱乐部宣读英文讲稿，首次公开这一方法论。1981 年，傅伟勋开始构想"生命的十大层面及其价值取向"模型理论，于 1984 年正式提出此模型理论。

1986 年 4 月、1987 年 5 月、1988 年 4 月和 1989 年 3 月，傅伟勋先后多次应邀来中国社会科学院世界宗教所、北京大学、中国人民大学、南开大学、武汉大学等大学讲学。

1991 年，傅伟勋被查出患癌症。1996 年 9 月行肿瘤手术引发真菌感染，昏迷近 1 个月，于 1996 年 10 月 15 日凌晨逝世于圣地亚哥，享年 63 岁。

（二）创造的诠释学

1. 理论的形成

（1）对诠释学客观性的反思

1972 年，傅伟勋在其挪威籍老师纳斯（Arne Naess）教授创办的哲学期刊《探索》（*Inquisy*）上，发表题为《老子对于"道"的看法》（*Lao Tzu's Conception of Tao*）的学术论文，首次系统阐述了"创造的诠释学"理论雏形。在该文中，傅伟勋对于两千多年来无数的《老子》古今诠释颇感困惑，他提出了对于诠释学客观性的一些追问和反思："除河上公本、王弼本等传世版本外，若发现更早的《老子》古本，能否根本改变现有诠释范式？即便获得最原始文本，能否实现所谓客观诠释？考据学与义理学之间的诠释间距如何弥合？绝对客观的《老子》诠释是否可能？《老子》与我们现代学者有两千年以上的时差，我们又怎能证明我们的诠释具有客观准确性，遑论绝对性？如无所谓诠释学的纯粹客观性可言，则我们又有什么可靠的审核规则，用来判定诸般《老子》诠释的高低优劣？再者，《道德经》已形成伽达默尔所云'历史传统'，而《道德经》的哲学语言亦已积淀了历史的深度，则就算老子今天仍然活着，他本人难道会对它那原原本本的《道德经》一成不变地予以肯定，表示全然满意吗？假定他有机会与我们进行一番创造性的对话或思想交流，他难道不会因此而稍改原意，或稍予修正，或至少设法重新澄清他曾使用过的道家语言吗？有创造性的诠释学者如何为老子说出他本人应当说出的话呢？如果真要救活老子的思想，同时进一步创造地发展《道德经》中可能藏有的丰富的哲理，我们是否必须进行批判性超越？"

上述诠释学的问题虽然是以《老子》为例，但具有普遍适用性，例如将上述问题中的《老子》和《道德经》替换为中医经典《伤寒论》或《黄帝内经》等，以上问题依旧值得深思。

通过对以上问题的探讨，傅伟勋认为诠释学与"（纯粹）客观性"或"绝对性"毫不相干，对"客观性"或"绝对性"的迷信或偏向，容易导致严重的学术武断与自我标榜，这也是人文学科与社会科学进步发展的一大绊脚石。

而诠释学探索能获得的只是一种"相互主体性脉络意义的诠释强度或优越性"，其中的"相互主体性"既涵摄历史传统的赓续传承，亦包含对其的批判性超越与创造性转化。真实的诠释学探讨必须保持辩证开放的学术性格，也必须不断地吸纳适时可行的新观点、新进路，形成永不枯竭的学术源泉。

因此，傅伟勋强调，具有学术研究进步性、无涯性而又完全免于任何条条框框及教条的诠释学，必须融合我国传统以来的"考据之学"与"义理之学"，也必须自我提升为具有"批判地继承"（继往）与"创造的发展"（开来）意义的诠释学，即傅伟勋主张的"创造的诠释学"[①]。

---

① 傅伟勋. 从西方哲学到禅佛教［M］. 北京：生活·读书·新知三联书店，1989：13.

（2）对"误读"的创造性阐释

术语"误读"（英文 misreading）由傅伟勋提出，在"创造的诠释学"中占有极其重要的地位。在西方诠释学中有一个相似的概念，名为"误解"（德文 Mißverständnis）。"误解"是由施莱尔马赫创立，他认为诠释学是消除误解的艺术，即误解是阅读过程中的一个消极因素，诠释学的种种方法，都旨在清除误解。从形式上看，"误读"与"误解"有相似之处，都是一种有悖于作者原意的理解；不同的是，傅伟勋的"误读"乃是阅读过程中的积极因素，它是主体有意识的行为，读者凭借它来引申出作品的新的意义[1]。"误读"之"误"，特指与主流诠释范式的差异性，非指学理层面的谬误，只是与那些被认定为正确的理解和解释有明显不同的一种另类的理解和解释而已。这种"误读"实际上是一种创造性地从对被诠释的哲学思想中阐释出新意义的认知行为[2]。

此外，傅伟勋指出，诠释中的"误读"作为一种对哲学思想新意义的开掘，其诠释的指向必然要进入哲学思想的"深层结构"（英文 deep structure）而越过"表面结构"（英文 surface structure）。傅伟勋从乔姆斯基（Chomsky）的现代语言学那里得到启示，将原属于语言文法的"表面结构"和"深层结构"引用到对开创性哲学思想的重新解释与重新建构上，在他看来，创造性诠释通过对原典的解读，实现意义的阐发与体系的重构，这个过程必须突破表层结构直指深层内核。原有思想的表层结构是容易把握的，一般的诠释行动就可完成。但原有思想的深层结构则不是一般的诠释者所能触及的。唯有具备独创思维能力的诠释者，方能通过深层结构解析实现哲学史研究的创造性转化——这种转化标志着诠释者从思想原意的考据者升华为哲学体系的建构者。由此可见，"误解"是必须清除的，而"误读"则属于意义之创造的生产性环节，是创造的诠释学的一个重要部分。

---

① 潘德荣.诠释的创造性与创造的诠释学［J］.中国哲学史，2002（3）：118-124.

② 傅永军."创造的诠释学"之判辨［J］.云南大学学报（社会科学版），2022，21（3）：41-49.

（3）对中国哲学的审视

由于中国传统哲学是一种实践哲学，多表现为一种智慧的语录，如孟子的"天将降大任于斯人也……所以动心忍性，增益其所不能"，老子的"无为而无不为""反者道之动"，佛家的"一花一世界"，儒家的仁爱之心，道家的无为之治，佛家的般若智、菩提心等，都是一种对实践的验证和对理想的追求。因此，傅伟勋认为，西方哲学家与神学家所追求的是"真理"（英文 truth），而中国哲学家追求的则是"道理"（英文 the principle of the way or human reason）。严格而言，自然科学探究属于真理范畴，其通过概念分析与逻辑推演形成具有普遍性的知识体系；而哲学道理的生成，则植根于思想家的实践智慧与生命体悟。

傅伟勋认为中国传统哲学的注疏有类似于西方哲学诠释学的特征。他指出，"以儒道佛三家为主的中国思想史乃是一部我所云的创造的解释学史，譬如儒家与大乘佛教的思想发展，可以说是分别对于早期儒家的原先观念（如仁义礼智，天命天道）与原始佛教的根本理法（如法印、四谛、缘起等）所作'解释再解释，建构再建构'的思维理路发展史。"他通过对老庄、郭象与禅宗的比较研究，系统梳理了中国哲学诠释传统的演进脉络，凸显了中国禅道哲理中隐含的诠释传统。

他认为与西方哲学诸体系相比，中国哲学是缺乏"哲学性"的。这表现在"逻辑思考之薄弱，知识论的奇缺，高层次的方法论功夫之不足，德性之知的偏重和见闻之知的贬低等"。为实现中国哲学的现代转化，我们必须"关注哲学思想（在问题设定上的）齐全性，（在解决问题上的）无瑕性，（在解决程序上的）严密性，以及（在语言表现上的）明晰性"。因此，傅伟勋构建了"创造的诠释学"的方法论体系，极力提倡加强西方诠释学、语言哲学、现象学、分析哲学的研究，将其创造性地转化为中国哲学传统的一部分，借此来建立起符合时代要求的哲学语言，以重建我们的哲学传统。用他的话说，就是"创造性诠释思想的构建，只因我构想的动机与旨趣特性与中国哲学以及宗教思想传统的诠释与发展息息相关，因此也不妨看成，专为缺乏高层次的方法论反思的中国思想传统，设法建构有高度适用性的一种方法论尝试"①。

（4）对哲学方法论的理解

傅伟勋认为哲学方法论大体上可分为一般的（英文 general）与特殊的（英文 particular）两种。特殊的哲学方法论与独创性哲学家的思想内容息息相关，无从分离，方法论与哲学思想是一体两面的关系，如黑格尔的辩证法既是他所建立的绝对观念论思想体系的根本方法论，又是绝对观念论体系本身的实质架构。

一般方法论则超越具体学派立场，提供普遍适用的思维范式。这类方法论不预设特定哲学主张，而是为思想传承与创新提供方法支撑，如逻辑学、语义学、后设哲学等均属于一般的哲学方法论，非某家某派的特定哲学主张。

一般的哲学方法论与特殊的哲学方法论之间可以互相转化，但是傅伟勋认为转化一般方法论为特殊方法论，会无形中限制创作者的独特性思路，不利于哲学思想的创造。

特殊方法论的一般化就是将特殊方法论提升为一般方法论，这种转化不仅无损原思想体系的完整性，而且能彰显原有的特定哲学思想在方法论层面的价值与贡献，意义甚巨。而特殊方法论能否提升为一般方法论，在于其是否具备扩充的可能性和普遍化的可能性。傅伟勋认为西方的现象学方法、日常语言分析法、辩证法，以及海德格尔到伽达默尔的新诠释学进路等都具有转化为拥有普遍适用性的一般方法论的理论潜能与开放性格。因此，傅伟勋尝试将实存主义与现象学方法，转化为"实存的现象学"，用以解析中国大乘佛教各宗派教义，实现西方方法论在中国哲学场域的方法论转化。

傅伟勋基于上述对特殊与一般哲学方法论的认识与理解，在构建创造的诠释学时，便有意将西方哲学中较为重要的特殊方法论如现象学、辩证法、实存分析等，通过理论过滤与范式转换，使其升华为具有普遍解释力

---

① 潘德荣. 诠释的创造性与创造的诠释学［J］. 中国哲学史，2002（3）：118–124.

的哲学方法 [①] 。

2. 具体内容

傅伟勋的创造的诠释学的构建与形成，有赖于现象学、辩证法、实存分析、日常语言分析、新派诠释学理路等现代西方哲学中较为重要的特殊方法论之一般化过滤，以及其与我国传统考据之学与义理之学，乃至大乘佛学涉及方法论的种种教理之间的融会贯通。

作为一般方法论的创造的诠释学，有五个辩证层次，分别为"实谓""意谓""蕴谓""当谓""必谓"，傅伟勋特别指出在诠释时，不得随意越级。

（1）实谓

第一层次为"实谓"，指的是"原思想家或原典实际上说了什么？"这一层次涉及原典校勘、考证、训诂、版本辨析等，是创造的诠释学的起点，目的在于了解文本的字面意思。

傅伟勋借用了牛津日常语言分析学派代表人物奥古斯汀的表达，认为要将"实谓"看成一种"习常地只说出了口的言语活动"，以及"约略等于发出具有某种意思与指谓的某种语句"，也就是"实谓"仍然处于"纯客观性的语辞呈现状态"，且只呈现为"朴素的原始资料"。又因为"实谓"属于"纯粹客观而不可推翻的原始资料"，因此这一层次的主要课题便是版本考证，即"在原典研究上如何找出原原本本或至少几近真实的版本"。

常有学者认为在诠释时没有"祖本"或"真本"，就意味着没有"纯客观性的基本资料"作为凭据。但是傅伟勋指出，就算有所谓的"祖本"或"真本"，难道就有客观的诠释吗？强求诠释学纯客观性的唯一解决方法就是"找出原本之后重抄一遍"，但重抄一遍不等于诠释，即"纯客观性的原始资料"与"原典诠释"之间存在一段"诠释学差距"。因为"诠释学差距"的存在，我们作为诠释者，不能仅停留在"实谓"层次，必须进入"意谓"层次，去探索"原思想家想要表达什么，他所表达的意思究竟是什么"。

---

① 傅伟勋.从创造的诠释学到大乘佛学［M］.台北：东大图书股份有限公司，1990.

（2）意谓

第二层次为"意谓"，指的是"原思想家想要表达什么？"或"他所说的意思到底是什么？"这一层次通过语义澄清、脉络分析、前后文表面矛盾的逻辑消解、原思想家时代背景的考察等，尽量"客观忠实地"了解并诠释原典或原思想家的意思（英文 meanings）或意向（英文 intentions）。

这一层次包含主体性层面的"随后体验"和对原典的"语义分析"。"随后体验（德文 Nacherleben）"由狄尔泰提出，即"（原作者的）体验—（体验形成作品的）表现—（鉴赏者或诠释者的）随后体验"，强调主体性层面需持有"如实了解"原典或原思想家的诠释学态度，诠释者必须设法了解原思想家的生平传记、时代背景及思想发展历程等，使诠释者能够对原典有深刻的了解。"语义分析"包含三种模式，一是"脉络分析"，指基于不同的语境脉络分析"语句"的意义，发现原典语句的脉络意义；二是"逻辑分析"，指通过前后文的对照，尽量澄清表面的前后表达不一致性或矛盾性；三是"层面（或次元）分析"，指分析文本所包含全部思想的多层义涵。

"意谓"层次的脉络分析无法真正透视已积淀了历史深度的原典语言，层面分析也由于不是深层分析，因此只能平面分析多层义涵，无法探得原典思想表达的深层意蕴，这就需要通过探讨思想史上已产生过的许多原典诠释进路，超越"意谓"层次的非历史性平面分析的局限性，了解原典思想表达可能具有的丰富的诠释学义理及蕴涵，也就是说需要上升到"蕴谓"层次进行诠释。

（3）蕴谓

第三层次为"蕴谓"，指的是"原思想家可能要说什么？"或"原思想家所说的可能蕴含是什么？"该层次聚焦思想史脉络梳理、学派传承谱系考辨及经典诠释传统研究。通过对思想史上已有的原典诠释进路的探讨，归纳出几个有诠释学份量的进路或观点，了解原典或原思想家学说可能的思想蕴涵，揭示经典在历史长河中积淀的深层义理。"蕴谓"层次从思想史的纵向角度对原典进行分析与疏理，以超克"意谓"层次"非历史的平面分析"及个人主观臆断，体现了伽达默尔所谓"传统"的"权威"，即历史积淀下来的"传统",保证了诠释的深度①。

傅伟勋认为,从"意谓"层次的自我摸索到"蕴谓"层次对思想史上较有分量的诠释学进路的探讨,有助于扩大诠释学视野,了解到相互主体性意义的诠释强度,而不是所谓"诠释客观性",这才是最起码的诠释学审定规准;以此规准为基点,再上一层去探索最有强度或说服力的原典诠释,才能避免武断,实现经典思想的活化传承。

（4）当谓

第四层次是"当谓",指"原思想家（本来）应当说出什么?"或"创造的诠释学者应当为原思想家说出什么?"这一层次诠释学者需要思考:"如果原作者面对今天的世界,他会如何思考? 是坚持、修正还是放弃原来的观点?"也就是说,诠释学者要根据对思想史的探讨、中外哲学与诠释学的方法论的钻研,以及自己多年积累的诠释学体验与心得,建立一种具有独创性的诠释学洞见与判断,对种种已有的诠释进路和深层毅力进行"批判的比较",考察在"蕴谓"层次所找到的各种可能义蕴（英文 meanings）或蕴涵（英文 implications）,从中发现最有诠释理据或强度的深层义蕴或根本义理,挖掘出原思想家教义的表面结构下的深层结构,借以超越诸般诠释进路,判定原思想家的义理根基及整个义理架构的本质,依此重新安排脉络意义、层面义蕴等的轻重高低,说出原思想家"应当表达而没有表达"出来的深层含义。

（5）必谓

第五层次是"必谓",指"原思想家现在必须说出什么?"或"为了解决原思想家未能完成的思想课题,创造的诠释学者现在必须践行什么?"第四层次"当谓"只解决了"原作者应该说什么"的问题,尚局限在原作者的思维体系内,未超越原作者的思想,"必谓"则不但要讲活原思想家的教义,还要批判地超克原思想家的教义局限性或内在难题,用诠释者的时代语言说出原思想家及历史上的诠释学家未能说出的话,完成原思想家留

---

① 程志华.基于开放性的创造性——傅伟勋"创造的诠释学"的价值［J］.哲学研究,2011（6）：48-54.

下却未能完成的思想课题，实现"哲理创造性"。这一"哲理创造性"，是创造的诠释学区别于普通义理的注释学，且具有独特性之所在。而创造的诠释学家之所以具有"诠释的创造性"或"哲理创造性"，就是因为诠释者的思维历程自"当谓"层次上升到"必谓"层次形成自我转化，使创造的诠释学家的学问人格从批判的继承者转变成创造的发展者。完成这一转化，就需要经历创造性思维的时代考验与自我磨炼，如近代西方哲学史上的康德、黑格尔、海德格尔等，以及道家思想史上的庄子、王弼、郭象，儒家传统的孟子、荀子、朱熹、王阳明等皆可视为创造的诠释学家，他们大都经过严格的思维磨炼，对前人的思想既能批判地继承，又能创造地发展，成为历史中"继往开来"的创新力量，使某一思想传统随着时代的前进仍能愈深愈广。

二、成中英的本体诠释学

（一）成中英简介

成中英（1935—2024），世界著名哲学家、著名管理哲学家，C 管理理论创立人，被公认为是"第三代新儒家"的代表人物。自 1983 年起，成中英执教于夏威夷大学哲学系，为夏威夷大学哲学系终身教授。曾任耶鲁大学、柏林自由大学及牛津大学等校客座教授。

成中英 1956 年毕业于台湾大学，曾师从现代著名哲学家方东美先生；1958 年成中英获华盛顿大学哲学与逻辑学硕士学位（专研逻辑学、科学哲学、知识论、价值哲学），其后入哈佛大学深造。1963 年成中英获得哈佛大学哲学博士学位，为当时少有的在哈佛大学获此学位的华人学者，他被称为"华人中第一位全面深入研习西方现代哲学的学者"。

成中英教授深入西方哲学的核心，致力于弘扬中国哲学的精神，建立中国哲学的思维方法和基础，激活中国哲学的源头活水。以易学、道学为中国哲学的根本重建儒家哲学，发展本体诠释学，并将其本体论与方法论应用于科学哲学。其研究领域广泛，主要为中西哲学比较、儒家哲学及本体诠释学。成中英教授中西兼治，古今互诠，重视方法，肯定本体，建立体系，在全球积极推动中国哲学现代化与世界化，运用逻辑分析与本体诠释方法重建中国哲学，开创了当代中国哲学与中西比较哲学研究的新路径，促进了中西哲学的深入交流。深入西方哲学的核心，弘扬中国哲学的精华，推动融合中国哲学的世界哲学的创立。成中英教授对中国易学哲学与儒家哲学的研究作出了卓越贡献。学术著作主要有《儒家哲学论》《本体与诠释》《中国文化的新定位》《中西哲学精神》《知识与价值》《易学本体论》等中英文 30 余种，以及学术论文 300 余篇①。

（二）本体诠释学体系的建立

自 20 世纪 80 年代成中英提出本体诠释学理论框架，历经 30 余载发展已形成完整体系。成中英教授将对"本体"的意义归纳成以下两点：第一，"对象的意义"，即将"本体"视为一种对象，是实在的东西；第二，"验存的意义"，即体验的存在，是主观和客观同时结合的感受。本体诠释学是基于对中西哲学中的理解及诠释传统发展出来的，它代表了两个重要的认识：一是揭示中西哲学差异不仅在于本体概念（英文 concept of the ultimate reality）的认知分歧，更在于对本体的理解的进向（英文 approach to reality）的差异；二是中西哲学与文化的沟通与融合必然显现也必然在于本体诠释与诠释本体形成的本体诠释圆环（英文 onto-hermeneutical circle）的建立。此一圆环代表人的存在的内在性与外在性的相合之道，也代表人与人、社群与社群、文化传统与文化传统或文化系统与文化系统之间的对话与沟通，甚至也代表人与天地万物，宇宙历史与未来的互动与交融。

该体系创造性地划分两种诠释范式，即本体诠释（英文 interpretation from ontology）与诠释本体（英文 interpretation of ontology），该区别是围绕本体与诠释的关系展开的，它具体表现为本体既可以是诠释的对象，也可以是诠释的渊源。因此，这个区别可以更明确地表述为"自本体的诠释"与"对本体的诠释"。"自本体的诠释"以主体为立足点去把握本体，其思

---

① 周勤勤. 成中英教授简介［J］. 中国社会科学院研究生院学报，2018（6）：145.

想重点在于主体如何把握自身的主体性。相应地，"对本体的诠释"则以对象的客体性为本体。成中英教授将此区别视为理解中西哲学传统的关键，在此基础上，他吸收并融合两个传统中的本体论思想，建构了本体诠释学①。本体诠释学（英文 onto-hermeneutics），即方法论与本体论的融合，用方法来批评本体，也用本体来批评方法。在方法与本体的相互批评中，真理就逐渐显露了。

成中英教授从本体学角度，从"本体""形式""经验"三部分提出六项本体诠释学的原则。

在"本体"部分，第一是"本体的先识原则"（英文 pre-understanding of ontological circle），即本体本身的基本假设必须清楚化；第二是"意义终极概念化原则"（英文 ultimate categorization of meaning），即意义的来源、概念的范畴等必须清楚界定。

在"形式"部分，第一是"逻辑结构秩序化原则"（英文 ordering of structure），即语言所指涉的具体事物和抽象事物必须有它清晰的层次，不能混淆不清；第二是"语言指涉定值原则"（英文 formulation of referentiality in language），即利用现代逻辑中之量化法（英文 quantification）以规范指涉对象。

在"经验"部分，第一是"历史发生原则"（英文 analysis of historical genesis），即历史发生的基本条件，注意的是此处必须将思想与思想史做一清楚区分。哲学和方法的批评都是在历史的网络中发生的，但对历史网络的认识并不代表思想本身的内涵。历史网络能帮助我们了解思想，但并不能代表思想意义的全部。第二是"效果影响原则"（英文 analysis of efficacy），即各种思想间如何相互影响、意义本身有什么样的演变等问题。将贝蒂在《论诠释学为人为科学一般方法学》中提出四项诠释学原则分为"主体"与"客体"进行分析，在"客体"部分是"主体的独立原则"和"全体意义的圆融原则"，在"主体"部分是"理解的实现原则"和"意义

---

① 蔡祥元.成中英本体诠释学的基本内涵及其困境［J］.周易研究，2018（3）：70-79.

的和谐化原则"。两者原则结合起来便形成一套完整的本体诠释学观念①。成中英教授的本体诠释学理论，以其本体与方法互涵、知识与价值互基的二元一体的本体架构，独树一帜，引人瞩目，堪称一个重要方面理论探索与创建的典型和代表人物。

（三）本体诠释学思想来源的历史佐证

成中英教授将西方本体哲学的发展归纳为五个阶段：第一阶段从前苏格拉底经苏格拉底与柏拉图到亚里士多德，这是西方本体概念的形成阶段。其特征为理性的抽象的思考及分析的一个超越的静态的具有终极目的性的永恒存有，并名之为"不动的动力来源者"。西方哲学本体概念发展的第二阶段是从纪元前第一世纪基督教哲学传统中的本体观，它融合古希腊的本体概念与犹太传统的上帝概念，以此形成一种作为超越的创造者的本体观。在这个阶段中，本体的存在被明确地认定为一个对象化的本质，而人只能用宗教的神学的语言刻画其存在。第三阶段是德国古典唯心传统中的本体观，主要包括谢林、费希特与黑格尔的本体观念。西方中世纪形成的外在超越的、作为上帝的本体经康德批判之后，出现了一个向内在主体化精神的转向。但是，此一主体化的、精神化的本体并非具体的个人所修持出来的心性本体，如在中国哲学本体概念发展中所见者。它仍是一个超越的、非现实的、客体化的主体形式的本体，只是它的内容从不可知性的物体换为可知的精神实体而已。它的外在超越性是与宋明理学中的内在超越性相对照的。故不可视其为本体性的诠释或自本体的诠释，仍为诠释性的本体或对本体的诠释的衍生。第四阶段继康德出现后，从施莱尔马赫到狄尔泰的方法论诠释学。此阶段在方法论层面提出了部分与整体的"解释学循环"，并把理解与解释作为精神科学的独特方法来对待。第五阶段就是通常所谓的哲学诠释学阶段。它源起于胡塞尔的意识现象学，经海德格尔的基础存在论得以升华，最后由伽达默尔吸收与改造，推进至哲学诠释学。此阶段已经开始出现从诠释本体向本体诠释的思想转向，而这个转向在伽

---

① 成中英.本体诠释学［M］.北京：中国人民大学出版社，2017：23–30.

达默尔那里达到顶峰。所以，伽达默尔的哲学诠释学是到达，甚至通向其本体诠释学的一个必要环节。

中国哲学的本体概念可分为六个阶段进行考察，第一阶段是《周易》哲学系统的建立。第二阶段是儒道的两分，这代表本体思考与诠释思考的两个基本方向。第三阶段是隋唐中国佛学的汇入，把一个佛性本体的概念推向一个至高无上的境地，并通过禅悟的方式体现具体的人生实践。第四阶段是宋明理气心性之学的形成。第五阶段是清代的实用之学的发展，为本体概念向现代经济与社会的开放性转化奠定了重要的基础。第六阶段则是当代新儒学的发展，体现了实质性地汲取西方现代性的努力。

面对中国本体哲学发展的历史阶段，可以提出五种中国本体哲学与本体概念的形态。中国本体哲学的原创形态是《周易》本体宇宙论的形成。《周易》经文与符号背后蕴含的本体思想在《易传》中得到明朗化与系统化的诠释与发展。在《周易》的本体宇宙论背景下，随着对易道的实践转化与应用，出现了道家、儒家与墨家三种本体诠释模式。大体而言，道家发展了《周易》本体宇宙论中自然化的一面，而儒家接续了其中人文化、德性化的一面。墨家与儒、道皆不同，它将宇宙本体发展为具有人格化特征的"天志"。第五种形态是随着印度佛教的传入，在儒释道之间的对话中发展出来的中国佛教本体观，主要包括天台、华严、净土与禅学等。虽然它们各有差别，但也都具有自本体而诠释的基本特征。①

本体诠释学力图在中国传统哲学的本体框架内纳入现代西方哲学理性化方法意识，展现出显著的中西哲学会通取向。就其根本精神与思维方式而言，仍然根植于中国哲学传统；而就其思维规则和运行法则来说，它又极大地汲取了西方哲学的思想资源。概略言之，本体诠释学"既是一种本体哲学，同时也是一种方法哲学，更是一种分析和综合的重建（再建构）的方法"。具体而言，其本体意识主要是源于中国哲学，尤其是注重整体创生思维的易经哲学，同时也涵摄了西方哲学本体论的维度。其方法意识

---

① 成中英，杨庆中.从中西会通到本体诠释：成中英教授访谈录［M］.北京：中国人民大学出版社，2013：387.

主要源于西方现代诠释学与分析哲学，同时融贯中国传统哲学的诠释智慧。本体诠释学是在中西哲学本体论与方法论的分析、综合基础上进行的创造性重构。①

（四）本体诠释学的建构

根据以上思想来源的阐述，大致可以把握本体诠释学的思想内涵，成中英教授在《周易》本体宇宙论思想背景下，吸收伽达默尔的哲学诠释学知识论，建构了他心目中融贯中西的本体诠释学。"本体"是中国哲学的中心概念，兼有"本"的思想与"体"的思想。本是历史性、内在性的根源；体是空间性、外在性的整体。"本体"既是包含万物的宇宙系统，也体现于事物转化的全过程。"诠释"是对既有文化意义系统的新阐释，是以人为中心，结合时空环境与主观感知的理解活动。它既可面对历史，亦可面向未来，通过诠释者的创造力启发新的认知。在此意义上，诠释本身即是宇宙创造的实现过程。道是可道的，其所道的或非所道的整体也不可能是真理的全部，但道作为诠释不在于把握所有的真理或常道，而在于体现道的本体活力与创造性，在于以有限提示无限，以有言提示无言，以已知提示未知，同时促进道的理解和体会。因此，诠释既可以是对本体之道的诠释，也可以是自本体的理解中进行诠释。无论是对本体或自本体的诠释都可以说是在本体之中。"对本体"与"自本体"基于"在本体"形成了一个"本体诠释圆环"。诠释是语言的道的活动，因而"本体诠释学"也可以看成"道的语言学"或"道的道说学"。诠释与理解形成互动循环，共同指向本体的理想意义系统。诠释与理解也形成了一个"本体诠释圆环"②。本体诠释学的理论脉络贯穿着深刻的主客体关系重构，该关系是主体间性的，即认识与理解不是主体对客体的把握，而是主体对主体的对话与体验，在这之中凸显了人与世界的同一性问题。主体是一个自觉的主体，具有认

---

① 李安泽.本体诠释与中西哲学——成中英哲学的本体架构与方法意识［J］.中国社会科学院研究生院学报，2018（2）：32-38.

② 潘德荣.本体诠释学与本体论诠释学［J］.天津社会科学，2020（2）：45-51.

知外部世界的意识，通过认知外部世界可以构成反思，理解和把握外部事物，激发主体潜在的情绪和情感，产生一种行为，这是主客的统一，是实现了一种"用"或世间关系的统一，这个统一是个发展的过程。前者统一于根源，后者统一体现的是一个外观的象的问题，是发展中体现的一个现象。

从本体诠释学角度来说，主观本体在经验活动中实现其技术功能，当人类认识到自然规律的重要性时，会超越主观局限而接受客观事实，技术由此获得发展契机。基于科学规律的技术创新，涉及材料选择、方法优化与规则重构的辩证过程。例如冶金技术从青铜到铁器的演进，体现材料革新引发的技术革命。既体现材料革新引发的技术革命，更彰显人类通过目标设定—知识积累—技术实现的完整本体活动链条。这种本体活动呈现五层次结构：道—心—脑—手—机①。

（五）本体诠释学的核心

1. 本体诠释学的核心与命题

本体诠释学的核心范畴聚焦人类理解与知识发展的四个向度：外在性、内在性、外在超越性、内在超越性。内在性既指发生学意义上的根源性（本），也指主体的心灵属性；外在性则关联西方形而上学的超验实体观。中国哲学虽在内在超越维度成就显著，却相对忽视外在性发展。本体诠释学通过四向度的辩证统一，实现知行合一（横轴）与天人合一（纵轴）的双重整合。

成中英教授提出五个本体诠释学的基本命题：①人是本体的存在。②人的本体的存在是一个开放的体系。③语言的出现是沟通的需要也是理解与诠释的需要。④知识是可能的、客观的，但是知识不应该被看作独立于存在或者本体之外的一个范畴，或者被看作一个不加诠释的绝对信念或理型。⑤针对当前人类的问题而言，在"哲学的诠释学"（伽达默

---

① 王治东，成中英.「本体诠释学」之本、体、用——成中英教授访谈录［J］.南京林业大学学报（人文社会科学版），2011，11（2）：1–8.

尔）探索真理的共识与生活智慧的实践与应用的基础之上，基于我所阐释的对本体的认识，人的本体包含了人文（道德）和科技（知识）两个向面，也就是内在性与外在性两个向面，并在超越层面上导向终极价值中真理与智慧的统一。根据以上命题总结出我们认识人的本体即宇宙的本体，宇宙的本体即人的本体，包含了人的内在的价值活动和外在的科技知识活动。①

这些命题揭示：人类通过价值活动与知识创造的互动，在超融框架下实现创造性发展。

2. 本体诠释学的超融性

本体诠释学的超融性是对伽达默尔诠释学的超越与整合。

（1）对哲学诠释学的根源性反思

伽达默尔的哲学诠释学强调理解的"效果历史"与"视域融合"，认为文本意义在历史语境与解释者经验的交互中生成。然而，成中英教授指出，伽达默尔的理论虽突破传统认识论框架，但未能深入诠释活动的本体根源——"本"（根源）与"体"（体系）的动态生成关系。本体诠释学通过《周易》的"本立而道生"思想，将诠释活动锚定于宇宙生成论的动态过程，强调"本体即根源，体即体系，从本到体是一个过程。

（2）超融性的三重维度

本体性超融：通过"自本体"与"对本体"的循环互动，消解主客二元对立。伽达默尔的"视域融合"仅关注主体间的理解，而超融性更强调本体在时间中的创化与转化，如《周易》卦爻系统对宇宙变易的符号化呈现。

方法论超融：整合中国哲学的"考据之学"与"义理之学"，同时吸收西方分析哲学的逻辑工具。例如，运用蒯因的"存在即约束变量值"理论重新界定本体，使之既包含根源性（本）又具备过程性（体）。

文化间超融：在跨文明对话中，本体诠释学提出"本体诠释圆环"，通过中西本体论的互释，形成动态的知识共生体系。这一过程既非简单的文

———————

① 成中英.论本体诠释学的四个核心范畴及其超融性［J］.齐鲁学刊，2013（5）：5-11.

化融合，亦非单向的批判，而是通过"根源—发展—体系"的辩证关系实现意义的增殖。

成中英教授承认伽达默尔"理解属于此在的存在方式"的本体论转向，但认为其未解决"根源如何创生意义"的问题。本体诠释学通过引入《周易》的"生生"哲学，将诠释活动视为本体的自我显化过程：文本不仅是历史效果的载体，更是本体创化轨迹的符号记录。例如，《道德经》的诠释需同时考察其宇宙生成论背景（本）与历代注疏的体系化建构（体），而非仅聚焦于作者意图或读者经验。

3. 和谐辩证法

与黑格尔的矛盾辩证法不同，和谐辩证法讲的是中国的"阴阳谓之道"，是一个既对立又融合的关系。和谐辩证法可以将矛盾关系转化成差异关系，两者差异可以融合，是同根的①。

4. 本体诠释学与新新"儒学"的关系

新新"儒学"是儒学发展的第五阶段，在继承20世纪新儒学基础上，着力构建兼顾理论创新与实践转化的现代哲学体系，推动儒学的本体论重构与世界化进程②。成中英教授坦言对新儒学持审慎态度，认为需突破牟宗三"良知坎陷"说的理论局限，通过方法论革新实现创造性转化。其"新新儒学"体系具有双重特征：既承续《周易》"天人合一"的本体宇宙论，又发展出"价值知识论"与"知识价值论"的互动范式，在知识论与伦理学交融中重构心性本体③。该理论体系的突破性体现在以下三点。首先是认知维度：通过"持全用中"的诠释方法，统合本体认知与实践智慧。其次是方法论：创建"分析—综合—创新"的三阶认知模型。最后是价值论：确立道德与知识互为诠释的辩证关系，消解传统心性论的知识论困境。如韩强教授所论，这种"知识与价值"互渗的心性论，既克服了道德形上学

---

① 路强. 本体诠释学：本体与超融——成中英教授访谈录［J］. 晋阳学刊，2014（3）：3-10.

② 麻桑. 新新儒学的意义及其发展——成中英教授访谈录［J］. 人文杂志，2006（2）：1-8.

③ 潘德荣. 本体诠释学与当代精神——与成中英教授对话［J］. 中国社会科学，1995（5）：72-84.

的独断倾向，又为现代性困境提供新的解决路径，标志着儒学本体论从"道德优先"向"知行互鉴"的范式转换。①

三、林安梧与"道论诠释学"

（一）林安梧简介

林安梧（1957— ），中国台湾人，毕业于台湾师范大学国文系，台湾大学哲学研究所硕士、台湾大学第一位哲学博士。曾任清华大学教授，为南华大学哲学研究所创所所长，同济大学人文学院教授、博士生导师，同济大学中国思想与文化研究院院长。林安梧教授出版著作 10 余部，发表学术论文 200 余篇。

林安梧教授学术聚焦"人存在的异化及其复归之可能"，他深入研究中国文化传统，对其展开深度的思想观念史分析，通过思想史研究揭示中国传统文化中巫祝传统、宗法制度、帝制体系与儒学发展的深层关联，并提出其中隐含"道的错置"。他极为重视经典普及，曾以普通话及闽南语开讲《四书》《金刚经》《易经》《道德经》等，2007 年他协助王财贵教授成立全球读经教育基金会，担任基金会董事。

林安梧教授被视为当代新儒学第三代中极具创造力的思想家。他开启了"后新儒学的思考"，主张由牟宗三上溯至熊十力，以接造化之源，进而上溯至王船山（王夫之），以注重历史社会总体。他提出"存有三态论"，结合了马克思主义哲学、西方哲学，强调"社会公义"优先于"心性修养"，主张"由现代化新外王的学习"进一步调节出"公民社会"下的"伦理道德"。他认为儒学应脱开帝皇专制化所导致的"道的错置"，落实于生活世界，从而开启其批判性与生活性。方法论层面，林安梧教授批评了方法论上的本质主义，较认同约定主义，他以船山学、十力学及当代新儒学为底，上契六艺经传，汲取现象学、诠释学、马克思主义思想，做了

---

① 韩强. 成中英的新儒学思想——本体诠释学和中国传统文化的现代化 [J]. 深圳大学学报（人文社会科学版），1993（3）：1–10.

诠释学的存有学探源，创造了"道、意、象、构、言"五层诠释的中国诠释方法论。不同于当代新儒学以儒家为主流，道家为辅，佛家为旁支，林安梧教授主张融通儒道佛三教，展开对话与交谈，以应对 21 世纪文明的新挑战。这些年来，他亦深研哲学治疗学，集结论文成书，相关理论探索见《中国宗教与意义治疗》《台湾文化治疗：通识教育现象学引论》《新道家与治疗学》《儒学革命论》《儒学转向》《道的错置》《儒家伦理与社会正义》等。

总的来说，林安梧教授后新儒学强调的是"以社会正义为核心的儒学"，不是"以家族宗法为核心的儒学"；是"意义治疗为核心的思考"，不是"心性修养为核心的思考"；是"文化批判为核心的儒学思考"，不是"人文建构为核心的儒学思考"；是"万物并作、多元互动、儒道佛及其他东西文明互动"的"交谈性思考"，不是"一统江湖、儒家主流、道家支流、佛教为外来"的"主宰性思考"。关于林安梧教授所开启的"后新儒学"所带来的"儒学转向"正在扩延①。

（二）道论诠释学

1996 年，林安梧教授在南华大学哲学所"启教式"学术活动中发表"道与言"主题演讲，该讲稿经修订后于 1997 年作为创刊词刊载于《揭谛》学刊，其要旨谓："道显为象，象以为形，言以定形，言业相随，言本无言，业乃非业，同归于道，一本空明。"此论述可视作道论诠释学的理论雏形。2003 年，林安梧教授出版《人文学方法论：诠释的存有学探源》一书，该书提出中国经典诠释学五层级诠释模型，"道、意、象、构、言"，标志着林安梧道论诠释学的基本形成。②

但该理论名"道论诠释学"，非林安梧教授直接命名，他更倾向于使用

---

① 同济大学人文学院．林安梧［EB/OL］．（2020-04-23）.https://sal.tongji.edu.cn/info/1049/1647.html.

② 王磊．林安梧道论诠释学的内在逻辑论析［J］．原道，2021（1）：266-276.

"中国人文诠释学"①"中国哲学解释学"② 等一些表述方式。"道论诠释学"这一名称首见于陈治国 2017 年对林安梧教授理论的阐释③："林先生的当代儒学诠释系统基本上是以'道'为核心，以儒家为根底，以道家为思路或框架，以佛家为工具箱，强调人的心灵意向活动在道之开显与运作中的特殊地位，以及'道''言'之间往复不止的循环活动。在这个意义上，我倾向于以'道论诠释学'来命名他的当代儒学理论建构和诠释活动。"而林安梧教授本人也于 2020 年以"道论诠释学"这一名称，发表《〈易经〉现象学与道论诠释学刍论——以王弼〈明象〉与"存有三态论"为中心》④ 一文，"道论诠释学"这一名称才得以确立。

林安梧教授认为，"诠"是"言诠"，是有意向、意义而开启的言说、征符；"释"是"释放"，是由总体之创造性根源的"道"之彰显与释放。道论诠释学以"道"为核心，综儒道佛三教，以"道、象、形"之存有三态论为基本的存在论建构，以"道、意、象、构、言"五层级之间的循环互动为主要方法论模式，立足生活世界，展开意义诠释。

1. 存有三态论

道论诠释学缘起于林安梧教授对当代新儒家牟宗三"两层存有论"的深刻反思与检省，他认为牟宗三最重要的理论建构——"两层存有论"，主要是沿袭宋明儒家的心学论传统，借由《大乘起信论》"一心开二门"的结构，重新解释康德哲学所开启的"现象界"与"物自身界"，以强调人类的"一心"可以开掘"执的存有"和"无执的存有"，前者指向"现象界的存在论"（对应"心生灭门"），后者指向"物自身界的存在论"（对应"心真

---

① 林安梧. 人文学方法论——诠释的存有学探源［M］. 上海：上海人民出版社，2016：1-7.

② 林安梧. 关于中国哲学解释学的一些基础性理解——道、意、象、构、言［J］. 安徽师范大学学报（人文社会科学版），2003（1）：31-39.

③ 陈治国. 道论诠释学的基本构成与理论特征——以林安梧先生诠释学的存在论为中心［J］. 学海，2017（3）：160-166.

④ 林安梧.《易经》现象学与道论诠释学刍论——以王弼《明象》与"存有三态论"为中心［J］. 周易研究，2020（2）：5-16.

如门")①。依循道论诠释学，这样一种当代儒学诠释系统是应对 20 世纪中西哲学、中西文化碰撞和交迭所引发的"生存意义危机"而给出的一种超越性的解决方式，其是以道德本心为根基、以智性直观为依托的儒学诠释系统，这种诠释系统虽然是当代新儒学奠基者熊十力之体用哲学的独特发展，但它过度体现了（道德）主体主义的倾向，强化了人类存在者作为一个无限神圣者的可能性乃至必然性，即"通过心性修养功夫就可以去说它的实践必然性，并通过实践必然性而往上提，提到一个形式意义下的绝对必然性"。故林安梧教授认为，有必要重新审视熊十力的体用哲学，回到王夫之"乾坤并建"的哲学脉络，通过厘析宋明理学，进一步上溯到《中庸》《易传》等先秦经典文献，从而在综合儒、道，兼及佛学的基础上，重新探究中国古典哲学的一般存在论。这种存在论被林安梧教授刻画为"存有三态论"。

探讨方法论必须看人与世界的关系，必须回到"存有"的根源来思考，用中国传统哲学的说法即"道"。林安梧教授认为，"道"可讲成"存有"，但两者并不等同。西方"存有"相当于英文"Being"，指的是所有的存在（英文 all beings），它是从一个存在的事物往上溯，归返到至高无上的存有，即从殊相到共相。而"道"则指"天地万物人我通而为一"的总体根源，不是"共相的升进"，而是"生命的交融"。二者是"总体"和"总体的根源"的区别。"道"经由一个内在的生发活动而开启了世界，这不同于西方那个至高无上的绝对者。②

基于以上认识，林安梧教授对"存有"一词做出解释："存有"指的不是"存有一般"（英文 all beings in general），不是作为一个对象义去把握的"存有"，而是天、地、人交予参赞所成的总体根源，指的是"人"迎向"世界"，"世界"迎向"人"，天地人我万物通而为一，且不可分的总体，如其根源而说其为存有，这并非与主体区别开来，而是作为一主体认

———

① 林安梧.儒学革命：从"新儒学"到"后新儒学"［M］.北京：商务印书馆，2011：294-295.

② 林安梧."存有三态论"下的"本体诠释学"［J］.船山学刊，2017（5）：99-105.

识的对象，"存有"并不是人认识的对象，而是作为人参与而构成的那个场域、总体、根源，该词相当于中国古代哲学所说的"道"，道之为道，即隐含一开显的动力，因"道"其中已隐含天地万物人我通而为一的总体根源性动力。

"存有三态论"，涉及"道"之存在或运作的三种基本形态或方式，即存在的根源（道）、存在的彰显（象）、存在的执定（形）。从"存有的根源"到"存有的彰显"，借用佛教唯识学所说，即"境识俱泯"到"境识俱显而未分"，境识俱泯相与为一体所构成的整体，称为"道"，道之为道，是意识和对象尚未区分开来的，交融一体的，是存在的根源状态，此道不可说，姑且说是"不可名而强字之曰道"。道作为存在的总体性根源，无分别、无畛域，相当于"无"。道显为象，经由人之触发与感通，"道"得以彰显，即"境识俱显而未分"，此层次，亦是无分别、无畛域的，开启了"象"生成活动的人的意识，非"前意识"的东西，亦非主客二分形式下的"主体性意识"，而是"纯粹意识活动"，是没有与"物"完全对峙的交感关系。[①]再进一步，所谓"存有的执定"，是"以识执境，以主摄客，以能摄所"，作为意识主体的心灵活动，对于外境的客观对象产生一种对象化的把握和决定，由此规定了呈现于面前的"现（显）象"，使其成为一种"表象"，即是因为"主体的对象化"活动，才使对象成为被决定的定象。

2. 诠释五层级

当我们在"存在的彰显"阶段，以人之心灵去触动激发的道，实际上总是带着某种"视点"，这导致我们所觉知的万物之象，可能仅是道之整体的某部分，或某种可能性。更重要的是，当进一步使用语言去刻画、描述、固定这一万物之象，即主体的对象化活动，必然会有意无意地使这一真实之象在不同程度上发生某种变形和扭曲，因为语言活动的展开，总是伴随着意识主体或语言主体的"染执""趋向""利害"等，这些"业力"易左右或干扰我们对真实"象"的定形和言说。但这种"业力"的进入并非偶

---

① 林安梧.道的错置——中国政治思想的根本困结［M］.台北：学生书局，2003：4.

然，而是深埋于道之开显的方式本身之中，道开显过程中蕴含着诸多"染执性"的可能，只不过在语言中以明显的方式体现出来，所谓"言业相随"。因此由语言表述出来的意义常常会发生某种变形，即"存在论式的扭曲变形"。有鉴于此，对意义的揭示，对形、象的感知，对道的理解和感通，就有一个不断诠释的必要，并且这种意义的诠释不能仅限于语言层面，而要深入到存在论的层面，不断开掘新的存在可能性，激发新的意义生成，由此来重新激活语言，界定或认知万物。这样一种意义诠释的过程，涉及五个层次：道、意、象、构、言（图1）。

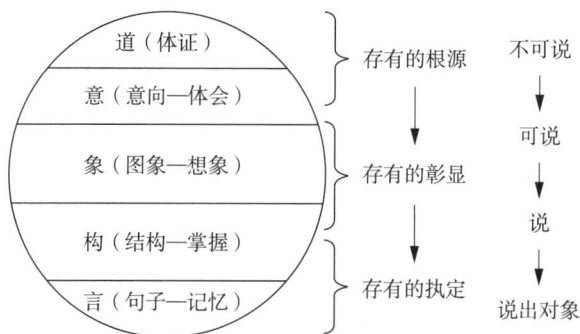

图1　诠释五层级

（1）诠释的第一层："言"（话语的记忆）

林安梧教授认为，"道论"较为接近中国哲学的原型，《道德经》"道生一，一生二，二生三，三生万物"可以诠释"存有三态"的展开："道"之为根源性，"一"之为整体性，"二"之为对偶性，"三"之为对象性，"万物"即为对象物。我们常认为万物之为万物，是一既与的存在而为万物，实则不然，是通过名言概念、文字符号象征、复杂的主体对象化活动后，才使得万物成为万物，即话语介入后，才使得万物成为万物。所以"凡物皆论"，无论即无物。我们是透过话语来建构、理解世界的。[①]

由于"业力"的存在，诠释活动的展开首先要适当地祛除各种业力的

---

① 林安梧．"存有三态论"及其本体诠释学——后新儒学的思考向度之一［J］．人文论丛，2006（1）：715-723.

染执。然而，祛除染执，并非不执，因为执有"净"有"染"，"去染存净，如此之执，非但无害，还为有利。盖人间还为人间，不执不成业，净执成净业、善执成善业"。去除"染执"，需适当检讨、剥离诸多外在的"势力""性好""利害"等阻碍性或束缚性力量，把目光投向语言、名言所保存或涵摄的基本事物经验。[①]

（2）诠释的第二层："构"（结构的把握）

语句之间，构成了逻辑结构，无论事物本身还是语言本身，它们都不是以孤立的方式存在，而是可能处于某种内在关联之中，这种存在方式上的关联也许在语言或名言中没有直接说明，但作为一种逻辑结构，它们一定是潜藏着的，并且可以透过显白的言语去勾勒把握。

（3）诠释的第三层："象"（图象的想象）

道之体，经由心之意彰显为物之象，"象"在结构之上，是对限制性的对象化活动或规定事物方式的超越。如果说，道、意处于本体论层面，构、言进入认识论层面，那么象则处于本体论与认识论的交界处。图象或象在历史顺序上构成了一切逻辑结构得以成立的先在基础，而对这种图象或象的切近或觉知，需要一种特殊的想象力。

（4）诠释的第四层："意"（心灵的指向）

意是人心在道之开显的指引下形成的心之意向，由此构成一种意境。意由人心而生，根植于道，道通过人心来传意。在这一层级，人之心灵基本上是作为一个整体（而非特意地区分为感性、知性或想象力等）而筹划开启某一视野、某一方向，并不局限于某种特定的形、象或其他内容的设置。

（5）诠释的第五层："道"（存有根源的体证）

作为一切存在的根源，道是一种天地、人物、己他相互交融、密切交织、不可分别的混沌状态，因而也是"寂然不动""妙不可言"的原初状态，是一种"不言""不可说"的静默状态。从宇宙论之空间层面来看，道

---

① 陈治国.道论诠释学的基本构成与理论特征——以林安梧先生诠释学的存在论为中心[J].学海，2017（3）：160-166.

是天地万物生生之动源，充斥于天地万物之中，无所不在；从宇宙论之时间层面来看，道具有历史性，充斥于古往今来之中。道经由天地上下、古往今来，落实为言——经典，经典诠释，由此开显。① 在此层级上，诠释主体不仅抵达一切创造性和可能性的源泉，而且基本上也与道或道体融合为一，进入真正的、罕见的"见道"之境。

一个相对完整的诠释活动固然包含层层递进和逐步上升的五个层级，但这主要是一种理论秩序的刻画，实际上，在具体的诠释活动中，事情更为复杂。首先，任何意义诠释都包含着一体两面或者说连续而非断裂的两个进程，即"上溯于道"和"下返于形"。其次，意义诠释活动的循环不仅指"上溯于道""下返于形"两个互逆的回环，还包含着"言"与"构"之间的循环，"象"与"意"与"构"之间的循环等多层级、多形式的循环。②

3."道""经典""人（诠释）"的结构性关联

"道"本在于天地人我万物之间，不停留在一种秘藏的状态，它必然由其"不可说"而指向"可说"，再由此"可说"而开启"说"，人便是最重要的开启者。但人并不是去开启道，而是在天地人我万物通而为一的总体下，人去参与，在这参与中，道因之而开启，因而"道生之"。经典之为经典，是可以为常经、可以为典要的，这是人之"志于道"，而"道生之"，经典就是在这样的彰显过程中，经由圣贤的人生经验累积而成的，它经由历史的考验、融通、淘汰，逐渐沉淀，逐渐澄明。因此可以发现，"道""经典""人（诠释）"三者之间，具有结构性关联，隐含着"方法"与"道体"两端而一致的探源问题，也就是说，这不只是方法学的问题，也是存有学的问题。林安梧教授在《"道""经典"与"诠释"——"经典诠释"的存有学探源》③一文中进行了深入阐述。

---

① 王磊.林安梧道论诠释学的内在逻辑论析［J］.原道，2021（1）：266-276.
② 陈治国.道论诠释学的基本构成与理论特征——以林安梧先生诠释学的存在论为中心［J］.学海，2017（3）：160-166.
③ 林安梧."道""经典"与"诠释"——"经典诠释"的存有学探源［J］.学术月刊，2014，46（6）：16-26.

　　"道""经典""人"三者为顶点而构成一个互动循环的"两端而一致"的关系："道"与"人"构成两端一致的关系，"人"与"经典"构成两端而一致的关系，"道"与"历史"构成两端而一致的关系。以"道"为核心来说，一方面，道启发了人，人秉承道的启发而创作了经典；另一方面，道开显为经典，经典秉承道的开显而教养了人。以"人"为核心来说，一方面，人诠释了经典，经典经由人的诠释，而通极于道；另一方面，人揭示了道，道经由人的揭示，而开显于经典之中。以"经典"为核心来说，一方面，经典丰润了道，道经由经典的丰润而又启发了人；另一方面，经典教养了人，人经由经典的教养而通极于道。

　　道与人之间有其相互诠释与循环的关系，而这两端之对比而形成一"辩证的历程"，此即经典；人与经典之间有其相互诠释与循环的关系，而这两端之对比而形成一"辩证的依归"，此即道；经典与道之间有其相互诠释与循环的关系，这两端之对比而形成一"辩证的核心"，此即人。人为三者辩证的核心，上通于道，下及于经典，人性中自有其历史性在，而历史性中亦自有其人性贞常者在。

　　当然，经典之诠释的主要角色是人，人必得经由"文献的佐证、历史的考证"，对于文本相关者有一脉络之深入，进一步，因之而有"心性的体证、理论的辩证"。层层回溯，自也层层开显，由"语句"的认知，进到"结构"的把握，再由此进到"图象"的想象，进而"意趣"的体会，终而可以进到"道"的证悟。学问之道，本无定法，只是"真积力久"，自可"契入"。

　　清儒提出："训诂明而后义理明。"对于训诂与义理的关系问题，林安梧教授的观点与新儒学者钱穆、唐君毅、牟宗三等一致，他认为字句训诂必须能把握到认知的起点，也就是说，"义理明而后才使得训诂明"，因为唯有存有之道的照明，义理明了，训诂之为训诂，才得明白起来，二者是两端一致，互为一体不可分割的。林安梧教授[①]继续指出：诠释活动不只是字

　　① 林安梧."存有三态论"及其本体诠释学——后新儒学的思考向度之一〔J〕.人文论丛，2006（1）：715-723.

句训诂、历史文物制度考证、地上所能掌握的数据、地下所挖掘出来的材料等，这些是作为展开理解的起点，但不是理论性的基础建构，应将其置于诠释五层级或存有之道中，去加以论证，才能够形成学术判断。

道论诠释学蕴含着诸多富有独特意味和创造精神的理论特征与思想价值，以"诠释学"这一理论框架重新整合、安置了中国哲学的存在论、价值论和方法论；以"存有三态论"为基础创造性地综合了中国哲学与文化领域儒道佛三大思想系统，厘清了它们之间的互动及相应关系；高度重视社会历史生活总体视域下的意义诠释与生存实践活动，具有明确的实践哲学特征；适当地提升了语言在中国哲学中的存在论地位。[①] 道论诠释学是当代儒学理论建构系统的典范之一。

---

① 陈治国.道论诠释学的基本构成与理论特征——以林安梧先生诠释学的存在论为中心[J].学海，2017（3）：160-166.

第五章

中医诠释学

本章所谓的中医诠释学研究，既指关于"中医理论与文本"的诠释学研究，亦指探讨基于诠释学理论与方法"中医理论与文本"的研究。其内涵包含两个维度：一是梳理与总结源远流长的中医经典诠释传统，二是探索构建能够彰显中国文化精神特质的现代诠释学体系。

第一节　中医诠释学的学科创建与发展思考

中医学作为一门学科的定义，其定位及科学属性问题，自 19 世纪西学东渐开始，就与中国传统文化一同成为中西学者争议的焦点。时至今日，学术界的"科玄论战"虽已经结束近 80 年，然中医学的"科伪之争"非但未曾消歇，反而在 21 世纪初期借助互联网的普及，呈现了全民参与的热烈局面。一些中医学者在近年开始探讨符合中医自身性质的人文思想及科技哲学方法论，诠释学的引入及中医诠释学学科体系的构建研究由此展开。

一、中医诠释学的初探

（一）诠释学引入中医学研究的发端

早在 1995 年，杨学鹏研究员即于《开辟中医学第二战场——中医诠释的研究》一文中提出中医学需要现代意义的诠释。"根据传统医学的特殊性，合理的配置中医应有临床和诠释两个阵地，这是与其他学科不同的。我们讲的诠释是现代意义的诠释，根据新的参照系进行解释和评价。诠释就是找出中医理论原义、深层意义，理清关系，理出条理，用现代语言予以阐明，并作出科学的评价"。[①] 文章主要探讨了中医研究需要开展诠释向度，然其论述多聚焦于现代语文学层面，没有涉及真正的方法与诠释学理论。杨学鹏在后来的文章中，虽归纳了中医学具有整体医学、状态医学、模型医学、符号医学、调节医学的属性，仍是探讨"以现代科学为参照系诠释中医，揭示中医的本质和特点"。[②] 虽与西方诠释学理论没有真正关联，但在现代语言学层面对诠释学的渴望已经产生。

张俊龙在 1997 年的文章中，运用科学哲学理论与逻辑学原理分析了中医学的解释方法，得出重要结论："中医学运用 D-N 模型（覆盖律模型）解释和概念解释，反映了宇宙间的普通规律。然因鲜少采用反映统计规律的归纳方法，这样就造成了由或然因果关系决定的生理、病理只能靠猜测性的思辨以说明，成为中医解释方法上的一大缺憾。"[③] 该研究系统论证中医学解释方法以功能解释为主体，不存在或少有结构解释，层次解释也仅具有雏形。文章系统分析了中医学解释方法，其所运用的方法与结论仍与现代西方诠释学无关，也仅停留在现代科学理性思维与语言对中医学传统进行解释的尝试中，却为中医学的现代诠释提供了重要研究进路。

（二）探索诠释学引入中医学可行性与意义的研究成果

20 世纪 90 年代中后期，中医学者已经逐步认识中医现代诠释的重要性，但是大多学者还没有认识到西方诠释学的存在，更谈不上探讨其引入的可能性。邢玉瑞是较早探讨诠释学对于中医学研究意义的学者。他认为："中医理论体系的发展，本身也是在实践经验的基础上，通过对古典著作的不断阐释来实现的。从诠释学的角度而言，中医学术的发展史，也可以说

---

① 杨学鹏 . 开辟中医学第二战场——中医诠释的研究 [J]. 科技导报，1995，13（4）：17-19.

② 杨学鹏 . 诠释中医 [J]. 自然杂志，2001，23（2）：75-79.

③ 张俊龙 . 略论中医学的解释方法 [J]. 中医药研究，1997，13（1）：3-7.

就是对古典著作的诠释史，只不过不同的历史时期有着不尽相同的理论与方法。"[1] 他将诠释学在中医理论研究中的意义归纳为以下三点：①诠释者及其诠释立场决定着对文本的诠释意义以及评价；②探讨诠释学创新性的存在；③正确的诠释是创新的基石。邢玉瑞[2] 教授还另撰文探讨诠释学在《黄帝内经》研究中的意义，文中说："从诠释学的角度而言，《黄帝内经》的学术研究史，也可以说就是《黄帝内经》的诠释史，只不过不同的历史时期有着不尽相同的理论与方法。"并且他以《黄帝内经》的"阴平阳秘""黄帝"等核心概念为例进行诠释理论的应用。

郭蕾[3] 等学者在"现代科学的诠释是中医理论基础研究中的重要环节"及"复杂性科学的运用是中医理论基础研究的突破口"认识的基础上，提出诠释学是中医理论基础研究中的切入点，以及方法论层面上的问题。诠释学的第一要素——理解，对藏象、阴阳、五行进行源头考证和探究。诠释学的第二要素——解释，运用现代复杂科学理论和方法对三者进行解释。诠释学的第三要素——应用，紧密结合临床实践，采用临床流行病学调查，建立数据库，采用相适宜的数据统计方法等，建立三者的临床应用模型，通过应用模型证明三者的科学性和在实践中的可操作性。作者套用了诠释学理论的三个要素，然其理论架构与西方诠释学经典范式尚未完全契合。

杨峰等[4] 则比较了诠释学与经典中医文献研究的内在联系，他认为语言文字、概念术语、思想文化观念三个层面亟需诠释学理论的介入。其研究着重强调中医经典文献的实践特质，通过"是动""所生"等核心概念完成中医的诠释史梳理，他认为经典中医文献研究存在强烈的诠释学向度。

辛宝首先将中医诠释学进行定义，他提出，中医诠释学是通过现代诠释学研究方法，对中医理论进行理解和解释的一门学科，是一门研究中医

① 邢玉瑞.关于中医理论研究中的几个问题［J］.中国中医基础医学杂志，2005，11（1）：11-13.

② 邢玉瑞.诠释学与《黄帝内经》的研究［J］.江西中医学院学报，2004，16（2）：7-8.

③ 郭蕾，张俊龙.论诠释学在中医理论基础研究中的意义和价值［J］.中医药信息，2006，23（3）：1-3.

④ 杨峰，赵京生.中医经典文献研究的诠释学向度［J］.医学与哲学（人文社会医学版），2007，28（7）：70-71.

理论理解和解释方法的系统学说。辛宝将中医诠释学对于中医研究的作用归纳为以下三种。①对中医诠释学定义的认识：它不仅要从中医理论产生与发展的角度进行审视，还需在中医理论研究的应用方面发挥作用。②中医诠释学的分析作用：中医诠释学能够用于分析中医理论诠释的条件，以及探讨其对中医理论诠释者（也可称作注解者、研究者）在开展中医理论研究时所产生的影响。③中医诠释学在语言转换上的作用：中医诠释学是实现中医理论概念向现代语言方向转换的最佳方法。辛宝主要阐述的内容为中医诠释学的定义与作用，然而，其对现代西方诠释学理论与方法并未进行更为深入的研究。[①]

张新亮[②]等分析了诠释学植入《伤寒论》研究的可行性，比较了两个学科的异同，并探讨了诠释学的引入对于《伤寒论》研究的意义。其可行性在于：西方诠释学的起源及流变与《伤寒论》诠释的发展有诸多相仿与契合之处。①双方都有训诂文献等语文学的研究方法。②西方诠释学开始之初也是对经典的解释。③诠释学本身所具有的创造性，可以与历代《伤寒论》诠释者所留下的大量诠释作品发生契合。就学术价值而言，张新亮认为诠释学可以使《伤寒论》研究回归原本的人文性特征，诠释学可以在方法论上对研究《伤寒论》提供指引，也可拓宽《伤寒论》解读的视野。

二、中医概念、理论的诠释学研究思考

王永炎院士指出："诠释学的思想、理念、原则和方法对于中医学研究具有重要的借鉴、应用价值，移植和改造诠释学的相关内容并将其运用于中医学继承与创新过程，创建中医诠释学新学科，是中医学发展的新思路、新途径。诠释就是创新。"

王永炎院士团队在多年研究诠释学理论与方法的基础上，遵循诠释学的基本原则和方法，对中医学中的若干重要概念进行了探索性研究。研究

---

① 辛宝.中医理论研究在现代诠释学中的反思——中医诠释学研究的定义和作用［C］//中华中医药学会第九届内经学术研讨会论文集.北京：中华中医药学会，2008：212-214.

② 张新亮，盖丽丽.解释学引入《伤寒论》解读的可能性和意义［J］.中华中医药学刊，2007，25（3）：549-551.

提出了：基于重构学说的概念诠释；基于效果历史意识的概念诠释；基于实践理性的概念诠释。①

该团队规划的中医诠释学学科体系包含三大研究方向。

1. 诠释技艺系列

该系列在既往中医文献学研究方法的基础上，深入研究诠释学关于理解、解释的理论精髓和操作技巧，将中医传统的经典注释方法与诠释学普遍的规律性的原则进行有机结合，创建具有形式化特征的一般诠释系统，应用于中医学典籍的研究，以期实现对文本研究的规范化、系统化、精准化。

2. 诠释创新系列

该系列在现今历史境遇中，立足当代科技发展前沿，运用先进技术手段构建中医研究方法学体系与共享平台，在现代科学理论引导下发现新规律、创立新学说；同时深入研究诠释学关于实践本体的理论学说，有效激发实践主体的创新动力，提高其综合素质和科学素养，创建中医学人才培养新模式。

3. 诠释唯美系列

该系列在全面继承精神意识领域取得的重大成就的基础上，深入研究当代哲学诠释学关于人、善、真、美等的理论和学说，对于人之所以为人及人之于真、善、美的追求和取向等关乎人生意义和价值等问题进行思考和求索，以获得生命本体对世界最真实的体验，构建融合医学人文精神与心灵修为的学术体系②。

张宇鹏借助诠释学理论剖析中医理论研究中的核心矛盾，指出对作者、文本和读者三者关系的不同认识，由此形成了"作者中心论""读者中心论"与"文本中心论"三条不同研究路径的分野。张宇鹏分析出："从本质上讲，中医现代化问题，实际上是由三个不同维度的问题所组成，即如何

①　王永炎，郭蕾，张俊龙，赵宜军，李鲲. 论诠释学与中医学创新［J］. 中医杂志，2010，51（7）：587–589.

②　王永炎，郭蕾，张俊龙，赵宜军，李鲲. 论诠释学与中医学创新［J］. 中医杂志，2010，51（7）：587–589.

正确认识与理解传统的中医学知识？如何回应科学思维与西方医学对中医学造成的冲击？如何在当下的时代环境中实现符合中医自身发展规律的理论与实践创新？这三个问题实际上也分别对应着理解与解释、应用、实践能力 3 方面的内容。"他认为："从更长远的角度看，文本中心论的立场无疑应代表中医学发展进步的方向，我们应该对此给予更多的关注。"①

三、中医诠释学的进一步探索

陕西中医药大学邢玉瑞提出了关于中医经典研究的六个方面，其中"中医经典的诠释与创新研究"着重强调诠释张力平衡。邢玉瑞认为，诠释常常处在与文本相对而言"向心"与"离心"这两种力量之间的紧张之中，一方面要有新的创见，另一方面又要避免过度诠释。对中医经典的研究而言，学者更要注意避免过度诠释，人为拔高。②

邢玉瑞在《黄帝内经》的诠释学研究中提出："诠释者及其诠释立场决定着对《黄帝内经》的诠释意义以及评价，而在实践经验基础上对古典著作的新诠释，本身也是一种理论创新；同时，对《黄帝内经》等中医经典的正确诠释，也是中医现代化的基础，因为现代科学技术在中医药研究中的应用，必须以对中医理论的正确理解为前提。"③他重点提出：①诠释者及其诠释立场决定着对文本的诠释意义以及评价。②诠释必须遵守其应有的边界。虽然被诠释的文本有时可能真的是"一个有待填充的文本"，在汉语世界中，通过合理范围内的通假、改训、校正，通过不同历史语境和知识背景的影响，借助格义式的分析和注释，确实可以在"旧文本"中填入"新观念"。

邢玉瑞在关于中医理论的讨论中，提出："建构现代中医理论体系，首先必须借用现代诠释学方法，对由《黄帝内经》奠定基础的传统中医理

① 张宇鹏.从诠释学方法看中医理论研究的路径 [J].中国中医基础医学杂志，2017，23（6）：777-779，794.

② 邢玉瑞.中医经典研究的思路与方法 [J].北京中医药大学学报，2011，34（8）：523-526.

③ 邢玉瑞.诠释学与《黄帝内经》的研究 [J].江西中医学院学报，2004（2）：7-8.

论进行正确的阐释和准确的把握。"他进一步指出:"诠释学在中医理论研究中的意义,首先是诠释者及其诠释立场决定着对文本的诠释意义以及评价。""诠释本身也是一种创新,是用现代语言和方法对中医理论在不失其本来特色基础上的进一步发展。但在此过程中必须遵守其应有的边界。""正确的诠释是创新的基石。"如对中医藏象学说、经络学说、运气学说、子午流注理论等进行现代研究首先就必须进行诠释学及发生学的研究,搞清各自的本质内涵与规律,这样才可以避免在对中医理论错误理解的情况下,生搬硬套,牵强附会地借用现代科学技术进行毫无意义的所谓的创新研究①。

邢玉瑞在关于中医概念问题的研究中提出,逻辑学方法揭示其内涵与外延,发生学方法揭示其形成与本义,而诠释学方法揭示其意蕴与价值,将诠释学方法用于中医概念的研究,不仅有助于中医学术的继承,同时也可以促进中医学术的创新②。

---

① 邢玉瑞.关于中医理论研究中的几个问题 [J].中国中医基础医学杂志,2005(1):11-13.

② 邢玉瑞.中医概念研究的方法学探讨 [J].中医杂志,2017,58(9):721-723.

第二节　诠释学在中医领域的研究成果

一、中医基础理论的诠释学研究成果

中医理论的基础研究是为了探求理论发展的内在原因与变化规律，从而推动中医学发展的探索性活动。诠释学的特点和原则与中医基础理论的研究现状相符合，需要理解、解释中医理论中的基本概念，进而应用到临床实践中。因此，运用诠释学理论可以为研究中医基础理论以及中医基础理论中若干重要概念提供新的研究思路[①]。

（一）诠释学在中医基础理论的创新与作用

2004 年，邢玉瑞最早提出中医取象模型方法、功能观察方法、辩证逻辑方法与西医实体模型方法、解剖实验方法、形式逻辑方法的区别，这些区别是中、西医学在近现代发展速度不同的重要原因，中医学研究应在保持中医特色的基础上充分借鉴与吸收现代科技的方法和成果建构新的中医理论体系，而中医理论体系的发展本身也是在实践经验的基础上，通过对古典著作的不断阐释来实现的。邢玉瑞认为，中医学的研究要通过诠释学的方法展开，诠释是一种创新，正确的诠释为创新的基石，只有运用诠释学的方法对中医藏象学说、经络学说、运气学说、子午流注理论等进行现代研究，才可以挖掘出其本质与规律，使中医理论的研究工作在新世纪更为科学地加速发展。[②]

辛宝在《中医理论研究在现代诠释学中的反思——中医诠释学研究的

---

① 郭蕾，张俊龙.论诠释学在中医理论基础研究中的意义和价值［J］.中医药信息，2006（3）：1–3.

② 邢玉瑞.关于中医理论研究中的几个问题［J］.中国中医基础医学杂志，2005（1）：11–13.

定义和作用》中提出，诠释学在中医理论研究的作用主要体现在三个方面。首先，可揭示中医学理论产生的发展与实质，中医理论的产生发展是人们对自然界和人类本身不断认识理解的过程，借助诠释学研究，可以揭示中医理论原建构者是如何对自然现象及人体生理病理现象的理解，是对中医学理论体系中自然科学、文化现象等方面的分类解析。其次，诠释学可以分析中医理论诠释的条件，以及其对中医理论诠释者进行中医理论研究的影响，揭示中医与理论理解的实际过程，对中医学进行辨真伪的审视和验证，对中医学理论的现代建构有着深远意义。最后，诠释学可以在深层次上与中医理论达到逻辑的相通与互补，是中医学进行现代解读的钥匙。①

（二）诠释学在中医基础理论的应用与意义

1. 中医基础理论的诠释学研究

藏象、阴阳、五行三个理论代表了中医学理论中最为核心和最具特点的内容，三者集自然科学、人文哲学、医学特点和内容于一身，集中体现了中医学理论的优势和特色，具有典型代表性。

（1）藏象学说的诠释学研究

中医藏象理论研究方法是中医药现代化研究的有力工具，中医脾藏象研究是中医药现代化研究的重要缩影，陈志敏②等提出藏象系统是一个整体性的、动态平衡的功能体系，对其进行创造的诠释学研究，可能是发展藏象理论的方法之一。在中医藏象理论研究领域，诠释学以中国古代经典古籍、现代名老中医临床经验等有价值的中医文本为本体知识库，通过对本体的说明、理解、归真、创新，实现对本体知识库的语义诠释、关联构建、内涵阐释和文化传承。诠释学方法的合理应用是保证中医原创思维得到传承和发展的重要途径。研究者以脾藏象理论为例，运用诠释学方法对"脾主运化，脾主统血"理论进行诠释。

---

① 辛宝.中医理论研究在现代诠释学中的反思——中医诠释学研究的定义和作用［C］//中华中医药学会第九届内经学术研讨会论文集.北京：中华中医药学会，2008：212-214.
② 陈智慧，张哲，裴宇鹏，等.中医脾藏象理论的研究方法探讨［J］.中华中医药杂志，2020，35（6）：2700-2702.

（2）针灸理论之气的诠释学研究

姜姗[1]梳理古代哲学中气的演进过程，借助伽达默尔的哲学诠释学理论，结合古今对《黄帝内经》《难经》中"气"的解释材料，从研究目的决定的视角下，在经文分析的基础上抽提并描述、诠释气的概念。研究结果显示，《黄帝内经》《难经》含"气"经文段共计551个，全部逐一释义，语义繁复。《灵枢》《素问》中的509个含"气"经文段与《难经》中的42个含"气"经文段中，所有"气"义均得到逐一诠释，语义繁复散杂。《灵枢》《素问》的核心论述内容集中于思想观念与刺法，腧穴方面《素问》较《灵枢》的论说篇目更集中，身形、器具则以《灵枢》为多。

（3）"阴精所奉其人寿"理论的诠释学研究

"阴精所奉其人寿"出自《素问·五常政大论》，是中医学论证精与寿关系的经典理论，是"运气七篇"的一部分。安宏[2]梳理历代医家的解释，采用伽达默尔的哲学诠释学理论，从多学科交叉的角度对"阴精所奉其人寿"进行阐发，提出其可被重新诠释为以"精为主体，奉为干预，寿为指引"的修龄路径。其中，"精"是沟通人体内外的生命主体，"阴精"则是对精作用趋向的规定。"精"的隐喻性为"精"带来了丰富的含义，这是"阴精所奉其人寿"注释纷呈的主要原因。"奉"是维持精沟通内外状态的一系列干预方法，具有"以尊为上"的隐喻特点，与"上"无直接联系，而与之相对的"降"亦呈现隐喻性，具有"以卑为下"的含义。"阴精所奉"即指这一奉精的过程趋向于阴的内敛特性。"寿"不专指对某个年龄范围的规定，而是由"阴精所奉"产生的天人相通的生命状态。该理论的诠释不再局限于地域寿夭或是对一脏一腑之精的关注，而从客观地理决定论向着发掘人的能动性转变。这是其理论多元化的体现，对当代人把握自我和倡导积极的生命观都具有较大的意义。

---

① 姜姗.经典针灸理论之气研究［D］.北京：中国中医科学院，2017.

② 安宏."阴精所奉其人寿"理论研究［D］.北京：中国中医科学院，2019.

2. 中医基础理论重要概念的诠释学研究

（1）中医"毒"的现代诠释

于智敏[①]从诠释学角度对中医基本概念进行研究，他借助"创造的诠释学"五层次理论对中医"毒"进行解读。

①实谓层次：探讨中医"毒"的本意与引申义，本义是指对人体有害的或作用猛烈的物质，主要是指药物；引申义则为邪气。

②意谓层次：探讨"毒"的演变规律，了解其被提出的历史背景。

③蕴谓层次：为诠释工作的真正开始，提出"毒"是中医整体观念的突出表现。

④当谓层次：挖掘"毒"的深刻内涵，认为"毒"概念的提出，实际上是在探讨一种解决复杂问题的方法。

⑤必谓层次：为诠释的最高境界，"毒"并非一个具体的、肯定的实物，也并非一种或一类致病因素，而是作为一种认识疾病的理论模型，是中医学解决复杂问题而创造的一个理论工具，突破了"千般疢难，不越三条"的束缚，实现了中医学的主体自我发展，在病因病机学上意义深远[②]。

（2）玄府、禀赋、络脉、络病与病络的现代诠释

王永炎院士是将诠释学引入中医学的引领者、推动者。王永炎院士是最先运用诠释学理论对中医学中基本概念进行系统规范化研究的学者，并以此创建了中医诠释学。王永炎院士[③]基于施莱尔马赫的重构学说，遵循重构思路，对玄府、禀赋、络脉、络病与病络的概念进行追根溯源的研究，从相关名词的演变轨迹到概念内涵的界定、外延的边域，都做了较为清晰客观的表达；运用伽达默尔的效果历史意识对证候进行了创造性诠释，对浊阴、浊邪和浊病进行了现代科学诠释；基于亚里士多德的实践理性概念将上述概念运用于临床诊疗活动中，发挥其规范和引导作用。同时，王永

---

① 于智敏."毒"的本义和引申义考辨 [J].中国中医基础医学杂志，2005（2）：101-102.

② 于智敏.中医学"毒"的现代诠释 [J].中国中医基础医学杂志，2006（1）：3-5.

③ 王永炎，郭蕾，张俊龙，等.论诠释学与中医学创新 [J].中医杂志，2010，51（7）：587-589.

炎院士从思维科学角度设定诠释对象为医者，对中医学诊疗模式进行诠释，实现主体与客体、理论与实践、思维与存在、理性与感性的深层次互动与融合。

常富业 [①] 在王永炎院士的指导下，按照诠释学的思路和方法，对"玄府"概念进行诠释。其依据诠释学中理解、解释和应用的三要素及哲学诠释学的实践智慧德行观，确定诠释步骤与技术路径。具体步骤如下：一是检索"玄府"相关文献，建立数据库；二是阅读经典，寻找重点资料和历代医家对"玄府"概念认识差异；三是梳理其演变轨迹和差异；四是结合时代特征，进行主题勾勒，对玄府的概念、结构、生理功能、病理变化及其作用等进行全面诠析，得到以下四种诠释结果。

①结构定义：玄府为至微孔隙结构，具气液流通、神机运转功能。他认为玄府内涵有广义和狭义之分，结构则有宏观和微观区别。

②假说对比：常富业提出玄府 – 细胞间隙假说，并辨析该假说与微循环、离子通道学说的异同。研究发现，因玄府是在特定的历史条件下的产物，故会带有主观臆测成分。赋予众多功能于一体的玄府，其功能的全部内涵远非细胞间隙、微循环和离子通道所能概括。

③衍生假说：运用玄府概念，常富业提出四个相关假说。即玄府 – 津液微循环假说、玄府阻滞 – 神机运转障碍假说、水淫玄府与隐性水肿假说、玄府阻滞病机假说。

④方法论：常富业探讨了开通玄府的基本方法。

常富业将以上诠释结果称作初步诠释结果，因为他认为"玄府"概念的诠释仍处于实践阶段，并不是最终的较为圆满诠释结果。其结果需要被引用到临床实践中，获得更丰富的相关资料，最终结合临床实践得到认为最完美的结论。该研究系统地完成了一个中医学概念的现代诠释。

---

① 常富业，王永炎.浅谈诠释学方法在中医学中的应用［J］. 天津中医药，2010，27（4）：267-270.

（3）中医"伏邪"的现代诠释

张鑫[1]认为中医伏邪理论要做到与时俱进，必须不断诠释、理解和应用。因此，张鑫运用诠释学方法对以文本形式存在的伏邪进行解释，最终得出结论：伏邪既导致机体产生某种类型的证，又会使这种证出现有证无候的现象从而导致机体呈现潜证状态。研究深入挖掘伏邪的四个本质特征，其中"隐匿"是伏邪最为本质的特征，是导致临床资料难以收集的根本原因。"潜证导向"也是由伏邪隐匿的特征所决定的。"动态时空""自我积聚"是伏邪在"隐匿"特征的基础上的动态变化过程。

（4）"秋燥论"的现代诠释

闫敏敏[2]梳理了"秋燥论"理论的发展沿革，从诠释学的视角对"秋燥论"进行解释。闫敏敏认为，喻昌提出的"秋伤于燥"之论是以喻昌所处时代气候因素并结合临床实践所积累的经验得出的，是在之前的基础上再创造的，打破了之前学者拘泥于《黄帝内经》和诸家注说的局面，为秋燥病的病因病机与临床治则研究开创了先河。

综上所述，运用诠释学对中医基础理论的研究虽在发展，但步伐缓慢，尤其是中医学基础理论中的重要概念的研究。从王永炎院士系统化诠释玄府、禀赋等概念，到"秋燥论"的概念诠释研究，时隔多年，可见此方面研究寥若晨星，中医学者很有必要加强对该方面的诠释学研究，使中医学基础理论的研究工作得到快速发展。

二、中医翻译

翻译不仅是语言符号转换的文本活动，更是跨文化的社会行为与交流过程[3]，语言植根于特定文化背景，因此翻译不仅涉及语言，还涉及文化；不仅是文字转述，更是跨文化阐释。翻译家尤金·奈达在《语言、文化与翻译》中指出："对于真正成功的翻译而言，熟悉两种文化甚至比掌握两种

---

① 张鑫，张俊龙，郭蕾，等.伏邪特征的诠释［J］.中医研究，2006（4）：11-14.

② 闫敏敏，杨必安，黄作阵.基于诠释学视角的"秋燥论"研究［J］.中医杂志，2020，61（15）：1307-1310.

③ 金惠康.跨文化交际翻译续篇［M］.北京：中国对外翻译出版公司，2004：5.

语言更为重要，因为词语只有在其作用的文化背景中才有意义。"中医根植于传统文化的土壤，汲取了中国传统文化的精华，中医学的翻译兼具医学与文化传播双重属性。

（一）中医翻译的现状及障碍

中医英语翻译在国内学者努力下已出版部分教材、词典及译著等，但王中雨认为，目前的中医英语翻译还主要停留在对字词翻译的讨论上，对中医语言所蕴含的文化因素重视不够[①]。马平也指出，中医翻译仍面临许多实际问题，如部分译者缺乏中医文化知识，翻译标准有失统一，翻译人才严重缺乏等[②]。

郑玲[③]于 2011 年对中医英语翻译的文化障碍进行了深入分析。首先，中医和西医各自有着完全不同的医学体系，西医立足于解剖学，中医立足于经验医学；西医主要借助仪器设备和化学检验，中医以望、闻、问、切为疾病诊察方法；西医以人体系统功能对疾病进行分类，中医则以阴阳为总纲；西医多用化学合成药物进行治疗，中医则采用天然植物组合。其次，中医与西医的理论体系大相径庭，西医有两大理论基础，即分子学和系统论，中医则以阴阳五行学说为理论基础，这就使中医拥有了医哲交融的特点。最后，中医和西医在语言表达方面相距甚远，西医文献属科技文体，结构简单，严谨统一，专业术语具有专词专用和意义单一的特点，而中医具有很强的人文学科特点，中医文献基本是定性分析而非定量分析，中医术语多通俗性少专用性，内涵与外延较为复杂，中医语言特点与其知识结构、理论生成有密切关系。因此，阐释和解释成为中医英语翻译不可缺少的手段和特征之一，中医翻译的本质是跨文化阐释。

---

① 王中雨，郑玲.中医英译的哲学诠释学解读［J］.黑龙江科技信息，2011（12）：171.

② 马平.诠释学视角下的中医翻译解读［J］.青春岁月，2013（18）：139.

③ 郑玲，姜德友.中医英语翻译的文化障碍及诠释学解读［J］.中医教育，2011，30（4）：21–24.

（二）诠释学的翻译观

"翻译即解释"是诠释学一个古老而核心的命题。诠释学和翻译研究都是探寻意义转换问题，因此诠释学能够对翻译研究产生指引作用。诠释学认为，翻译是一种跨文化解释，不仅是对文本的解释，更是对文化的解释，"前见"和"视域融合"是诠释学关于解释和翻译的两个重要概念，动态性和历史性是诠释学关于翻译理论的基本特征。王中雨、马平、郑玲、朱翔[①]均对诠释学翻译观进行了探讨。

"前见"一词在传统理性哲学中曾被视为妨碍真理追求的因素，但伽达默尔充分肯定了前见对文本理解的意义，提出"理解的历史性"这一概念，认为人作为一种历史的存在，本身就决定了他不可能脱离自己所处的时代背景。具体来说，每个译者都不可能是头脑一片空白地进入源语文本的，总是受到其所处的时代背景、文化特征、自身的语言、情感、动机、经验等这些主客观因素的影响，并且对源语文本的解释也是在前人理解的基础上进行的。因此，任何理解都是理解者带有前理解的理解，理解总是在前见基础上进行的。译者的前见对原作所作的阐释实际上是创造性的表现，这一观点为中医典籍翻译中译者角色的重新审视提供了理论依据，强调译者因素的重要性。

"视域"就是视力所及的区域，在诠释学中被赋予了特殊含义，用来指理解者在进行解释时产生的视野，囊括了从某个立足点出发所能看到的一切。不同的人有不同的视域，即使同一人在不同时期也有不同的视域，因此视域是动态的，所谓"视域融合"就是译者视域（译者在接触源语文本前所具有的知识、观点、文化、态度等）与源语文本视域（源语文本在语言、文化、思维、观念等方面的特征）相互融为一体，形成新视域的过程。同时读者在阅读过程中也不是消极地接受，而是主动地让自己的视域和文本视域融合形成新的视域。

---

① 朱翔，何高大.哲学诠释学视角下的中医典籍翻译［J］.中国电力教育，2012（28）：156-157.

译者和读者都带有"前见"和"视域",并且,无论是现在的还是过去的视域,也无论是文本的还是解释者的视域,都不会是静止不变的,而是不断地发生融合的。所以,诠释学不但强调了译者在翻译中的主观性和历史性,也强调了翻译的动态性。

(三)中医翻译的诠释学解读及应用

从诠释学视角解读中医翻译问题,其实质是通过目的语文化浸润的语言符号(英语)重构源语文本的新视域,形成新的翻译文本。不同译者因知识、观点、认知、态度等差异,对同一中医文本产生不同前见,形成各自独特的视域。无论何种视域,都会或隐或显地对翻译结果产生一定影响(但视域融合的过程控制着译者对源语文本解释的自由度,避免了过度解释),体现着译者对源文本的理解与创造,这就形成了同一文本多种解释的现象。这种现象既满足异语读者多样化的阅读视域需求,也为建立翻译标准提供了跨文化比较的基础。

五行术语因文化内涵深刻,负载信息复杂,很难在英语中找到对应术语,且国内外对于五行术语的翻译至今仍有分歧,不确切的翻译直接影响异域读者的理解和判断,造成中医药国际交流的主要障碍。赵雪丽以诠释学理论为指导,从名词术语的中医内涵出发,结合小学理论,对五行"生克乘侮"等术语的英语译法分别进行讨论分析,并提出更优译法,旨在以此为基础,进一步诠释中医学五行术语所表达的信息,通过英语翻译正确传达中医信息,建立国际社会普遍接受和认可的五行术语国际翻译标准和规范[①]。

诠释学也被应用于《金匮要略》的英译研究[②]。文化负载词是指民族特有,并且无法与特定译语对应的词语,它能够使民族文化信息通过语言表达出来,同时可以体现人类所参与的社会生活。这些词语大量存在于《金

---

① 赵雪丽,侯跃辉.诠释学理论指导下的五行术语英译[J].山西中医学院学报,2014,15(4):76-78.

② 吴星锃.哲学诠释学下《金匮要略》文化负载词的英译研究[D].南昌:江西中医药大学,2021.

匮要略》中，为《金匮要略》的英译增加了难度。吴星铥在诠释学"理解的历史性""视域融合""效果历史"理论的指导下，结合奈达对文化负载词的分类，对《金匮要略》三个译本中的文化负载词的英译进行分析研究，探究不同译本翻译差异，归纳文化负载词应该采用的翻译策略与方法。他发现罗希文版译文体现英语的功底，阮继源、张光霁版译文侧重医用含义，李照国版译文注重综合价值，三版译文均采取了归化和异化的翻译策略和意译、直译、音译和注释的翻译方法，但应用方式不同。吴星铥认为，在诠释学理论指导下，应允许多种译本并存，并鼓励译者根据目标读者视域选择策略组合，实现源文本、译者与读者的视域动态融合。

刘性峰[①] 从诠释学视角，从本体论、认识论和方法论三个层面描述译者在翻译中国古代科技典籍时存在的诠释异同，其中就对《黄帝内经·素问》的不同英译本进行了分析，发现《黄帝内经·素问》的英译研究以语言语义修辞为主，虽然有学者开始从诠释学角度展开研究，但缺乏更加系统和更具整体性的研究。

诠释学为中医翻译提供了跨文化阐释的理论工具。译者需通过激活语言背后的文化知识，促进中医文本视域、译者视域与目的语读者视域的融合，最终达成超越性理解。然而，当前研究多集中于理论可行性探讨，基于诠释学的中医经典文献翻译实践仍需进一步系统化与整体化。

三、中医教育

诠释学这一关于理解和解释的哲学，与语言、教学有着天然的联系，中医院校教师正尝试将其融入课堂。

（一）诠释学与中医英语教学的融合

诠释学理论对中医英语教学有着重要的指导意义。早在 2010 年，郑玲就指出，在诠释学的指导下，中医文本解释具有动态性，中医翻译具有开放性，将跨文化交际意识植入翻译课堂，可以在翻译中最大化消除文化隔

---

① 刘性峰．诠释学视域下的中国古代科技典籍英译研究［D］．苏州：苏州大学，2018.

阁①。这是学者首次对诠释学与中医相关学科教学融合的探讨。

郑玲②认为，基于诠释学的中医英语教学，可以打破传统二元论控制下的教学模式，形成师生互动。教师和学生都是文本的诠释者，学生甚至可以是诠释的主体。通过诠释文本，整理已有的医学知识，积累新知识，从而获得自我反省，自我超越。这样对文本释义的障碍变成了积极因子，有利于形成师生互动、互补效应。

朱翔③基于目前我国中医英语教学中存在的弊病，探讨了引入诠释学的必要性、可行性及深远意义。他认为目前我国中医英语教学，存在不同程度地拘泥于课堂和书本的现象，中医英语课堂成为变相的词汇课、语法课、阅读课，教学观念以知识传授为主，授课模式局限于教师讲、学生听，忽视了学生的主体性，压制了学生思考和创新的能力，限制了学生的自主学习能力。而诠释学的基本特征：文本的开放性与对话、理解的动态性、理解的循环、创新与实践，要求我们对中医英语传统教学方式进行改革，重视学生的主体性和差异性，构建开放型课程模式，注重学生自身理解的过程，注重中西文化学习，使学生能够发挥自主性，通过自我反思和实践的循环提高自主学习能力，成为具有跨文化交际能力及创新能力的自主学习者和终身学习者。总之，诠释学的引入，对中医英语教育具有积极意义④。

（二）诠释学与《金匮要略》教学的融合

《金匮要略》原文存在三方面解读障碍：文本结构散乱、年代久远、文法特殊，在一定程度上影响了学生对此门课程的理解程度。引入诠释学方法可从多层次角度阐发原文，实现中医经典教学的突破。

德国诠释哲学家伽达默尔说："一切理解都是语言问题，一切理解都在

① 郑玲.诠释学理论下的中医英语教学探讨［J］.中国高等医学教育，2010（8）：71-72.

② 郑玲.诠释学在中医英语教学中的指导作用［J］.黑龙江高教研究，2012，30（7）：195-196.

③ 朱翔，龚隆勤，何红斌，等.诠释学视域下的中医英语自主学习［J］.安徽文学（下半月），2015（10）：138-139+142.

④ 朱翔，崔景珍，薛学彦.诠释学视域下的中医英语教学创新［J］.教育教学论坛，2021（52）：52-55.

语言性的媒介中获得成功或失败。"庄享静[①]认为，如果想要理解《金匮要略》，就一定要先了解其中医语言，而后才能清楚什么是中医理论，并以"见肝之病，知肝传脾，当先实脾"的为例，论证诠释学"前见""视域融合"等概念对理解经典原文的实际意义。"创造的诠释学"中层面分析与辩证解读的新范式对文本分析有较大帮助，基于此，学生得以实现自身与作者历史性之间的超时空交接，让有关过去的真理融入现在时态的生活之中，创造出当代的意义。

李鹏英[②]采用 TBL（Team-Based Learning）模式结合"创造的诠释学"理论及方法进行教学。通过调查问卷结果对比，发现通过中西医视域的融合，可以使学习者更清楚地掌握《金匮要略》所述内容及适用范围，对经典原文的理解也更加深刻透彻，在一定程度上证实了跨学科视角理解中医经典原文的可行性。

（三）诠释学与中医师承教育的融合

诠释学思想与方法对中医师承教育同样具有重要的借鉴和应用价值，张东[③]认为，中医师承教育是对老师学术思想的诠释过程。

从方法论向度来看，"师承"指学术、技艺上的一脉相承，师承首先是继承，继承的前提是对老师学术思想的准确把握和正确理解，这是诠释的第一步，需要从思想、心理、时间上创造性地重构老师原意，不仅是继承老师的常用方剂、药物，学习老师治疗某种疾病的方法，还要更深入地诠释形成这些的背后因素，以及老师在遇到具体问题时是如何灵活应用的。

从本体论向度来看，基于诠释学"前见"及"视域融合"理论，师承不仅是为了延续一种学术思想，更需要在此基础上进一步创新，这种创新

---

① 庄享静，郭瑨，贾春华.跨学科视角下浅谈金匮要略的中医语言［J］.中医教育，2016，35（3）：24-27.

② 李鹏英，贾春华，钟相根，等.认知科学视域下的《金匮要略》TBL 教学模式的应用［J］.中医教育，2019，38（2）：23-25.

③ 张东.中医师承教育中的诠释学应用［J］.中国中医基础医学杂志，2013，19（6）：630，639.

是融合了学生思想的一种创新。

从实践向度来看，中医师承不但应注重理解和解释，更应注重实践，该实践不仅包括临床实践，还包括中医作为人文科学在实践层面的应用和价值，对老师人文思想的诠释，恰是容易忽视的一环。

可以发现，虽然基于诠释学理论的中医基础研究正逐步开展，但将诠释学理论引入课堂，至今仍处于初始阶段。李鹏英等于 2019 年将其成功应用于《金匮要略》课堂，通过调查问卷形式，一定程度上证实了中医经典原文跨学科教学的可行性，但诠释学理论与中医多学科教育融合的可行性、有效性，仍需要进一步探索与证实。

四、中医经典研究成果

诠释学的研究源于对《圣经》和罗马法的诠释研究，傅伟勋[①] 曾指出，《圣经》作为研究对象构成了宗教与哲学的历史传统，狭义诠释学实为哲学与宗教思想的诠释方法论。将西方研究《圣经》的方法论用于研究中医经典文献，是现代中医学者为研究中医理论所做的一次有效尝试。

（一）诠释学与中医经典研究的相合性

在诠释学被引入中医经典研究的初始阶段，学者多从宏观的层面关注和探讨诠释学与中医经典结合的可能性，以及诠释学的引入对中医经典的研究带来的启发、意义和影响。

2004 年邢玉瑞教授首先将诠释学引入中医经典文献《黄帝内经》的研究中，他认为诠释学与《黄帝内经》的研究之间有着相通之处，从诠释学的角度考察历代医家对《黄帝内经》的文献研究，对于更好地理解《黄帝内经》理论的发展和演变有重要的意义，这主要体现在两个方面。

一是诠释者及其诠释立场决定着对文本的诠释意义及评价，即造成《黄帝内经》文本诠释多义性的原因，除了构成《黄帝内经》的自然语言本身存在的不严密、多歧义、隐喻性等特性，诠释者的立场差异也导致了理

---

① 　傅伟勋. 从创造的诠释学到大乘佛学［M］. 台北：东大图书股份有限公司，1990：5.

论选择的分野。

二是诠释必须遵守其应有的边界，被诠释的文本如《黄帝内经》有一定的指事范围，任何诠释都要受到存在的文本的制约，诠释者一方面要有新的创见，另一方面又要避免"过度诠释"，避免毫无根据的拔高或感情用事，以想象代替历史事实。①

经过 10 余年的发展，至 2016 年，邢玉瑞仍强调诠释学与经典研究的天然关联，因此中医经典的诠释学研究，是诠释学引入中医学研究的发端与重点 ②。

2007 年张新亮开始探讨将诠释学引入《伤寒论》研究的可能性与意义。他认为诠释学的起源和流变与《伤寒论》解读的发展有诸多相仿与契合之处，如二者均具有训诂等语文学的研究方法；诠释学起源时西方学者解读《圣经》和古罗马法与中国历代医家解读《伤寒论》的目标和动力均具有实践性以及创造性；中医学与诠释学均具有主客体交融的哲学特性，且中医需要应对西方医学的冲击，诠释学亦对科学方法论的普遍适用性提出质疑。因此，张新亮 ③ 认为，将诠释学引入《伤寒论》的解读不仅可行，而且可强化《伤寒论》研究的中医特质，拓宽《伤寒论》解读的方法论以及研究视野。

同年，杨峰 ④ 在《中医经典文献研究的诠释学向度》一文中指出历代医家对经典中医文献的注解与西方的诠释学传统类似，但尚未形成体系。历代医家的注解存在方法论层面的不足，如只注重训诂、解释的结果，而不注重论证过程，使得后人无法明白他们为何这样解释。研究经典中医文献可以从诠释学中获得启发，如按照哲学诠释学的观点，尽管古人距离经典更近，但今人在一定程度上可能比古人更好地理解经典和他们自身的意图，

① 邢玉瑞.诠释学与《黄帝内经》的研究［J］.江西中医学院学报，2004（2）：7-8.

② 邢玉瑞.诠释学与中医学研究述评［J］.北京中医药大学学报，2016，39（9）：714-719.

③ 张新亮，盖丽丽，李赛美.解释学引入《伤寒论》解读的可能性和意义［J］.中华中医药学刊，2007（3）：549-551.

④ 杨峰，赵京生.中医经典文献研究的诠释学向度［J］.医学与哲学（人文社会医学版），2007（7）：70-71.

甚至比经典的作者能更好地理解经典，了解其自身的意图，而非以往认知中的经典文本的正确解释只有一个。此外，杨峰认为实践也是一种诠释，经典与解释是一体的，解释是经典的内在含义与要求，中医经典之所以成为经典，一是在于其实践的有效性，二是在于后人不断地诠释，赋予其新的生命与意义。

（二）诠释学在中医经典研究中的应用

虽然上述学者在论述诠释学与中医经典结合的可能性和意义时，亦涉及中医经典中某一具体问题的探讨，如邢玉瑞对《黄帝内经》"阴平阳秘"的诠释，杨峰对《难经》"是动""所生"的诠释，但是其目的是举例说明将诠释学应用在中医经典的解读中可以带来新的理解以及诠释向度等，而非致力于解读经典。随着研究的不断深入，学者关注和探讨的焦点逐渐从诠释学能否应用于中医经典的研究，转向将诠释学作为方法论应用于解决和分析中医经典具体问题的微观层面。

张新亮从诠释学的视角出发，认为《伤寒论》传统诠释方式从解释之初到清末以训诂学、校勘学、以经解经等注疏方式为主，形成了理解—实践—解释的循环，是传统哲学思想和思维方式的体现。但是解释是在具体的情境中进行的，1927—1937 年，《伤寒论》解释的历史语境发生变动，《伤寒论》的诠释也相应发生变化，如西医话语强势进入，传统解释进路弱化，传统诠释方法不再是解读的主要方式；中西汇通的诠释者以西医的理论作为解读的基石，导致人文色彩淡化；解释的融贯性缺失；中西概念术语与思维的冲突，出现机械比附、曲意文饰、概念置换和主观否定的调试色彩。

张涛通过傅伟勋"创造的诠释学"五谓分析方法，对《黄帝内经》和《伤寒论》的六经含义进行研究，结果发现《黄帝内经》中"六经"有两层含义：一是作为独立语词意为"经络"；二是作为太阳、阳明、少阳、太阴、少阴、厥阴六个名词的综合性指代，具有代词性质。后代诠释者尤其是《伤寒论》的六经诠释者，将意为"经络"的名词"六经"与代词"六经"相混淆。《伤寒论》中"六经"未独立出现，根据文本考证发现其与"病"的分类划定有关，但内涵却远远大于疾病的含义。张涛[1]认为太阳、阳明等名词的内涵消失，类似于诠释学理论所说"转化"的发生，再由"变化"过程而成为"六经"，《伤寒论》继承《黄帝内经》理论的"前理解"发生动摇，使得含义范围发生扩展。他在分析了《伤寒论》六经诠释史后指出，六经诠释伴随伤寒学的发展而进行演化、推进，效果历史明显影响诠释者主体意识；历代六经诠释者大多欠缺方法论意识，客观性及自觉性较差，然而部分医家表现出原始的诠释学思想与方法，"跨文本诠释""融贯性诠释"有所体现；中医统编教材对于六经的诠释存在明显主体间性特征。方有执《伤寒论条辨》所体现的诠释思想具有诠释学异向特征，已显现"心理移情""以意逆志"等诠释方法意识，六经六部学说通过创造的诠释学方法分析，其创新性较强。柯韵伯的诠释作品《伤寒来苏集》体现了心法为要的方法学原初意识，六经地面学说也是异向型诠释的范例，通过"创造的诠释学"的分析，其系统性优于六经六部学说。

张涛[2]在对唐容川的《伤寒论》六经理论进行诠释学分析后指出，唐容川前理解构成具有对抗西医解剖学冲击及王清任质疑的特征，以六气学说融贯入六经诠释之中，使六气具有形质，六经含义扩大。唐容川运用"跨文本诠释"及"反向格义"方法以西医学理论诠释三焦，并将气、津液等功能融入三焦之中，使中医形质理论更为系统。唐容川的三焦诠释定向呈现明显逆向特征。《伤寒论浅注补正》是顺向六经诠释与逆向三焦诠释共同存在的诠释著作。

张涛[3]运用"效果历史"及"真理"的诠释学认识和方法，对六经实质有多种研究结论的原因进行探讨后指出，"六经实质"在经过历代医家的理解与解释后，呈现了"真理"自由的本质，六经的诠释历史就是促成其具有"真理"特征的效果历史，导致对六经的诠释，出现诸多"正确"结论，

---

[1] 张涛.《伤寒论》六经的诠释学研究［D］.北京：北京中医药大学，2011.

[2] 张涛，陈明.唐容川六经理论的诠释学分析［J］.吉林中医药，2011，31（6）：493-494.

[3] 张涛，毕虹博，张国骏."六经实质"的诠释学思考［J］.江苏中医药，2013，45（8）：7-8.

且无法统一。

宋本《伤寒论》398 条原文，出现语词"燥屎"的原文有 8 条。张涛[①]在诠释学理论指导下，通过古代汉语语文学、诠释学循环、创造的诠释学等方法研究发现，宋本《伤寒论》"燥屎"一词的内涵与现代术语"阳明腑实"一致，主要用于诊断而非症状描述，推测其起源可能与"羊屎样便"的活体取象有关。

唐宇娇[②]从诠释学的理解、解释和应用三方面，对叶天士《温热论》中的"通阳不在温，而在利小便"进行诠释，提出中医学经典语句的理解和解释应当遵循文本原始含义，并在一定的前提下进行理解和阐发。

高黎[③]提出"回顾性诠释"和"前瞻性诠释"两种不同于先前的诠释理论，其中"回顾性诠释"是以"现在"为结果，回溯到过去的诠释学方法，即在事件发生之后去追溯以前的诠释学方法，能够为原始典籍、文本等提供有力证据，寻找到原作者写作的理论依据，证明原作者观点的正确性与可靠性；"前瞻性诠释"是以"现在"为起点追踪到将来研究的诠释学方法，可以给原作者的理论、观点提供另一层面的理论、实验等的支持与依据，还能够根据现有的理论、观点、事件等，预测将来可能发生的事情，或者创立新的理论、提出新的观点，弥补回顾性诠释的缺陷。高黎以张仲景的《伤寒杂病论》为基点，借助其之前的历史著作《黄帝内经》和《神农本草经》挖掘仲景组方用药的本义，进行回顾性诠释，提出张仲景创立桂枝汤的依据所在；并对汉以后的医家使用桂枝汤进行了前瞻性诠释，证明了张仲景及后世医家运用桂枝汤治疗诸病证的科学性。

许生[④]对《伤寒论》的版本考证、原文解析、方剂研究、治则治法及现

① 张涛，刘超武，王泓午，等.《伤寒论》"燥屎"诠释学研究［J］.吉林中医药，2015，35（11）：1179-1181.

② 唐宇姣.从诠释学浅析"通阳不在温，而在利小便"［J］.亚太传统医药，2016，12（5）：69-70.

③ 高黎，贾春华，马淬兰.中医经典的 2 种诠释——以桂枝汤为例［J］.世界中医药，2018，13（8）：1841-1844.

④ 许生，谭颖颖，黄笛，等.基于诠释学视角的《伤寒论》研究初探［J］.四川中医，2019，37（7）：22-24.

代应用等方面开展诠释学探讨，他认为所有的经典都应当是当代的经典，任何真理也都应当是当代的真理，在中医经典学科中引入诠释学，既做到"回顾性诠释"又做到"前瞻性诠释"，使经典和真理不断地与现代化发展相结合得出新的意义和价值，更好地促进《伤寒论》的现代化发展，促进中医药的现代化发展。

李祖民[①] 运用中医术语研究成果与理论方法，将《伤寒论》的名词和术语进行区分研究，指出《伤寒论》原文所载语词归入名词范畴；不见于《伤寒论》原文但应用于《伤寒论》理论研究者，称为术语。李祖民运用诠释学循环的方法，得出《伤寒论》"伤寒"在名词层面为狭义定义；"伤寒"的广义定义已脱离《伤寒论》文本，属"术语"研究范畴。因此，将"伤寒"在不同时期的定义进行诠释学"视域融合"，探讨"伤寒"术语层面的内涵。李祖民认为，运用诠释学的方法对《伤寒论》"伤寒"进行名词与术语层面的研究，不仅可以更清晰明确概念的内涵与外延，也有利于中医热病理论体系的建设与中医经典的研究。

张宇兴[②] 借助诠释学"效果历史""诠释学循环""视域融合"等理论和方法，对《伤寒论》文本、文蛤散方剂，以及文蛤本草的诠释思想进行了客观的分析与评价，他指出《伤寒论》文蛤散在不同文本中的诠释，符合效果历史的影响。不同版本与宋本在个别用词及方药组成与煎服法处各有差异，但总体都不影响其对病证的分析；从诠释学循环的角度来看，《伤寒论》文蛤散证与《金匮要略》文蛤散证皆属于湿热轻证，仲景文蛤散方的主治范围在《千金翼方》及后世方书中的视域得以扩展，其中《三因极一病证方论》误将《金匮要略》文蛤散证当作燥热证，并首先以证测方将文蛤更改为五倍子。文蛤散之临床应用源于后世对医经和方书的不同诠释，基于仲景文蛤散证，多以海物文蛤或海蛤壳来清热祛痰滋阴；而基于方书，则多以五倍子之异名文蛤来生津止渴、收敛固涩、收湿敛疮、解毒消肿。

---

① 李祖民，张宇兴，张涛.基于诠释学的《伤寒论》"伤寒"名词术语研究［J］.吉林中医药，2021，41（6）：724-726.

② 张宇兴.基于诠释学理论与方法的《伤寒论》文蛤散方证研究［D］.天津：天津中医药大学，2021.

　　闫敏敏[①]基于诠释学视野，对《瘟疫论》的学术思想进行研究，认为明末清初，瘟疫频发，吴又可《瘟疫论》提出的瘟疫病因异气说、"邪从口鼻而入"、病位内伏膜原，以及达原饮的创立等，实际上是特定时代下医者运用了正确的叙述方法对中医经典及前人之论的一次重新整合和解释，实现了效果历史下的视域融合，将中医瘟疫史向前推进了一大步，实现了中医学的一次理论创新。该研究对于当前环境下中医理论继承和创新路径的探索具有重要启示，即在解读中医经典文本的过程中应当结合时代特点与实践经验，在继承的基础上实现理论突破与创新。

　　张涛[②]通过诠释学的视域对《伤寒论》的经典性进行研究，阐明《伤寒论》具有原典性、典范性、权威性的经典特征属性，他认为经典不是对过去存在的证明，而是对现在事物的言说。张涛指出，中医经典之所以是一种真理（医道）的特殊表现形式，并不在于它真实地模仿或客观地反映了已然存在的原理与临床实践，而是通过创造性的转换语言，展示了一种自我理解与经验，提供给读者一个新的悟道方式与视域。诠释学理论下的"理解"不仅是一种学习方法，还是学习目的，甚至学习本身，理解经典意味着倾听经典的真理要求，伽达默尔将理解称为"体验"，而《伤寒论》文本就是张仲景语言文字化的临床经验。对《伤寒论》的"理解"，就需要文本理解以及临床经验的循环，即通过临床体验来理解《伤寒论》。

　　马静[③]运用"小学"理论考据法、症候描述推证法、治法方药反测法、同源文献比较法以及同期理论综合法等各种诠释方法对"热入血室"解释的合理性进行分析。她认为，各个时代对"热入血室"的诠释均是一种趋于综合的解读，中医经典的诠释需要方法学的反思意识，以避免对中医经典的狭义理解与过度诠释。

　　《伤寒论》统编教材对"不可余药"有两种注释，分别为"不可使用其

　　① 闫敏敏，黄作阵，杨必安，等.基于诠释学视野的《温疫论》学术思想研究［J］.长春中医药大学学报，2021，37（4）：724-728.
　　② 张涛，李瑶，吴桐，等.诠释学视域下的《伤寒论》"经典性"探究［J］.南京中医药大学学报（社会科学版），2022，23（5）：294-298.
　　③ 马静，李瑶，张涛.《伤寒论》"热入血室"的诠释方法研究［J］.天津中医药，2022，39（7）：888-892.

他药剂"与"不可剩余药渣"。张涛运用条文内、条文间及文本间的诠释学循环的方法，对"不可余药"进行研究与评价，通过分析抵当丸方证，进入中医经典文本理解与临床实践解释的诠释学循环，完成实践的诠释学目标，发现其含义应为"不可过度用药"。[1]

李瑶[2]基于诠释学理论，运用版本源流考据法、训诂学考证法、同源文献比较法、证候描述推证法、治法方药反测法及各期理论综合法，对《伤寒论》"蓄血"进行释义方法的评价。"蓄血"见于《伤寒论》中"阳明病篇"第237条，后世在解读《伤寒论》时，将"蓄血"归为证候类名词，衍生出"太阳蓄血"和"阳明蓄血"。中医学规划教材《伤寒论选读》中把"蓄血"释义为"瘀血停留"，《伤寒杂病论大辞典》中对"蓄血"的解释为"瘀血"，皆体现不出"蓄血"的特点，恐有释义过宽之弊。其指出，"蓄血"一词的原义应为"瘀血停留体内日久"。"太阳蓄血""阳明蓄血"当为后世将"蓄血"引入《伤寒论》证候分类之中的衍生用法。因此，运用诠释学方法回归《伤寒论》原文，可更确切地把握"蓄血"原义。经探讨，"蓄血"本义应是"长久的瘀血"，而"瘀血"为其衍生义。

综上，中医学术界对诠释学的应用研究已实现从"可行性论证"向"方法论建构"的范式转型，然现存研究规模有限，近10年间相关文献不足20篇。学科分布方面，现有成果多聚焦《伤寒论》名词术语诠释及学术思想探析，温病学的研究略有涉及，《金匮要略》领域尚存研究空白。值得注意的是，尽管诠释学应用于中医经典研究肇始于《黄帝内经》探析，然近年未见该领域的延续性研究。值得一提的是，相关学者已开始关注并尝试建立用诠释学研究中医经典的方法论体系，如高黎提出的"回顾性诠释"与"前瞻性诠释"，马静提出的"小学"理论考据法、症候描述推证法、治法方药反测法等，但该体系的发展仍需进一步探索一套规范化、标准化、体系化的中医经典诠释学研究方法论。

---

① 张涛，张宇兴，李祖民，等."不可余药"之诠释学研究［J］.上海中医药杂志，2022，56（1）：46-48.

② 李瑶，段博元，石秀琰，等.基于诠释学《伤寒论》"蓄血"的内涵研究［J］.上海中医药大学学报，2023，37（5）：73-77.

第三节　诠释学视域下的《伤寒论》名词术语研究

一、中医经典诠释方法

中医学与传统哲学有着千丝万缕的内在联系，故可以借鉴和采纳诠释学的理论、方法和思维研究中医学[①]。中医经典的诠释方法，在传统哲学的诠释学路径中也慢慢形成了特有的方法。然中医诠释的规范与哲学诠释领域内的规范相同，王永炎教授指出中医经典的诠释必须遵行一定的标准，即具有经验性质、科学理性、可检验性、节简性、普适的价值、尝试性、能被严格地评判的及美学八个方面[②]。

中医诠释学的可基于哲学诠释学进行中医经典的研究，如石秀琰[③]运用"文本内部循环，文本整理循环和文本之间的循环"来研究《伤寒论》中"消渴"的含义。

张宇鹏[④]也运用诠释学方法来寻找中医理论研究的方法与途径，提出了"作者中心论""读者中心论""文本中心论"的三种研究路径，并认为"文本中心论"的研究方法更受关注。如刘超武[⑤]利用"文本中心论"，即以宋以前文本为中心进行诠释学循环，对"固瘕"一词进行诠释学研究，得出

[①]　王永炎，郭蕾，张俊龙，等．论诠释学与中医学创新［J］．中医杂志，2010，51（7）：587–589.

[②]　王永炎，盖国忠，张志强，等．浅谈中医科学诠释的理念、规范与路径［J］．中国中医基础医学杂志，2011，17（1）：1–2.

[③]　石秀琰，张明春，许迎，等．《伤寒论》中消渴的诠释学研究［J］．中医学报，2022，37（10）：2070–2072.

[④]　张宇鹏．从诠释学方法看中医理论研究的路径［J］．中国中医基础医学杂志，2017，23（6）：777–779，794.

[⑤]　刘超武，刘桂颖，朱振刚，等．宋以前《伤寒论》版本的"固瘕"诠释学研究［J］．天津中医药，2016，33（12）：729–731.

了不同版本在诠释学循环中的不同意义。许生[①]亦借用三种方法互参，对《伤寒论》的版本、原文、经方、治法以及现代运用进行了诠释，在诠释中创新，促进了《伤寒论》和中医药的发展。

高黎[②]提出了"回顾性诠释"与"前瞻性诠释"两种不同于先前的诠释理论，使得经典和真理不断地与现代化发展相结合阐释出新的理论和意义，而且以《伤寒论》的"桂枝汤"为例，为后世研究学者提供了新的思维方式。常富业[③]按照诠释学理解、解释、应用的三个基本要素及哲学诠释学的实践智慧德行观念，确定诠释中医经典的基本步骤与技术路径：检索—阅读—梳理—勾勒—诠析—实践—总结。

中医经典文本词语研究所产生的具体方法还包括"'小学'理论的考据法""证候描述的推证法""治法方药的反测法""同源文献的比较法""同期理论的综合法"，更加丰富了中医经典的诠释方法。马静[④]就对以上这种中医诠释学方法进行评价来研究"热入血室"的内涵。

（一）"小学"理论的考据法

小学者，中国语言文字之学也，文字兼形、音、义三者。"小学"理论作为一种考据方法，古代常用来考证经学中的语言文字。就清代而言，其考据学派治学的根本宗旨即为小学考据，以此作为通经明道方法是非常有效的。"小学"理论的考据法要求学者在解读经书之前，重视基础研究，力求字字探求本义，以求最大限度还原经书本旨[⑤]。中医文献研究虽未列入经学考据范畴，但素有运用"小学"理论进行考证的传统。段玉裁《说文解

① 许生，谭颖颖，黄笛，等.基于诠释学视角的《伤寒论》研究初探［J］.四川中医，2019，37（7）：22–24.

② 高黎，贾春华，马淬兰.中医经典的2种诠释——以桂枝汤为例［J］.世界中医药，2018，13（8）：1841–1844.

③ 常富业，王永炎.浅谈诠释学方法在中医学中的应用［J］.天津中医药，2010，27（4）：267–270.

④ 马静，李瑶，张涛.《伤寒论》"热入血室"的诠释方法研究［J］.天津中医药，2022，39（7）：888–892.

⑤ 郭康松，陈莉.清代考据学派的学术特色及学术贡献［J］.史学史研究，2019（2）：38–46.

字注》中记载："室者，实也，以叠韵为训，古者前堂后室。释名曰：室，实也。人物实满其中也，引申之则凡所居皆曰室"。《尔雅》亦云："宫谓之室，室谓之宫。"成无己在《伤寒明理论》中道："伤寒热入血室，何以明之，室者屋室也，谓可以停止之处。"以此可见，从"小学"理论考据角度，"室"在古代汉语中可作"屋室"解，因此血室之"室"有贮藏、汇聚之意，"血室"当为储存血液、汇聚血液之所。冲脉为"血海"，肝为藏血之脏，胞宫为女子行经之所，三者皆可贮藏汇聚血液，故"冲脉说""肝脏说""胞宫说"这三种学说均符合"小学"理论的考据法。

（二）证候描述的推证法

《伤寒论》原文中（表1），伤寒"热入血室"的全身表现为"发热恶寒""如疟状"；局部表现为"但头汗出""胸胁下满"。发热恶寒说明其表邪未解，"胸胁下满"常见于肝脉受阻，气血不利。大多医家认为冲脉上连接肝胆，故推断"血室"或与冲脉有关；其与经水相关的表现为"经水适断""经水适来"。《素问·上古天真论》云："二七而天癸至，任脉通，太冲脉盛，月事以时下，故有子……七七任脉虚，太冲脉衰少，天癸竭，地道不通，故形坏而无子也。"可见冲脉亦主妇人之经水。然《伤寒论》条文第216条中并无"经水"的相关证候，关于"经水"的记载仅见于第143、第144、第145条中，常为热入血室导致经水不利。冲任为诸经之总任，经水来时，疫邪不入于胃，乘势内侵血室，故入夜有发热谵语[1]，故其神志症状表现为"谵语"。

冲脉素有"十二经之海""血海"之称，与五脏六腑联系密切。综上，冲脉可连肝胆，过胸胁，入胞宫，调经水，只有把"血室"解释为冲脉，方能涵盖以上所有的证候表现，因此用证候描述的推证法判断"冲脉说"较为贴切。

---

① 尹佳媛，武峻艳，王杰.从"冲脉隶属阳明"谈针灸治疗神志病［J］.湖北中医杂志，2019，41（9）：34-35.

表1 《伤寒论》中有关"热入血室"的原文

条文序号	原文
143	妇人中风，发热恶寒，经水适来，得之七八日，热除而脉迟，身凉，胸胁下满，如结胸状；谵语者，此为热入血室也，当刺期门，随其实而取之。
144	妇人中风，七八日续得寒热，发作有时，经水适断者，此为热入血室，其血必结，故使如疟状，发作有时，小柴胡汤主之。
145	妇人伤寒发热，经水适来，昼日明了，暮则谵语，如见鬼状者，此为热入血室。无犯胃气及上二焦，必自愈。
216	阳明病，下血谵语者，此为热入血室；但头汗出者，刺期门，随其实而泻之，濈然汗出则愈。

（三）治法方药的反测法

《伤寒论》四条原文中，涉及治法的有三条："刺期门"见于第144条和第216条，用"小柴胡汤"见于第143条。第145条虽未提及具体治法，但有"无犯胃气及上二焦，必自愈"之言，在不扰动其胃气以及中上二焦的前提下，不需要任何治法的干预即可自愈。故在此诠释方法下仅可提取第143条、第144条的刺期门与小柴胡汤两种治法。有学者在研究《伤寒论》第144条原文时提出，原文中"脉迟身凉而胸胁下满，如结胸状，谵语者，当刺期门穴"，是使邪热从肝之募穴泄出[①]。亦有学者在解读原文第216条时将"但头汗出"的原因归结为阴阳不和，故在治疗上采取"刺期门以和之"的方法[②]。期门为肝之募穴，针刺期门可疏肝之气滞，清厥阴血分之热[③]，使上焦得通，津液得下，"濈然汗出则愈"。原文第144条中，妇人中风后，适逢月经来潮，又因外感，血热互结，气机郁滞，使肝胆之气不利，发热恶寒反复发作，其表现如疟状。方用小柴胡汤，取其和法，以疏

---

① 钱雪佳，吴林玲.浅议妇人热入血室证［J］.河南中医，2019，39（9）：1301-1304.

② 潘新有，田凌云.小柴胡汤加减治疗热入血室浅识［J］.实用中医内科杂志，2005，19（1）：46-47.

③ 张亚雪，朱雅凡，屈会化，赵琰.仲景独取期门穴治疗妇人病的思路探讨［J］.环球中医药，2019，12（7）：1051-1053.

利肝胆，调理枢机，可使未尽之经血继续通行，而血中之热随经血而下①，结血散则寒热自除。

方从法出，法随证立。从"以方测证"的角度来看，4条原文中的治法只涉及"刺期门"和用"小柴胡汤"，期门为肝之募穴，刺期门可条达肝气，使邪热从期门外散，则肝得所藏、心得所主、魂有所归、神有所依。小柴胡汤可疏利肝胆，调理枢机。由此可见，从治法方药的反测法角度来看，血室作肝解的论点与两种治法最相吻合。

（四）同源文献的比较法

同源文献是指同责任者的原创文献（亦即源头文献）及其面世以后所出现与其相关的各种文献实体②。《金匮要略》又名《金匮要略方论》，现在所见者，为宋神宗熙宁时校正医书局林亿等对王洙在馆阁残旧书籍所发现的《金匮玉函要略方》整理所得。其书上卷讲伤寒病，中卷为杂病，下卷记载方剂及妇科病的治疗。故常称《伤寒论》与《金匮要略》两书同出于张仲景，符合同源文献要求。《金匮要略·妇人杂病脉证并治第二十二》记载："妇人少腹满如敦状，小便微难而不渴，生后者，此为水与血并结在血室也，大黄甘遂汤主之。"张仲景在文中直言其病机为妇人生产之后，瘀血和水饮互结于血室，此处"血室"即为女子胞宫。《金匮要略》中"热入血室"独见于妇人篇，以此传世记载为参考，《伤寒论》第216条中"阳明病，下血谵语者"之"下血"指女性月经出血。清代医家汪琥在其著作中认为"血室"男女皆有，但"热入血室"之证为女子独有，他在《伤寒论辩证广注》中提到："此条当是妇人病。邪郁于阳明之经，迫血从下而行。仲景于《太阳篇》中，一则曰'妇人中风云云，经水适来，此为热入血室'。再则曰'妇人中风云云，经水适断，此为热入血室'。三则曰'妇人伤寒云云，经水适来，此为热入血室'。明系妇人之证，至此实不待言而

---

① 梁华龙.伤寒论评话第26章热入血室非邪热结胸形成有四因——热入血室证治及结胸证成因［J］.中医学报，2014，29（2）：196-199.

② 文榕生.同源文献区分的原理与运用（上）［J］.山东图书馆学刊，2012（2）：81-87.

可知矣。且此条言'下血'，当是经水及期，而交错妄行，以故血室有亏，而邪热得以乘之，故成热入血室之证。"① 可见，对于阳明病下血后世仍有争议，"血室"是否为女子独有也未明确，可见用同源文献的比较法推测，"血室"用胞宫虽可以较为合理的解释，但其结论仍然存有疑虑。

（五）同期理论的综合法

通过对"血室"一词的现代检索，包括搜查中医古籍文献数据库、博览医书数据库、中华医典等电子数据资源，发现在《黄帝内经》《伤寒论》时期，乃至整个中医学术历史中，"血室"都不是一个频繁而广泛使用的名词。且在中医历史传承中，对"血室"进行专门论述的医家也并不常见，且有成规模影响力的医家较少，故用同期理论的综合法无法进行有效诠释。

虽然当前非常认可血室的"胞宫说"，但"胞宫说"产生的时代都比较晚，大多以《金匮要略》中妇人三篇的内容作为参考（前文已论述，该说无法解读第 216 条），其中较具代表性者，首推明代张景岳的《类经附翼》，其有言曰："故子宫者，实又男女之通称也。道家以先天真一之藏乎此，为九还七返之基，故名之曰丹田。医家以冲任之脉盛于此，则月事以时下，故名之曰血室"。

众多记载有"血室"一词的文献（表 2）和现代对"血室"一词的释义也大多沿用于大量与妇科相关的文献，如我国 2011 年出版的由全国科学技术名词审定委员会公布的《中医药学名词》将"热入血室"释义为以妇女在经期或者月经前后，出现寒热入疟，或胸胁、少腹满痛，或谵语，或伴经量异常为主要表现的疾病。这些解释显然都表示"血室"为女子独有的"胞宫"。"胞宫说"虽有众多相关文献作为支撑，但无论是妇科方面的文献，还是明清时期张景岳等的见解，与《伤寒论》相比，时间的跨度太大，其解释《伤寒论》的合理性仍然存疑。

---

① 汪琥. 伤寒论辩证广注 [M]. 上海：上海卫生出版社，1958：7.

表 2　与"热入血室"相关的文献

时期	书名	卷名	原文
晋	《脉经》	卷九	平咽中如有炙腐喜悲热入血室腹满证第六，妇人咽中如有炙腐状……方在《伤寒》中。
宋	《三因极一病证方论》	卷十八	妇人女子众病论证治法，小柴胡汤：治妇人伤风，七八日，续得寒热，经水适断，此为热入血室，其血必结，故使如疟状，发作有时。
宋	《女科百问》	卷上第三十五问	若经水适来，感其寒邪之所博，则热入血室，则昼则明了，暮则谵语，如见鬼状，此为热入血室也。
宋	《妇人大全良方》	卷六	妇人伤寒发热，经水适来，昼日明了，暮则谵语，如见鬼状，此为热入血室。无犯胃气及上二焦，宜小柴胡汤。
明	《古今医统大全》	卷三	昼则安静，夜则发热烦躁，是阳气下陷入阴中也，名曰热入血室。
明	《医学纲目》	卷三十一	妇人发热，经水适来，谵语，为热入血室。
明	《医考方》	卷一	妇人伤寒发热，月事适来，血室空虚，邪热乘虚而入，名曰热入血室。血室，冲脉也。
明	《景岳全书》	卷之三十八	妇人伤寒，或劳役，或怒气，发热适遇经行，以致热入血室，或血不止，或血不行，令人昼则明了安静，夜则谵语如见鬼状者是也。
明	《医学入门》	外集	妇人伤寒，与男无异，经来适断，名曰热入血室。仲景伤寒，不分男女。但妇人以血为主，血室即冲脉血海也。
明	《医宗必读》	卷五	妇人经水适来，热入血室，谵语，小柴胡汤。
清	《女科经纶》	卷八	妇人伤寒有热入血室之证也，血室即血海，冲任之脉所系，为藏经受胎之所。
清	《医学心悟》	卷二	又问曰：妇人伤寒，昼则明了，夜则谵语者，何也？答曰：此热入血室证也，妇人经水适来，血海空虚，邪气乘之，致有此证。
清	《医宗金鉴·妇科心法要诀》	卷六	杂证门：热入血室经适断，邪热乘虚血室潜，寒热有时如疟状，小柴胡加归地丹。
清	《叶氏女科证治》	卷一	妇人伤寒，或劳役或怒气，身体发热，适遇经行，以致热入血室，或血不止，或血不行，昼则安静，夜则谵语，如见鬼神者是也。

时期	书名	卷名	原文
清	《沈氏女科辑要》	卷下	一妇热多寒少，谵语夜甚，经水来三日，病发而止。本家亦知热入血室，医用小柴胡数帖。
清	《妇科玉尺》	卷一	（热入血室）李梴曰：妇女伤寒，寒热似疟，经水适断者，亦名热入血室，其血必结而不行，小柴胡汤。
清	《彤园妇人科》	卷一	此二条，一言适来即断，血结在里，为实症。一言阳明病，亦有热入血室。但下血头汗出为不同，故为热入血室皆由肝实，均当刺期门。

二、名词的诠释：《伤寒论》名词的研究成果

（一）病名类

1. 燥屎

《伤寒论》"燥屎"一词，在《伤寒论》398条原文中共有8条。且具有同一文法特征，即均为复句结构，而非单一语词。其含义模糊不清，文章在研究"燥屎"的含义时，除了运用语文学的方法，在选取诠释学方法上进行了深入探讨，研究认为作者与文本及其之间的关系，是诠释学首先关注的问题。诠释学、现代美学及文学评论等现代人文学科均强调"当作者完成创作的那一刻起，作者即与它分离"。在这一理论指导下，对于《伤寒论》文本的诠释，则不应直接认为是张仲景原作者的意思。如《伤寒论》文本中的每个理论，已很难认定是张仲景的真实意图，不宜使用"张仲景认为"这样的论断。作者与文本分离，文本的选择不仅是研究范围的确定，也是诠释的基础。中医经典著作的诠释均应基于文本进行，而非作者。

研究过程中为更好地进行诠释学文本内部循环，诠释"燥屎"一词的含义，仅以398条原文作为研究文本。所有引用《伤寒论》原文，皆以日本东洋医学会伤寒金匮编刊小委员会2009年影印台北故宫博物院藏赵开美《仲景全书·伤寒论》为准，转为简体字时，参照钱超尘、郝万山两位教授整理，人民卫生出版社2005年出版的《伤寒论》。

最后选取诠释学文本内部的循环的方法对《伤寒论》中名词"燥屎"

进行新诠，研究结果为"燥屎"应是"阳明腑实证"的病名诊断，而非症状的描述，而它的起源应是"羊屎样便"的取象比类。

2. 固瘕

历版统编教材，对于"固瘕"的解释大体可分两类。"因胃中虚冷，水谷不消而结积的病患，其特征为大便初硬后溏"及"胃肠虚寒的久泻"。因《伤寒论》流传至今，所存版本较多，以1065年北宋校正医书局林亿等校版为佳，宋以前各版本也多有补充，所以文章选取宋以前诸版，进行"固瘕"一词在诠释学多版本循环下的研究。

研究考证除宋本外的七种重要版本，为本研究提供文献学基础。因"固瘕"在《脉经》《外台秘要》《敦煌残卷》中未记载，故最后在《千金翼方》《太平圣惠方》《金匮玉函经》《康平本伤寒论》四本著作中进行诠释学多版本循环。《金匮玉函经》中"固瘕"作久泻解释；《太平圣惠方》中"固瘕"作"坚癥"；《千金翼方》中"头坚后溏"而非"大便初硬后溏"。"大便"一词可以非指一次排泄，附有长期的含义，可理解为初期大便硬结难出，后期稀溏。另外，《伤寒论》各版本中，大便往往不用于排泄物形质的描述，在描述大便形质时，常用"屎"字。这具有一定的诠释学意义。康平本中"此欲作固瘕"与"所以然者，以胃中冷，水谷不别故也"均为后人注释，不能作为诠释学文本依据。

故综合以上各版本依据文本文字的独立分析，没有得出肯定、统一的"固瘕"含义，然而得出了不同版本在诠释学循环中的不同意义。诠释学的作用不在于找到答案，而在于每一次诠释，都有新的发现与获得，都将进一步趋近"真理"。

（二）证名类

1. 消渴

"消渴"在《中医内科学》规划教材中，是以多饮、多食、多尿、乏力、消瘦或尿有甜味为主症的疾病。在历代医书之中，"消渴"内涵可分为三个方面，一为症状指代，即口渴；二为病因病机，包括人体津液、水谷消耗和形体消瘦、筋弱无力的损伤两个方面；三为疾病名称，又有狭义和广义之分。然而中医古籍的病证名称含义复杂且多变，消渴与糖尿病至今仍存在相互混淆的情况。

该研究基于《伤寒论》文本内部的诠释学循环、文本整体的诠释学循环及文本之间的诠释学循环对"消渴"进行研究，虽然在宋本《伤寒论》文本内部循环中，"消渴"为口渴而饮水不解的症状名词，但文本整体与文本之间循环，均提示"消渴"应包括口渴与小便不利两种症状，并非单一症状的指称，也非《中医内科学》教材中的疾病名词。

研究通过诠释学三种文本循环认为，《伤寒论》"消渴"与单纯的口渴症状不同，而是指口渴、小便不利的症状群，亦可以称之为"消渴证"，类似于《诸病源候论》中"消渴候"的概念，与《伤寒论》中的"蓄血证"症状群包括发狂（如狂）、少腹满、小便自利等基本一致。

2. 热入血室

"热入血室"的记载最早见于汉代张仲景的著作《伤寒论》中第143条、第144条、第145条和第216条。《伤寒论》对于"血室"的记载，仅有"热入血室"的症状及治法，但未明确其具体所指。对"热入血室"的认识，历代医家大多集中在"冲脉说""胞宫说""肝脏说"三种，然都尚存疑虑。

研究通过结合诠释学的研究方法对其进行探讨，分析各种诠释方法对"热入血室"解释的合理性，进一步阐明"热入血室"的内涵。从"小学"理论考据角度，"血室"当为储存血液、汇聚血液之所。冲脉可连肝胆，过胸胁，入胞宫，调经水，把"血室"解释为冲脉，方能涵盖《伤寒论》原文中记载的所有证候表现，因此用证候描述的推证法判断"冲脉说"较为贴切。方从法出，法随证立。从"以方测证"的角度来看，4条原文中的治法只涉及"刺期门"和用"小柴胡汤"，期门为肝之募穴，刺期门可条达肝气，使邪热从期门外散，则肝得所藏、心得所主、魂有所归、神有所依。小柴胡汤可疏利肝胆，调理枢机。由此可见，从治法方药的反测法角度来看，血室"肝脏说"的理论与两种治法最相吻合。用同源文献的比较法得知，张仲景在《金匮要略》中直言其病机为妇人生产之后，瘀血和水饮互结于血室，此处"血室"即为女子胞宫。由此可见，"血室"虽可以用胞宫进行解释，但其结论仍然存有疑虑。最后运用同期理论的综合法发现整个中医学术历史中，"血室"都不是一个频繁而广泛使用的名词。且在中医历史传承中，对"血室"进行专门论述的医家也不常见，且有成规模影响力的医家较少，后世妇科方面的文献与《伤寒论》相比，显然时间的跨度太大，故用同期理论的综合法无法进行有效诠释。

综上所述，各个时代对于"热入血室"的诠释均是一种趋向于综合的解读，当前的研究，已将"肝脏说""冲脉说""胞宫说"设定了标签，显然无论是哪种学说，都是以自身的观察角度进行诠释，即诠释学所称的"前见"。这就要求当代的诠释者们在寻求更加合理的方式去解读"血室"时，要做到方法学上清醒、客观性的反思以及有理有据的分析，才能避免对中医经典的狭义理解和过度诠释。

3. 蓄血

"蓄血"一词见于宋本《伤寒论》中"阳明病篇"，原文第237条："阳明证，其人喜忘者，必有蓄血，所以然者，本有久瘀血，故令喜忘。屎虽硬，大便反易，其色必黑者，宜抵当汤下之。"条文虽明确提出症状及治法，但后世对"蓄血"一词的释义仍有差异，全国中医药行业高等教育"十四五"规划教材《伤寒论选读》把"蓄血"释义为"瘀血停留"，《伤寒杂病论大辞典》中对"蓄血"的解释为"瘀血"。两者虽都说明有"瘀血"，但与原文中"久瘀血"仍存有差异，影响对本条文原义的理解。通过对"蓄血"一词的现代检索，包括搜集中华医典数据库、博览医书数据库等资源发现，众多医书将"蓄血"一词多记载为证名，分为"太阳蓄血"和"阳明蓄血"两大类，但这两个证名在《伤寒论》原文中并未提及。为明确"蓄血"的释义，文章采用诠释学的理论研究方法对其进行综合地探讨与评价。

（1）版本源流考据法

《伤寒论》问世至今已有1800多年，因后世注家与最初的文本之间存在较长的时间跨度，理解者在文本诠释过程中的成见甚至误解难以避免。由于诠释学的研究对文本版本的要求较为严格，为避免版本不同所导致的研究差异，因此需要对各个版本的异同之处进行对比。唐本《伤寒论》是收于北宋绍圣三年（1096）刊行小字本《千金翼方》，本文选用元大德十一年（1307）梅溪书院翻刻的版本。其中对"蓄血"的记载为："阳明证，其人喜忘，必有畜血。所以然者，本有久瘀血，故令喜忘。屎虽坚，大便必黑，抵当汤主之。"康平本《伤寒论》系流传在日本的古传本，由侍医丹波雅忠抄录于康平三年二月十七日，据其抄录时代命名，后人称为"康平本《伤寒论》"。国内许多学者认为，此为最善本，具有重要的参考价值，作为校勘本，对宋本《伤寒论》的研究有参考意义。其中对"蓄血"的记载为："阳明证，其人喜忘者，必有畜血，尿虽难，大便反易，而其色必黑者，宜抵当汤下之。"宋本《伤寒论》为北宋校正医书局于1065年刊行，后由赵开美于1599年翻刻收于《仲景全书》之中的版本，现已成为学界公认的通行本。其中"蓄血"一词见于阳明病篇第237条。宋本《伤寒论》的内容只有白文和校注，未做进一步注释，金人成无己的《注解伤寒论》为《伤寒论》的第一个注释本，现称为"成本《伤寒论》"。其中对"蓄血"的记载与宋本第237条一致。从版本源流的考据法出发，观其异同，可见不同版本的《伤寒论》中对"屎"的症状描述有所差异，原因乃隋朝对皇帝名讳非常重视，故隋朝时期《伤寒论》传抄时避杨坚名讳之"坚"，改为"鞕"和"固"。除此之外，其对"屎"的症状描述和内涵没有做出较大改变。"鞕"只是证明了隋人的传抄，故不必从原文中"屎"的症状去过度解读。其相同之处为唐本、宋本、成本《伤寒论》对"畜血"都做出了释义，即"所以然者，本有久瘀血，故令喜忘"，康平本为旁注。故用"版本源流的考据法"可知"蓄血"的释义即为"本有久瘀血"。辞典以及规划教材中把"蓄血"解释为"瘀血蓄积"有一定的合理性，但未体现出瘀血之"久"。

（2）训诂学考证法

"训诂学"作为一种重要的文字研究方法，以求通过对古代经典文献的文本复原、本义确证等方式把握作者意图。训诂要求立足于对象本身，落脚于"本字"展开认知过程，而非游离于对象，因此在考证过程中要重视每个字的原义。

《说文解字》中记载："畜：田畜也。"《广韵》中"畜"有丑六、许救二切。《淮南子》曰"玄田为畜",表示田里蓄有粮食,家里存有丝织。类似的释义如《墨子·七患》中"畜种菽粟,不足以食之",《荀子·天论》中"畜积收藏于秋冬",可见"畜"有"积蓄"之意。在《五经文字》《篆隶万象名义》《大广益会玉篇》《类篇》中都指出,做许六切之"畜"义为"養"也。"養"为"長"也。"長"为久也。钱超尘考证了《说文解字》中"瘀,积血也"。因"畜"有"久"之意,后"畜血"演变为"蓄血"。故从训诂学的角度,"蓄血"为长期的血的停留。

（3）同源文献比较法

同源文献是指同责任者的原创文献（亦即源头文献）及其面世以后所出现与其相关的各种文献物理实体（包括续作及出版、装帧、印刷等版本）。《金匮要略》与《伤寒论》同为张仲景所著,《脉经》《诸病源候论》《太平圣惠方》和《金匮玉函经》中亦有张仲景著作的收录片段,都具有同源文献参考意义。然上述文献中对"畜血"一词,或无记载,或与《伤寒论》原文差异较小,故不赘述。

（4）证候描述推证法

在历代典籍对"蓄血"的理解中,存在大量"太阳蓄血""阳明蓄血"之说。因《伤寒论》文本中仅有一条原文明确提出"蓄血"一词,且有"阳明证"作前提,为避免偏移历史真相所致的过度诠释,应基于《伤寒论》原文做诠释学研究。故从《伤寒论》原文出发,"蓄血"的前提为有"阳明证"和"久瘀血"。大便出现"屎坚""大便黑",情志症状出现"喜忘"。"喜忘"为"蓄血"的关键症状。从气血的角度,"喜忘"者必有"蓄血",如《灵枢·大惑论》记载:"上气不足,下气有余,肠胃实而心肺虚,虚则营卫留于下,久之不以时上,故善忘也"及《素问·调经论》的"血并于下,气并于上,乱而喜忘。"可见,情志与气血的关系密切。阳明蓄血,血蓄胃肠,血留于下,下实上虚,令人喜忘。从经络的角度分析,《灵枢·经脉》曰:"胃足阳明之脉,起于鼻,交頞中,旁约太阳之脉……至额颅。"阳明经过颅中,若瘀血日久,经脉不通,血液无法输布于额脑,造成"善忘"。《素问·脉解》亦云:"阳明络属心。"心主神明,若阳明邪气过盛,邪热循经上扰,以致热扰神明。从西医学角度,美国学者迈克尔·格尔森提出的"第二脑学说"（The Second Brain）一直是中外各国学者共同关注的话题，有学者通过研究迈克尔·格尔森对"脑－肠"相关的神经系统实验，提出"肠－脑相关学说"，认为"心神"疾患可来源于胃肠。"屎坚""大便黑"是由于瘀血与阳明燥化过度形成的粪便相结，血主濡之，可化坚为润，瘀血久停色暗成黑，故大便虽硬却易排色黑。

因此，用证候描述的推断法来看，"蓄血"的症状必有"瘀血"和"喜忘"。可知"蓄血"为胃肠瘀血停留，其表现为喜忘、大便色黑、质硬。

（5）治法方药反测法

《伤寒论》第237条原文用"抵当汤"治疗"蓄血"。除第237条之外，《伤寒论》中抵当汤主治的证候还见于阳明病篇第257条，太阳病篇第124、第125条及《金匮要略》中的停经闭经证。"阳明蓄血证"是阳明邪热与久有瘀血相结，由于瘀血久留，新血不生，导致喜忘，瘀热互结导致大便干燥等一系列症状。"太阳蓄血证"是太阳表邪循经入里，结于膀胱，有发狂、如狂等精神症状。其治法随瘀血蓄积的轻重缓急，分别选用桃核承气汤、抵当汤和抵当丸逐瘀泄热之功。《金匮要略》中的停经闭经证为妇人瘀血闭阻于胞宫所致。

综合以上三类抵当汤的主治证候，后世认为"蓄血证"的病机为邪热与瘀血相结。因抵当汤由水蛭、虻虫、桃仁、大黄4味药组成。其中两味为虫类药，破血逐瘀之力较猛，可治停留体内较久的瘀血。

方从法出，法随证立。从治法方药的反测分析"抵当汤"可破血逐瘀，主治瘀血蓄积一类的病证，故"蓄血"解释为"瘀血停留"在此方法的分析下具有一定的合理性。

（6）各期理论综合法

《伤寒论》原文中仅一条原文明确提出"蓄血"二字，追溯其发展历程可见，在南北朝时期，《小品方》中出现有关"蓄血"的记载，其创芍药地黄汤以疗"内瘀有蓄血者"。因《小品方》已佚，高文铸整理辑注时认为"蓄血"与阳明经有关。有学者发现由于唐以前重视外感病证，故"蓄血证"进一步沿着太阳蓄血的思路，强调外感，强调热盛，"太阳蓄血"之说可能在唐朝提出。北宋韩祗和所撰《伤寒微旨论》中有蓄血专篇，其中指出北宋仁宗时期，伤寒蓄血证多采用仲景法治疗，或太阳，或阳明证，其病机为瘀热走下焦蓄成积血。清代之后的医家广为认定"蓄血"分为太阳蓄血以及阳明蓄血两种类型。故目前规划教材把《伤寒论》原文第106条、第124条、第125条和第126条称为"太阳蓄血证"，把第237条、第257条、第258条称为"阳明蓄血证"。基于此前对"蓄血"一词作为"瘀血"理解的缘由，现代有学者把瘀血导致的黄疸称作"黄疸蓄血"。

可见"太阳蓄血""阳明蓄血"等术语在东汉前后的文献中未有提及，也并非仲景原义。《杂病源流犀烛》记载："仲景云：伤寒热病，身黄屎黑，发狂喜忘者，为蓄血。仲景云然者，乃是伤寒热病亦有蓄血之症，非蓄血只属伤寒热病才有之也，治之之法，虽大略相同，而倘由伤寒热病者，则必随本症而调剂治之，与单病蓄血者应稍殊也。"戴月笙指出，蓄血归于血证的一部分，属于瘀血的范围，故蓄血释义为"瘀血蓄积"，范围较大，其合理性存疑。故用各期理论综合分析可见，归本溯源"蓄血"仅为阳明证的瘀血。从仲景的行文规律来看，若是"蓄血"理解为"瘀血"，那"本有久瘀血"何不曰"伤寒瘀血十几日"，故此"久"字，非同"伤寒十三日"等，仲景把"蓄血"单列，为特指"阳明蓄血"的可能性较大。因"蓄血"的病程时间相对较长，释义术语"蓄血"时要遵循原文"本有久瘀血"，体现"瘀血"之久。故把"蓄血"解释为"瘀血"仍有不妥之处。

综上所述，基于诠释学理论对"蓄血"进行释义方法的评价，"蓄血"一词的原义应为"瘀血停留体内日久"。"太阳蓄血""阳明蓄血"当为后世将"蓄血"引入《伤寒论》证候分类之中的衍生用法。因此，运用诠释学方法回归《伤寒论》原文，可更确切地把握"蓄血"原义，在科学研究中切不可与"瘀血"混淆，虽"抵当汤"既可用于治疗"蓄血"，又可治太阳病之瘀热互结证及妇人瘀血闭阻导致的闭经，但医者在临床实践中须更准确结合中医理论把握"瘀血"病位及病程长短，结合具体情况辨证论治。

（三）治法类

1. 消息

考"消息"的词义演变，部分学者认为其词义在魏晋南北朝存在从

"消长"到"斟酌"到"音信"的演变过程，而王利器则认为寻汉、魏、六朝人其都作"斟酌"义用。朱庆之在上述研究的基础上进行考证，认为汉代已出现"仔细斟酌"义似不可信，其当出自西晋，而"起居"义项则"不晚于东汉中期"。

《伤寒论》中的"消息"一词，出于《伤寒论》原文第 387 条："吐利止……当消息和解其外，宜桂枝汤小和之。"对《伤寒论》"消息"的释义，学界基本公认其作"斟酌"解释。此义项可上溯到《伤寒论条辨》，其记载："消息，犹斟酌也。"此外，《伤寒论·伤寒例》与《金匮要略》中的"消息"也可作"体察、斟酌"之解。然从"消息"词义演变考证可知，"斟酌"之义当出自西晋，似与《伤寒论》成书年代不符，其义似有不妥。

运用诠释学理论与方法进行研究，从词汇学研究来看，"斟酌"义项产生年代与《伤寒论》成书年代不符；从语句结构上看，原文"消息和解其外"中"和解"是动词，"消息"应是名词，作主语，而非动词"斟酌"；从诠释学循环来说，前文所述"伤寒例"篇与其余各篇产生年代不同，而《金匮要略》有较多内容为后人整理，因此不能形成严格完整的诠释学循环，二者只能作为参考。

那么对"消息"的诠释就应回归文本内部。从原文看第 387 条为霍乱服用桂枝汤之法，在宋本《伤寒论》中，桂枝汤的应用共有 21 条原文，大多指出桂枝汤的煎服调护方法，常写"服汤后，饮热稀粥一升余，以助药力，取微似汗"，只有原文第 387 条方后未言饮粥及取汗的调护方法。这就可以解释原文"宜桂枝汤小和之"，其实是指霍乱后期以桂枝汤调和营卫而不须汗出，由此可知"消息"一词应为服桂枝汤后的调护方法，即"起居"之意。

2. 不可余药

"不可余药"见于《伤寒论》第 126 条。统编教材对于该词的注释有两种，即"不可使用其他药剂"与"不可剩余药渣"。第一种将"余"解释为"其他"，涵盖了抵当汤与抵当丸的方证比较，然《伤寒论》原文中存在方证鉴别者较多，仅此一处出现"不可余药"来提示方证比较则似乎不甚合理。第二种解释指"连汤带渣一并服下"，按此解释"不可余药"属于煎服方法，不应进入条文正文。两者均有不合理之处，故应进行进一步的研究。

"不可余药"的历代医家注释共有四种："其他"，即不可使用其他药物；"剩余"，即不可剩余药渣；"过度"，即不可过度使用峻下瘀血之药；"以后"，即不可待蓄血典型证候悉备后用药。

研究者从条文内、间、外及文本间四方面进行诠释学循环。从宋本《伤寒论》第126条原文进行条文内循环，《说文解字》云："余，饶也。"可将"余"解为过度或剩余，但是"剩余"属于煎煮法，不应放于正文，故作"不可过度用药"基本合理。借助第124条、第125条的抵当汤原文进行条文间循环，可知第126条抵当丸证所述的蓄血证轻于抵当汤，故"不可余药"仍是"不可过度"的意思，旨在突出轻症的用药法度。

再通过宋本《伤寒论·辨可下病脉证并治》进行第398条外的诠释学循环，及《脉经》《千金翼方》《太平圣惠方》等进行文本间循环，研究可知多处所引此条原文正文中无"不可余药"之载，由此认为"不可余药"存在注释混入正文的较大可能。

三、术语的诠释:《伤寒论》术语的研究成果

术语是一个复杂的概念，依据目标和使用语境之差异，存在不同认知维度，学界普遍认同术语具有专业性符号特征。如《科学技术名词审定原则及方法》中，对术语的定义：科学技术概念在语言中的名称。在现代汉语中，"名词"是"术语"的同义词，又表示语文学中语法之一的"名词"。目前在术语学专业领域，多数使用"术语"一词；在具体实际工作中，常常使用"名词"或"名词术语"。

鉴于中医经典研究的特殊性，有必要将中医经典中"名词"和"术语"的概念进行区分。以《伤寒论》的研究为例，建议《伤寒论》原文出现的语词，使用"名词"称谓；而非《伤寒论》原文出现，但特指《伤寒论》学术理论研究的语词，称为"术语"。

（一）六经

"六经"一词，在医学上的最早出现见于《黄帝内经》。对于《黄帝内

经》文本"六经"一词的考证，其含义应该是指三阴三阳经脉，但至于是否指代手、足经脉，仅从原文考察，无法得到确切结论。

在《伤寒论》原文中，并没有"六经"这个语词的出现，然其作为《伤寒论》最基本的概念，又是一个具有多义性及模糊性的词语，历来被学者所重视，对于其真正内涵，自宋迄今，历代伤寒学家多有阐发，见仁见智，莫衷一是。诠释者一般认为它是太阳、阳明、少阳、太阴、少阴、厥阴六个名词的简单代称。依据文本考证其还与"病"的分类划定有关，它代表"太阳、阳明、少阳、太阴、少阴、厥阴"六类疾病或证候的分类与划定，而其内涵应该远远大于疾病的含义。

除此之外，对"六经"的诠释，还有方有执的六经六部学说、柯韵伯的六经地面学说、唐容川的六经气化理论等，都将六经的含义进行了扩充。"六经"的诠释伴随伤寒学发展而进行演化、推进，其所承载的内涵，和《伤寒论》经典研究并存，在不同的时期，不同的诠释者，用不同的方法，都会呈现出新的认识和新的答案。

（二）辨证

"辨证"一词于明代始见，其中"证"的含义大致包括证候、症状和疾病诸种。《伤寒杂病论》首先较为明确地提出辨证论治的观念及内涵。《伤寒论》与《金匮要略》分别创立了六经辨证和脏腑辨证论治体系，运用表、里、寒、热、虚、实、阴、阳、脏腑、气血等概念，以此作为辨证的基本内容，是后世"辨证"这一概念的源头。

研究者认为"证"的概念则主要是用以强调中医学把握疾病"性质"（本质）的学术特征。从古本分析"症"主要用于描述疾病的症状，而"证"则用于分析疾病的证候分型。"证"，《说文解字》曰："告也。"《玉海》曰："验也。"即证明或验证的意思。可知，当用于分析疾病的证候分型时用"证"字，则"证"的含义即为此分型的结果。

由此可以得出结论，"证"是中医临床用以概括疾病过程中不同阶段和不同类型病机（含病因、病位、病性、病势等）的诊断范畴，是对疾病不同证候类型划分的结果。

故"辨证"的含义即指认"证"识"证"的过程，就是将医者通过中医四诊收集患者的病史、症状等临床资料，结合藏象、经络、病因、病机、治则治法等中医理论，运用相应的辨证方法，对患者一定阶段的病情进行综合分析与判断，明确疾病的病因、性质、部位、病机，以及患者当下的机体功能状态及邪正之间的关系，是中医认识和处理疾病的基本原则与方法。

（三）伤寒

在《伤寒论》统编教材中，"伤寒"的定义有广义和狭义之分，广义是指一切外感热病的总称，狭义是指外感风寒，感而即发的疾病。其引证依据均是《素问·热论》言："今夫热病者，皆伤寒之类也。"以及《难经·五十八难》曰："伤寒有五，有中风，有伤寒，有湿温，有热病，有温病。"然此二条不出自《伤寒论》原文，存在术语学与诠释学方面的方法论缺陷。

若将"伤寒"作为《伤寒论》名词定义，应根据宋本《伤寒论》原文进行诠释。《伤寒论》第398条原文中"伤寒"一词共出现98次，呈现多层含义，无法给出单一的定义。宋本《伤寒例》中有记载："冬时严寒，万类深藏……乃名伤寒耳。其伤于四时之气……中而即病者，名曰伤寒。"此句明确指出，"伤寒"是感受寒邪，立即发病者，与狭义伤寒的定义一致。故从诠释学循环角度看来，"伤寒"名词层面，应采纳此项。

若将"伤寒"作为《伤寒论》术语定义，需进行文本间诠释学循环。而《黄帝内经》《难经》时期的学术特征，在于将外感热病统归于伤寒范畴。张仲景在撰著《伤寒论》时，应该就是在这种视域的影响下，对原文"伤寒"进行了更为宽广的使用。

故就《伤寒论》文本体系而言，"伤寒"应是现今所使用的狭义"感受风寒，感而即发的热病"，而"伤寒"如果作为跨文本术语时，则不局限于《伤寒论》，则可延用广义的"一切外感热病的统称"。

此外，当代中西医结合研究又对"伤寒"定义赋予了传染的内涵。研究将"伤寒"与传染性疾病相关联，涉及学术争议表述，提出新定义为

"以发热为主要临床表现的感染性疾病"。

（四）少阳枢机

《伤寒论》研究者广泛使用"枢机不利"来解释少阳病的病机，但《伤寒论》原文中并无"枢机"一词，"少阳枢机"见于后世医家对《伤寒论》注释之中，是《伤寒论》六经辨治理论建构的成果。

"枢机"一词在医籍中应用广泛，可作为解剖术语指代关节，比喻事物的关键，事物变化的枢纽等。少阳与枢机的结合论述，可追溯至《黄帝内经》的三阴三阳理论，同时又融入了杨上善的"关阖枢"理论与王冰的"开阖枢"理论，终成阐释少阳生理功能的系统理论。

柯琴是首位使用"枢机"阐释《伤寒论》少阳病及少阴病病机的医家，柯琴也将其运用于《伤寒论》六经辨治理论之中，如《伤寒论翼》言："少阳为枢，少阴亦为枢，故皆主半表半里证。"此外，"少阳枢机"理论也见于其他本草、医案类医籍之中。

对《伤寒论》历版规划教材进行梳理，发现"少阳枢机"理论逐渐成为伤寒论学术体系与学科的共识，枢机不利成为解读《伤寒论》少阳病机的关键术语。"少阳病机"的定义为"邪犯少阳，枢机不运，经气不利，殃及半表半里的病理变化"。"邪郁少阳"的定义为"邪犯少阳，枢机不利，正邪分争于半表半里的病理变化"。

（五）三百九十七法

《伤寒论》"三百九十七法"之说，首见于北宋校正医书局高保衡、孙奇、林亿等奉敕所撰之"伤寒论序"，其载："今先校定张仲景《伤寒论》十卷，总二十二篇，证外合三百九十七法，除复重，定有一百一十二方。"因孙奇、林亿等未言明"三百九十七法"的具体所指，自元代王履尝试释"三百九十七法"始，便有医家进行考证，但历代医家考释皆存未尽之处。

诠释学是一门关于理解、解释和应用的学科，其中傅伟勋教授将现象学、辩证法、实存分析、日常语言分析、新派诠释学等现代西方哲学中较为重要的"特殊方法论"进行"一般化过滤"，融合我国传统的考据学、义理学等，构建了"创造的诠释学"的理论和方法。创造的诠释学包含实谓、意谓、蕴谓、当谓、必谓五个辩证层次，傅伟勋强调在诠释时，不得随意越级①。根据相关学者对《伤寒论》名词与术语的研究②，"三百九十七法"非《伤寒论》原文，属《伤寒论》"术语"研究范畴。此外，邢玉瑞教授指出傅伟勋创造的诠释学的理论和方法与中医概念的研究相关性最高③，因此，本研究借助创造的诠释学的理论方法，探讨术语"三百九十七法"的内涵。

1. "三百九十七法"的实谓

实谓是指"原思想家（或原典）实际上说了什么？"这一层次主要涉及原典校勘、考证、训诂、版本辨析等。《伤寒论》属中国古代科技文献，与现代科技文献不同，中国古代科技文献中蕴含了作者的哲学思想内涵，因此，中国古代科技文献的作者可被视为思想家。在《伤寒论》各个版本中，唯宋本提及"三百九十七法"，因此，探析"三百九十七法"的实谓，需回归原典宋本《伤寒论》，进行考证。

宋本《伤寒论》共 2 处出现"三百九十七法"，分别位于"伤寒论序"和"医林列传·张机"内。"伤寒论序"乃北宋校正医书局官员所撰；"医林列传"内含张机、王叔和、成无己三篇，钱超尘考证后指出其出自赵开美刻毕《仲景全书》之万历己亥年前后④。故可明确，"三百九十七法"出自孙奇、林亿等人所撰之"伤寒论序"。因"伤寒论序"言"证外合三百九十七法"，故可知，"法"是有别于"证"的归纳总结性语词。

宋本《伤寒论》第 5 至第 22 篇篇名后注有"合 ×× 法，方 ×× 首"（×× 为数字）。由于每篇子目的条文数与该篇篇名后小注中"合 ×× 法"的数量一致，且子目条文后含有"前/下有……证"的小注，故多结合篇名后的小注及子目研究"三百九十七法"，但该 18 篇篇名后的小注中

①　傅伟勋.创造的诠释学及其应用［C］//上海中西哲学与文化交流研究中心.时代与思潮（4）——文化传统寻绎，上海：学林出版社，1990：239-257.

②　李祖民，张宇兴，张涛.基于诠释学的《伤寒论》"伤寒"名词术语研究［J］.吉林中医药，2021，41（6）：724-726.

③　邢玉瑞.中医概念研究的方法学探讨［J］.中医杂志，2017，58（9）：721-723.

④　钱超尘.伤寒论文献新考［M］.北京：北京科学技术出版社，2018：329-330.

的法数之和为"387",而非"397"(表3)。因此自元至今,颇多医家对"三百九十七法"之数进行考证。但考证结果或与397之数不符,或虽合397之数,均存在一定缺陷,如陈修园、李家庚、张蕾等视中间10篇的第397条为"三百九十七法",忽视了"证外合三百九十七法"的"证外"二字,以及后八篇的内容和篇名后小注中的法数;金寿山、董正华基于子目计算397法,认为正文中有条文脱漏,未列于子目内,以致只得387法,但却未将符合各自标准的脱漏条文全部计算于内,如含有具体的针灸治疗方法的第292、第343条被金寿山忽略,含针刺治疗的第8、第216条被董正华忽略;王庆国基于子目及篇名后小注,指出有6法属"别文说明",第266条及篇名后小注中"并见"的3法属"脱误",但篇名后小注中共"并见"4法,其中的"并见太阳少阳合病法",未被计算于内。

表3 宋本《伤寒论》篇名后小注法数统计表

篇名	篇名后小注	法数
辨太阳病脉证并治上第五	合一十六法,方一十四首	16
辨太阳病脉证并治中第六	合六十六法,方三十九首,并见太阳阳明合病法	66
辨太阳病脉证并治下第七	合三十九法,方三十首,并见太阳少阳合病法	39
辨阳明病脉证并治第八	合四十四法,方一十首,一方附,并见阳明少阳合病法	44
辨少阳病脉证并治第九	方一首,并见三阳合病法	0
辨太阴病脉证并治第十	合三法,方三首	3
辨少阴病脉证并治第十一	合二十三法,方一十九首	23
辨厥阴病脉证并治第十二	厥利呕哕附,合一十九法,方一十六首	19
辨霍乱病脉证并治第十三	合六法,方六首	6
辨阴阳易差后劳复病脉证并治第十四	合六法,方六首	6
辨不可发汗病脉证并治第十五	一法,方本阙	1
辨可发汗病脉证并治第十六	合四十一法,方一十四首	41
辨发汗后病脉证并治第十七	合二十五法,方二十四首	25
辨不可吐第十八	合四证	0

续表

篇名	篇名后小注	法数
辨可吐第十九	合二法，五证	2
辨不可下病脉证并治第二十	合四法，方六首	4
辨可下病脉证并治第二十一	合四十四法，方一十一首	44
辨发汗吐下后病脉证并治第二十二	合四十八法，方三十九首	48
合计		387

对宋本《伤寒论》版本进行考证，发现其只是逼近北宋官刻本原貌，田忠涛整理日本学者真柳诚的学术报告后指出，赵开美复刻《伤寒论》时所据的底本并非学界公认的北宋元祐三年刊行的小字本，而是基于南宋翻刻本的元初翻刻本[1]。因此，之所以无法确切地统计出"三百九十七法"的数字内涵，一则可能因为宋臣校定时有所疏漏，将错误之数刊行；二则可能是由于宋臣校定的《伤寒论》，经历了战乱和朝代更替，在元代时已有所脱漏。

换言之，在实谓层面，基于现有宋本《伤寒论》文本的研究，无法得出"三百九十七法"的数字内涵，只能明确"法"是区别于"证"的归纳总结性语词，而"三百九十七法"的具体内涵需进一步从意谓层面进行探讨。

2."三百九十七法"的意谓

意谓是指"原思想家想要表达什么？"或"他所说的意思到底是什么？"这一层次主要通过主体性层面的"随后体验"和对原典的"语义分析"，尽量"客观忠实地"了解并诠释原典或原思想家的意思（英文meanings）或意向（英文intentions）。通过实谓层面的分析可知，"三百九十七法"首见于"伤寒论序"，那么总结"三百九十七法"的林亿、孙奇等北宋校正医书局参与校定《伤寒论》的官员即为"意谓"层次的原思想家。

"随后体验"由狄尔泰提出，即"（原作者的）体验—（体验形成作品

---

① 田忠涛.宋及宋以前《张仲景方》流布研究［D］.广州：广州中医药大学，2020.

的）表现—（鉴赏者或诠释者的）随后体验"，被傅伟勋应用于"创造的诠释学"中，强调主体性层面的诠释者需持有"如实了解"原典或原思想家的诠释学态度，必须设法了解原思想家的生平传记、时代背景及思想发展历程等，使诠释者能够对原典有深刻的了解。原思想家北宋校正医书局官员共校对医籍 11 部，撰写序言 9 篇。考证 9 篇序言发现，唯"伤寒论序"统计"法"的数量，其余方书序言均未统计。考证 11 部医籍内容发现，除宋本《伤寒论》外，《备急千金要方》《千金翼方》《外台秘要方》亦存在正文篇名后有小注统计条文数量的现象，故该部分对此做重点考证，尽量还原原思想家北宋校正医书局官员的意思和意向。

由于《千金要方》现存两个重要传本，一个是北宋治平三年（1066）经校正医书局校订刊印的《备急千金要方》，另一个传本则是刊刻于宋英宗治平元年（1064）之前，未经宋臣校订，保留了古本旧貌的《新雕孙真人千金方》（简称新雕本）①。故将二者对比后发现，《备急千金要方》篇名后多有小注，以标明各篇"例""论""脉""证""脉证""方""灸法"等的数量，如"卷第九 伤寒上·宜吐第七"篇篇名后注有"例一首、证五条、方五首"，而新雕本篇名后则无小注。此外，曾凤考证两个版本《千金要方》的异文后指出，宋臣在校订《千金要方》时，按照内容性质、逻辑关系、编排体例等，对《千金要方》进行了重新编次②。而且未经宋臣校对的方书类著作如《肘后备急方》《太平圣惠方》《太平惠民和剂局方》等，正文篇名后亦无小注统计条文数量。故可推知，《备急千金要方》正文篇名后的小注很大概率来自宋臣，且小注中的"证五条""诸证十二条""脉四条""脉证七条"等说明宋臣习惯用"证""脉""脉证"等术语统计条文数量。

《千金翼方》《外台秘要方》与宋本《伤寒论》更为接近，用"证"和"法"在正文篇名后的小注中统计条文数，如《千金翼方》用"证"统计某

---

① 曾凤.《新雕孙真人千金方》刊刻年代考［J］.北京中医药大学学报，2011，34（5）：306-308.

② 李家萱，薛旭升，曾凤.北宋校正医书局类次《千金要方》评析［J］.南京中医药大学学报（社会科学版），2022，23（2）：97-101.

一篇的所有条文，其中"右件痉状""右件湿状"等总结性条文亦被统计为一证；《外台秘要方》中的一些篇章用"法"统计有具体方治的条文，如篇名"卷第一·千金方六首"下附有小注"合一十一法"。故宋本《伤寒论》正文篇名后及子目条文后小注中的"法"和"证"，亦应是宋臣对每一篇章中属"法"和"证"的条文数量的统计和总结。

将宋臣所校医书篇名后小注与正文的条文数进行梳理发现，《备急千金要方·宜吐第七》篇名后小注为"例一首、证五条、方五首"，其中的"证五条"对应的条文仅4条，此4条条文内容与宋本《伤寒论·辨可吐第十九》中的5条条文内容基本一致，宋本《伤寒论》中的"少阴病，饮食入口则吐，心中温温欲吐复不能吐者，宜吐之"和"宿食在上管者，当吐之"两条，在《备急千金要方》中由于刊刻错行，被合为一条，即"少阴病，饮食入口则吐，心中愠愠然欲吐复不能吐者，宜吐之，宿食在上脘，宜吐之"，以致条文数与篇名后的小注"证五条"不相对应。由此推知，虽然宋臣在校书时做了翔实的统计工作，但受限于古代印刷术和排版技术，书籍在出版发行时，可能出现错行刊刻的现象，且由于古代书籍为竖版排列，在统计条文数量时亦容易出现错数或漏数的现象，导致宋臣统计标注的条文数与现存版本条文数不符。故在研究二者的对应关系，如在研究宋本《伤寒论》"三百九十七法"与子目的关系时，应着眼于整体规律，而不是过于执着细节的对应。

"语义分析"包含三种模式，其一为"脉络分析"，即基于语境脉络解析原典语义；其二为"逻辑分析"，通过上下文互参消弭表述歧义；其三是"层面（或次元）分析"，解构文本多层次义理内涵。由于原典宋本《伤寒论》中子目的条文数与篇名后"法"的数量除少阳病篇外全部一致，故结合宋本《伤寒论》的子目，进行"语义分析"。

子目凡386条，除第5篇第5条（桂枝汤禁例），第7篇第11条（热入血室禁忌与预后），第7篇第29条（脏结危候）外，余下383条子目条文均为"……主之""与……""属……"等含有具体方药或针灸治疗的条文，其中第21篇第18条虽为结胸病位偏上的治疗大法"下之和"，但条文后含有"结胸门用大陷胸丸"的小注。由此可知，子目约99%的条文为含有具体方药或针灸治疗的条文。此外，子目条文后含有"前/下有……证"的小注，是对正文中不属于子目条文的总结。故钱超尘将其总结为"有方曰法，无方曰证"①。结合宋本《伤寒论》的篇名"辨某某病脉证并治"，"证"应是指论述辨证，即"辨某某病脉证"的条文，包含现规划教材中归纳的六经提纲证及六经病证的分类、转归、预后等的条文；"法"则又包含了论治的过程，即"辨某某病脉证并治"的条文。

其中属于"法"的子目条文又可析出"新出方条文"和"用前方条文"，如子目第5篇第1条桂枝汤为第5篇首次出现的方剂，条文后小注中含有桂枝汤的药物组成数量"五味"；第5篇第2、4、11等条桂枝汤非首次出现，为重复方，条文后小注为"用前第一方"。

对"法"的术语发展历程进行梳理发现，汉至隋唐时期，"方"有专指治病药方的趋向，但没有形成完全的改变，一些医籍中"方""法""術"混称，三者均可代指内服方药②。这一现象说明宋臣用"法"统计和代指论述病证的脉证及治法的条文是有案可稽的。基于此，便可解释"伤寒论序"中的"证外合三百九十七法，除复重，定有一百一十二方"，即宋臣通过"证""法""方"三个层面，对《伤寒论》的条文和方剂进行分类、整理、归纳和统计，"法"去除重复的"方"后，为112方。

由此我们可对"证外合三百九十七法"的"证"和"法"进行定义，即北宋校正医书局官员用"证"和"法"对《伤寒论》的条文进行分类、整理、归纳和统计，其中论述病证脉证，未给予具体治疗措施的条文被归纳为"证"，论述病证的脉证及治法的条文被归纳为"法"。

虽然意谓层面的分析已可得出"三百九十七法"中"法"的内涵，但仍具有局限性，无法真正透视已积淀了历史深度的原典语言，探得原典思想表达的深层意蕴。因此，这就需要通过探讨思想史上已产生过的许多原典诠释进路，超越意谓层次的非历史性平面分析的局限性，了解原典思想

---

① 钱超尘.《伤寒论》397法的真实内容与统计方法［J］. 中医文献杂志，2003，10（3）：6-8.

② 沈澍農，温雯婷. 中醫術語"方"的形成與演化——基於漢代簡帛與隋唐醫書的考察［J］. 出土文献综合研究集刊，2022，16（2）：110-131.

表达可能具有的丰富的诠释学义理及蕴涵，也就是说需要上升到"蕴谓"层次进行诠释。

3. "397法"的蕴谓

蕴谓是指"原思想家可能要说什么？"或"原思想家所说的可能蕴涵是什么？"其通过梳理思想史上的诠释进路，归纳具有诠释学价值的观点，挖掘原典语言表达的历史积淀，揭示原典潜在的思想蕴涵，发现原典表达的深层义理。

宋本《伤寒论》作为传本之一，故在探讨时，《伤寒论》与宋本《伤寒论》需分而视之。原典《伤寒论》的原思想家为张仲景，由于北宋校正医书局官员在校订《伤寒论》时对原典《伤寒论》的改动程度和范围现无法考证，故作者张仲景和校订者北宋校正医书局官员，均应视为宋本《伤寒论》的原思想家。同时，宋本《伤寒论》亦可视为北宋校正医书局官员对张仲景原典《伤寒论》的一种诠释。

也就是说，若将研究视域置于原典《伤寒论》，则不同版本的《伤寒论》可视为基于原典《伤寒论》的诠释。梳理不同版本《伤寒论》，可发现不同版本的伤寒辨证，其方式存在差异（表4），如《太平圣惠方》存在六经辨证、可与不可辨证、日数辨证，以及伤寒病证辨证四种辨证方式，宋本《伤寒论》存在六经辨证和可与不可辨证两种辨证方式。说明原典《伤寒论》可能不止六经辨证一种辨证方式，经后世诠释衍生多法。

表4 不同版本《伤寒论》辨证方式

《伤寒论》版本	辨证方式			
宋本《伤寒论》	六经辨证	可与不可辨证		
《金匮玉函经》	六经辨证	可与不可辨证		
《脉经》		可与不可辨证		
《千金翼方》	六经辨证			
《外台秘要方》				按伤寒病证辨证
《太平圣惠方》	六经辨证	可与不可辨证	按日数辨证	按伤寒病证辨证
《诸病源候论》			按日数辨证	按伤寒病证辨证

对宋本《伤寒论》的文本进行研究，发现其内容存在两种重复，第一种是子目与正文条文的重复，第二种是中间 10 篇与后 8 篇的条文存在重复。经学者 ①、②、③ 考证，参与校订《伤寒论》的宋臣高保衡、孙奇、林亿所校的其他医书，存在直接删除重复内容的现象，如《外台秘要方·校正外台秘要方序》言："以其书方证之重者，删去以从其简。"由此可推断，宋本《伤寒论》的两种重复，是宋臣刻意为之的结果，从一定程度上体现了宋臣对原典《伤寒论》的诠释。

由于与"三百九十七法"对应的子目条文基本均为论述病证的脉证及具体治法的条文，即有方有证的条文，且被置于正文之前，与正文字体大小保持一致。因此，第一种重复，即子目与正文条文的重复，体现了宋臣方证对应，以方证为核心的《伤寒论》诠释进路。

宋本《伤寒论》属六经辨证的中间 10 篇与属可与不可辨证的后 8 篇，不仅正文条文之间存在重复，子目条文之间亦存在重复。第二种重复内又存在两种重复。说明宋臣在校订宋本《伤寒论》，也可以说是诠释原典《伤寒论》时，认为六经辨证和可与不可辨证两种辨证方式哪怕以重复为代价，也必须并存于《伤寒论》辨证思路中。

通过蕴谓层面的探讨，可知"三百九十七法"体现了宋臣方证对应、以方证为核心、六经辨证和可与不可辨证两种辨证方式并存的外感病诊疗思路。这一层面的探讨，有助于将诠释学视野扩大到相互主体性意义的诠释强度，而不是所谓"诠释客观性"。作为创造的诠释学者，需以此为基点，再上一层去探索最有强度或说服力的原典诠释，才能避免武断，才能讲活或救活原思想家所表达的思想内涵。

---

① 孟永亮，梁永宣，师建平.北宋校正医书局对《脉经》校勘考释［J］.中医文献杂志，2020，38（1）：3-5.

② 孟永亮，梁永宣，师建平.北宋校正医书局对《外台秘要方》校勘考释［J］.中华中医药杂志，2018，33（6）：2515-2517.

③ 师建平，梁永宣，孟永亮.北宋校正医书局对《黄帝内经素问》校勘考释（二）［J］.中华中医药杂志，2016，31（10）：3942-3944.

4."397 法"的当谓

当谓是指"原思想家（本来）应当说出什么？或创造的诠释学者应当为原思想家说出什么？"这一层次诠释学者需要思考："如果原作者面对今天的世界，他会如何思考？是坚持、修正还是放弃原来的观点？"通过考察"蕴谓"层次找到的各种可能义蕴（英文 meanings）或蕴涵（英文 implications），发现最有诠释理据或强度的深层义蕴或根本义理，挖掘原思想家教义的表面结构下的深层结构，以超越诸般诠释进路，判定原思想家的义理根基及整个义理架构的本质，依此重新安排脉络意义、层面义蕴等的轻重高低，说出原思想家"应当表达而没有表达"出来的深层含义。

首位全文注释《伤寒论》的医家成无己在《注解伤寒论》中舍弃了宋本《伤寒论》子目的相关内容，注释范围涵盖了中间 10 篇的六经辨证与后 8 篇的可与不可辨证，但由于成无己的目的是注释经文，因此在注释后 8 篇的经文时，删除了与前文重复的条文，未完整呈现宋本《伤寒论》的可与不可辨证思维。且受明清以方有执、喻嘉言为代表的错简重订派的影响，现学者多认为后 8 篇的内容非仲景遗论，乃出自王叔和。因此，《伤寒论》注释类著作和规划教材等大都直接删除后 8 篇的内容，仅保留六经辨证的内容，使六经辨证成为《伤寒论》辨证论治的标志，可与不可辨证的祛邪救误思想则甚少被提及。

然而通过蕴谓层面对宋本《伤寒论》文本两种重复的分析，可知总结"三百九十七法"的原思想家宋臣，已经开始实践六经辨证和可与不可辨证共存的外感病辨证论治体系。因此，作为诠释学者，推测原思想家宋臣应当是在以重复为代价，尽力保留文本的全面性，反对舍弃可与不可辨证，仅强调六经辨证的外感病辨证方式和体系。

由于当谓层面的分析尚局限在原作者的思维体系内，未超越原作者的思想，因此，有必要对其进行必谓层面的分析和探讨。

5."397 法"的必谓

必谓是指"原思想家现在必须说出什么？"或"为了解决原思想家未能完成的思想课题，创造性地诠释学者现在必须践行什么？"这一层次诠释学家不但要讲活原思想家的教义，还要批判地找出原思想家的教义局限性或内在难题，用诠释者的时代语言说出原思想家及历史上诠释学家未能说出的话，完成原思想家留下却未能完成的思想课题，实现"哲理创造"。

宋本《伤寒论》后 8 篇可与不可辨证的内容涵盖了针对外感性疾病祛邪、禁忌及变证的诊断和治疗，面对可与不可辨证内容被舍弃的现象，作为创造性诠释学者，应打破如今《伤寒论》仅强调六经辨证，以中间 10 篇的第 398 条为经典内容的局限，将《伤寒论》的研究范围由第 398 条扩展到涵盖六经辨证及可与不可辨证两部分内容的"三百九十七法"。从"三百九十七法"，从子目角度对《伤寒论》进行重新诠释，可丰富外感病理论研究及经验传承体系。

6. 小结

基于创造的诠释学方法，对"三百九十七法"进行五个层面的分析，发现宋臣通过"证"和"法"对宋本《伤寒论》的条文进行分类、整理、归纳和统计，其中论述病证脉证而未给予具体治疗措施的条文被归纳为"证"，论述病证脉证及治法的条文被归纳为"法"，而"三百九十七法"数字内涵已不可确考。"三百九十七法"蕴含了宋臣方证对应、以方证为核心、六经辨证和可与不可辨证两种辨证方式并存的外感病诊疗思路，是宋臣为全面保存外感病辨治理论与方法的选择。

中医术语是中医药领域中概念的语言指称，研究范围主要包括中医疾病、证候、症状、病因病机、治则治法等类别，研究内容以术语的产生、构成和使用为主，是中医药标准化、现代化、国际化的基础性工作[①]。《伤寒论》作为中医经典文献，以《伤寒论》为研究对象的术语研究，需兼顾标准性与独特性双重维度。

其一，应该区别于名词。《伤寒论》名词来源于其原文，名词考证聚焦原文内涵，运用历史学、文献学、训诂学研究方法探究字词含义，在汉代中医理论约束下探讨当前的临床实践意义；术语来源于《伤寒论》注释类与研究类著作，是后世学者、医家的理解与研究成果，重在辨析源流与理

---

① 朱建平. 中医药名词术语规范化现状问题与对策［J］. 中华中医药杂志，2017，32（4）：1633–1637.

论建构。

其二，《伤寒论》术语的形成遵循"概念—定义—术语"的学术演化规律。是研究者结合理论与临床经验的共识产物。《伤寒论》术语的价值体现于推动中医理论的创新、完善学术体系及指导临床实践，并且能够反哺经典研究，形成一种"经典的诠释—知识的形成—理论的建构—临床的启示—经典再理解"的循环。

其三，《伤寒论》术语是《伤寒论》学术的基础，其核心术语差异反映理论体系分野。宋本《伤寒论》"三百九十七法"构建了不同于现今 398 条原文的学术体系，"三百九十七法"不仅包括了 398 条的"太阳、阳明、少阳、太阴、少阴、厥阴"六经辨证论治内容，还包括了"可与不可""汗吐下后"等外感病祛邪救误的内容。随着当代《伤寒论》研究的拓展与深化，其经典内涵与临床价值将持续拓展。